心 理 治 疗 译 丛

钱铭怡　主编

循 环 提 问

——系统式治疗案例教程

〔德〕　弗里茨·B.西蒙
克里斯特尔·莱西-西蒙　著

于雪梅　译

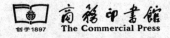
商务印书馆
创于1897　The Commercial Press

Fritz B. Simon & *Christel Rech-Simon*

ZIRKULAERES FRAGEN

Systemische Therapie in Fallbeispielen:Ein Lernbuch

© 2011,Carl-Auer-Systeme Verlag,Heidelberg,Germany.

本书根据卡尔-奥尔-系统出版社 2011 年版译出。

一缕书香

（代丛书总序）

当心理治疗丛书的第一本付梓的消息传来时，我仿佛已经感受到了丛书带来的那一缕书香。

现代心理治疗源于西方，对西方心理治疗专业书籍的学习成为我国心理治疗实践与研究发展中必不可少的基础。有感于此，我们组织翻译这套译丛，持续介绍西方现代心理治疗各流派的主要著作。

无论对于心理治疗领域的工作者，还是普通读者，这套丛书都值得研读。社会的发展，使个体越来越关注自己的心理健康，中国的民众对心理治疗与咨询的需求也在日益增长。近几年来通过短时间培训进入心理咨询和治疗领域的人已达十万之多。由于培训不足，在心理咨询和治疗过程中遇到困难是可以想见的。读一读这套丛书，学习心理治疗大家的智慧，将有助于咨询师和治疗师了解来访者的防御机制，澄清治疗中遇到的阻抗，学习如何运用治疗的理论观点指导自己的临床实践，搞清不同技术使用中的适应症。进一步，可以了解这些心理治疗大家们对心理障碍的理解，学习他们遇到问题时的思维方式。更重要的是，对这些经典著作的研读，对读者理解他人，理解自己，理解人生，定会有所启迪。

这套丛书，在选题方面，不求新，不求异，追求的是经典和久经考验。目前所选择的书籍，出版年限均在 10 年以上，有些甚至达到 20 年至 30 年以上，许多是多次再版，广受欢迎的经典名著。这些大家名作，经历了时间的检验，令人想到陈年佳酿，年代愈久远，香气愈醇厚。这套丛书，在翻译方面，不求快，不求廉，追求的是质量和忠实于原文。我们要求译者都是临床心理学和医学的硕士和博士，他们接受过比较系统的心理治疗培训,外语水平也比较高,而且都为其他出版社翻译过相关专业书籍,具有一定的经验。

在现代社会,每个人都忙忙碌碌,人们被各种事务缠绕着,被各种不同的成就指标牵制着,被各种信息、媒体、网络文化裹挟着,行色匆匆,追求着效率与成功。在这种情况下,物质生活丰富了,却常常滋生出对精神生活的不满。当你手捧一本高质量的图书,徜徉在心理治疗大家们的思想之中,沉浸在心理治疗知识的海洋之中时,你会体验到身心的澄净,心智的愉悦,智慧的提升。这正是我在听到这套丛书即将付梓时想象到的情形。我相信阅读这套丛书,将带给读者一缕沁人心脾的书香……

钱 铭 怡

2007 年 6 月 21 日,于北京

中文版作者序

在过去的三十年里，中国社会发生了巨大的变化，其速度在人类的历史上是独一无二的。1978年，当我作为德国旅游团的成员第一次来到中国的时候，北京还没有高楼，人们——无论男女——都穿着蓝色或草绿色的外套，街上骑自行车的人会撞在一起，因为他们还从未见过长着高鼻子的西方人。

如今看来，这一时期好像已经过去很久很久了，以至于关于它的记忆几乎都不存在了。中央控制的计划经济变成了在很大的范围内由市场机制来决定的经济模式。对于每一个个体和每一个家庭来说，与此相连的是生活条件的彻底转变，以及对每个人都提出的心理上的要求。在过去，人们需要去适应各自的单位，而现在，每个人都必须作为竞争者中的一员在就业市场上经受着考验。而且，独生子女政策完全改变了家庭的结构。中国的面貌也发生了巨大的变化：北京拥有的高楼比大多数的西方城市都要多；街上的人们通过完全个性化的服装风格来展现他们的自我；来自西方的访客在街头所引起的关注，与中国访客在德国城市所引起的关注一样的少。

1988年，在昆明举行了第一届中德心理治疗研讨会，借此机会，我与一些中国家庭进行了最初的系统式家庭治疗会谈。当时，我在会谈中所使用的循环提问的方法，令研讨会的与会者们感到非常的迷惑混乱，他们连续几个夜晚都在讨论：这种方法是否可以在中国使用？当时他们的回答是：不，这不符合中国的文化。

在我本人看来，这种观点并不具有说服力。因为，就算是对于普通的德国民众来说，被人用这种特殊的方式来进行询问，这也是令人吃惊的、不同寻常的。在西方，在别人在场的情况下去谈论他们的关系,这也同样与约定俗成的文化准则和期待背道而驰(不过,当别人不在场的时候,就会谈到很多有关他们的"八卦")。循环提问所涉及的,并不是日常交谈的某种形式,而是家庭治疗的一种方法,其目的是,为家庭(或其他社会系统)的成员开启一个外部的视角,让他们能够以此来看一看个体之间的关系。于是,每个个体就由此获得了机会,可以去检查一下他们习以为常的互动模式的意义和益处所在,如果这种互动模式对他来说是有害于健康的,或者甚至是引发或保持病理症状的,那么他就有可能去改变自己的行为。

当时,我给中国的同行们提出的论点是:治疗方法总是会与那些规定了正常的社会生活的行为准则相违背的(就如同,如果某人不是别人的牙医的话,那他就不会去给他们拔牙)。放弃循环提问这种治疗方法,在我看来这是不可迁就的。在我在中国工作和不断进行家庭治疗会谈的那些年里(1988—1999),我自己使用循环提问这一方法的经验表明:在中国它也是行之有效的。我当时对此的解释是:与人们所认为的中德两国在文化上的差异相比,中国家庭和德国家庭之间具有更大的相似性。无论是亲子关系,还是在不同的文化中亲子双方就各自的角色而产生的问题,都很有可能遵循着类似的逻辑。

如今,距我尝试着为中国同行介绍循环提问的基本原理,已经过去很多年了。现在,我和我太太所著的这本以此为主题的书在中国得以出版,原因大概在于:在过去的这些年里,很多中国同行们在他们的日常工作中已经体会到了循环提问所具有的出神入化的用途。

不过,这也有可能是因为:在此期间,中国社会由于其飞速的发展而发生了太多的变化,以至于一个从前在文化上很难被接受的方法如今能够被使用了。在过去,家庭关系和个体的活动空间通过习俗被紧紧地固定下来,而如今,个体拥有了宽泛得多的塑造个人关系的可能性。通过循环提问,这种自由空间及其局限性得到了反思,被引入了意识,也很有可能加以利用……

我们的这本书在中国得以出版,对我来说,这不仅仅是个巨大的喜悦,而且也是致谢的理由:

首先我要感谢所有的那些中国同行们，在我在"中德班"负责系统式家庭治疗培训的那些年里，他们通过热烈的讨论为我打开了一条通道，让我能够理解中国人对家庭的看法、家庭的变迁以及个体的地位。

我还要感谢——对于本书来说似乎更加重要——我的译者于雪梅教授博士。对于她富有牺牲精神的、细致认真的工作，我深表钦佩。

弗里茨·B.西蒙

2012年早春，于柏林

序

赵旭东

  本书的第一作者弗里茨·B.西蒙是我的"二师父"。1988年10月,他与他的老师,也是我后来读博士时的导师海尔姆·史第尔林教授一道,首次通过"中德心理治疗讲习班"将系统家庭治疗引进中国,并且对我的一位患者及其家庭进行了首例对大陆中国人的系统家庭治疗。我由此有幸成为他们的学生,开始走上心理治疗师的成长之路。

  这本用案例阐释深奥理论的《循环提问——系统式治疗案例教程》,受赠于西蒙和第二作者——他的夫人克里斯特尔·莱西—西蒙在柏林的家中,我一看就爱不释手。2011年,留德教育学博士、博士后于雪梅教授在学过心理咨询后想翻译相关的德文书,我就推荐了这本请她考虑。现在呈现给大家的书,是完全达到"信、达、雅"水平的精彩译作。

  为了写序,我从头到尾对照着原著看完这本书。伴随万千思绪,自己深层记忆里的心理体验被鲜活唤起,常常被其中的案例、陈述带回到当年跟随作者和其他老师学习家庭治疗的场景,尤其是在海德堡的岁月里去。其间,突然就冒出一个主题来——写一点有关"曲径通幽之美"如何?

  拐弯抹角、声东击西、欲擒故纵、指桑骂槐、暗渡陈仓、远交近攻、无中生有等等成语,皆是中国人总结出来的战略、战术、权谋、计策,智慧之极,有文学之美(当然,"借刀杀人"、"杀鸡儆猴"之类要除外),但常用于为己方谋利、置对方于不利甚至死地。奇怪的是,读者将在本书里看到,心理治疗师做的工作,旨在助人,不整人,但竟然也是使用这些使人脑筋急转弯、利用或扰动人际关系、乱中取胜的伎俩!

还可能令人意外的是，许多人原以为心理治疗只不过是一套打着专业旗号的指导、说教而已，但这里的治疗师简直就没有几句直截了当的话，大部分时间花在提问上，而且总是问张三、李四对王五和赵六之间的关系怎么看；或是问 A：要是 B 想继续让 C 不做什么事，那么 C 会怎样反应，等等。

这样一类循环提问技术所蕴涵的循环因果思维，正是系统家庭治疗的魅力所在。这其实是一种体现东方园林之美的"曲径通幽"之法，现在却由一贯直来直去的西方人把玩，还传回了原产地。正如书中所言，心理治疗师在这种治疗模式中，不再以权威身份发号施令，而是与家庭一起"漂流"。漂流有风险及不确定性，但是也有乐趣与刺激。想想看，这与开车是不同的，治疗师不用（或不可能）沿着一定的路线，将求助者拉到明确的目的地。

初次参加系统家庭治疗班时，我向史第尔林、西蒙反馈说，这几天经历了不少兴奋和困惑，现在好像有点感觉了——家庭治疗好像与精神分析、催眠都有点联系，但又都不是；是不是与我们的道家哲学、禅宗有关系？这是我第一次对其有云里雾里的感觉。1990 年 11 月，我到了海德堡大学心身医院精神分析基础与家庭治疗研究所，跟随二位老师进修并攻读博士学位。随后半年里，我作为一位在中国接受医学教育的精神科医生，体验到空前的"混沌感"。所谓"文化休克"与"范式转换"一起袭来，令我常常坐在观察室看现场治疗或是录像带时就昏昏地睡着了。不过，对系统治疗的好奇心，让我在大多数时间里勤奋、清醒。我用每天 10 页的慢速度看完了第一本德文专业书，西蒙的《我的精神病、我的自行车和我》，算是进了系统治疗的迷魂阵。后来的两三年当中，我一边观摩他们的治疗，一边动用着自己有限的东方智慧底蕴，尝试在思维模式层面进行跨文化的融合，在临床操作层面进行生物医学模式与生物—心理—社会医学模式的转换。

1993 年回国后，我在临床上应用系统家庭治疗，同时进行科学研究，发现这套东西对于帮助陷于心理困扰、关系危机的中国同胞也十分有用。原来，中国家庭对个人的影响十分强大，不管是正面还是负面的影响皆如此。以家庭为单位进行心理干预，在家庭里引起治疗性变化,常有意想不到、事半功倍的积极效果;再者,中国人的精神世界本来就是多元的,人际关系也是弯弯绕绕、高度复杂。所以,许多基于直线式因果模式的心理干预力图化繁为简,快刀斩乱麻,却往往显得牛头不对马嘴,或如鸡蛋碰石头般无力;更不用说,借助强力想洗别人的脑,常常是一厢情愿的妄念,可能短时奏效,长久便无用,副作用、后遗症压过一时之功。常言道,魔高一尺道高一丈。扑朔迷离的问题需要更高级的绕山绕水来解决。

不过,读者不要被我这几段看上去云遮雾罩的文字吓住而不敢碰这本书。恰恰相反!西蒙是一位睿智过人的精神科医生、心理治疗师,同时也是一位用幽默风格传播高深思想的高产作家。有趣的是,他还是一位著名的"家族企业经济学"教授。他的作品在欧洲用多种文字广为传布,读者五花八门,既有专业人员,也有各行各业的业余爱好者、"粉丝"。他的夫人是儿童精神分析师、儿童文学作家,与他合写的书更加有可读性。我相信,读他们的书,迎来一头雾水后,就会有长时间的清凉;一阵高张力动脑后,您会有意想不到的惊喜或领悟。

例如,我会心的大笑,就发生在读完本书最后一句话的时候——

"无论如何上帝都是个心理治疗师兼导师,他不会那么容易就遭到贬低,至少他不会那么容易就陷入到三角关系的困境中去。"

为什么会如此"笑到最后笑得最好"? 因为前面有一个情节引人入胜,而结局又是万万想不到的案例:一位优雅、有钱、有闲的女士,接受十年的心理治疗,熟知精神分析理论。不知是有意还是什么潜意识使然,以找导师为目的,看过七个精神科医生(六位男性,一位女性),其实不过是把男性心理治疗师当作专业而安全的"第三者"。不停换治疗师、不懈找导师的她,到了西蒙这里却挨了犹如禅宗"棒喝"的一闷棍。几年后随访,该女子变得清心寡欲,安心居家生活、服务社会,在教会下属机构里诚心侍奉上帝去了。

不是剧本,胜似剧本;名为教科书,又不是教科书。这就是这本书的妙处。

目 录

Ⅲ. 结尾干预

Ⅳ. 指导帮助——工具

1. 前言

如果我问您的女儿,爸爸妈妈还相爱吗,她会怎么回答?如果您想让您的太太为自己找个男朋友,您最好应该怎么办呢?您想象一下,一位好心的仙女翩然而至施展魔法,把您所有的问题都一扫而光,那么您明天早上醒来,会有哪些与以往不同的举动?如果您和儿子一起去上柔道课,您的先生会怎么想?当您痛哭流涕的时候,您的婆婆会有什么样的感觉?

这仅仅是提问类型的几个例子而已——而且,它们还都是非常善意友好的问题——每天,系统式治疗师或咨询师都会用这样的问话,让他们的当事人或患者吃上一惊。他们的访谈方式,看上去和心理治疗正统理论中的很多规矩都背道而驰。系统式治疗师是积极主动的,他毫不迟疑地就掌握了会谈的主导权,向他的咨客追根究底地问个不休。在大多数情况下,他会同时和几个人打交道:家庭、团体,有时也面对单独的个体。他并不特别在意那些令人尴尬和难堪的话题,他的所问甚至与我们约定俗成的得体行为是格格不入的:他向来访者中的某个人询问关于其他人的事情,他向孩子询问父母间的互动,他向父亲询问母女间的关系,他向儿子询问父亲和祖母间的交往,诸如此类,尽管被"议论搬弄"的那些人就一起坐在会谈室里。或者换个说法,恰恰是因为被"议论搬弄"的那些人就一起坐在会谈室里,才出现了这些往往显得肆无忌惮、有时非常荒谬奇怪、平庸乏味的问题。

所谓"循环提问"[①]的方法,是系统式治疗师或咨询师的工具箱里

---

① "循环提问"这个概念最初起源于以帕拉佐莉(Mara Selvini Palazzoli)为核心的米

最重要的工具之一。循环提问对于系统式治疗实践的重要性，相当于释梦对于精神分析的意义。这两种方法所关注的，都是现象中的某个通常不能被系统地观察、从而无法进入意识的领域。通过这两种方法，旁观者能够认识到那些让系统按其原本方式进行运转的过程。也就是说，释梦能够让旁观者将目光投向内在心理过程的逻辑，而循环提问可以让人对社会系统内部的游戏规则的逻辑形成看法。再换个说法，对患者的梦进行解释和分析，这促进了丰富多彩的心理动力学理论和方法的深入发展；而循环提问则促进了系统式治疗和咨询的理论与实践方案的深入发展。

　　理论和实践之间的关联并非显而易见。那些仅仅（透过单向玻璃来）观察系统式治疗师工作的人，那些仅仅仔细研读他们的理论的人，经常不能直接认识到理论和实践之间的这种关联。理论和实践互相依存不可分割：理论只有在严格的实践检验中，才能证明自己的使用价值；而如果缺少了对经验进行理论上的概括总结，那么实践也迟早会陷入停滞发展的泥潭。正是出于这种思考，我们才创作了本书。

　　此外还有一个非常个人的动机：这本书是一对作者夫妇的共同产品。两个人都是心理治疗师，但是却遵循于不同的理论流派和实践操作。作者之一，弗里茨·B.西蒙，是系统式治疗师和咨询师，他出版了一系列的专著和论文，致力于对经验进行理论上的归纳。西蒙所写的那些东西，给很多人（包括本书的合作者）都留下了过于理

兰团队，主要是指向一位家庭成员询问其他两人的情况的提问类型。［参见：Silvini Palazzoli, M. , L. Boscolo, G. Cecchin, G. Prata(1981): Hypothetisieren-Zirkularität-Neutralität: Drei Richtlinien für den Leiter der Sitzung. *Familiendynamik* 6, S. 123—129《假设—循环—中立：会谈引导者的三项原则》，载《家庭动力学》第 6 卷，第 123—129 页］这一概念在文献中的使用缺乏统一性：除了上文提到的含义之外，它还作为普遍意义上的系统式访谈技术的上位概念而使用。［参见：Penn, P. (1983): Zirkuläres Fragen. *Familiendynamik* 8, S. 198—220《循环提问》，载《家庭动力学》第 8 卷，第 198—220 页；Tomm, K. (1994): Die Fragen des Beobachters. Heidelberg(Carl-Auer-Systeme)《观察者的问题》，海德堡：Carl-Auer-Systeme 出版社）。］在本书中，它基本上是用来表示系统式治疗师的标志性提问方法，即泛指系统式访谈技术，而不是指一种单独的提问类型。

论化的印象。令人吃惊的是,他却自认为是个实践者,把理论仅仅看作是工具,一个帮助日常治疗顺利进展的工具而已,不多也不少。外界的感受与自我描述之间的这种差异,在西蒙身上体现得非常明显,——过去曾经是这样,现在仍然如此。特别是当他与本书的第二位作者——克里斯特尔·莱西—西蒙——免不了进行争论的时候,这种差异表现得尤为突出。莱西—西蒙,是位儿童和青少年精神分析治疗师,对系统式治疗的"热闹"和"混乱"保持着一种批判的距离,而这些治疗的承担者,通常都是她的伴侣/先生/合作者。如果说,那些抽象的、有关系统式治疗的"理论废话"对于莱西—西蒙的吸引力始终都非常有限的话,那么,当她透过单向玻璃或通过录像带观察系统式治疗的实践方法时,却不能不被治疗方法所展现出的魅力所吸引。对莱西—西蒙来说,系统式治疗的实践意义,无论如何都要远远大于所有的"索然无味"的理论阐释。(两位作者在这一点上稍有分歧,在此不必一一赘述。)

总之,创作这本书的念头和方法就这样产生了:莱西—西蒙观看了西蒙在过去的 15 年间所实施的家庭治疗的录像带(有些治疗是和海德堡的其他同事共同完成的),并对其中的治疗、会谈以及会谈的片断进行了筛选。她的选择标准是:这些内容从原则上看是否有意思?有些方法非常令人激动(无论是哪种意义上的"激动"),有些家庭动力以及治疗师与家庭之间的互动特别紧张(有时也特别轻松)。她通过提问、阐述不同意见或者进行评论的方式,来探讨治疗师所采取的措施的意义所在或荒唐之处。莱西—西蒙的目的并非是去讨论这样的问题:精神分析学说和系统式治疗学说到底哪个"更好"或者"更坏"?她更想做的是:面向所有按照传统心理治疗的角色模式来理解系统式治疗的人,将系统式治疗中那些经常是令人吃惊的、非正统的、有时看起来还极其"错误的"方法加以解释和说明。

创作本书的目的,并不是要提交一份真实的自我体验试验报告,因此,我们没有将对话和讨论的内容按照其原本发生的样子记录下来;与此相反,我们记录下的是它们的结果,在我们看来,这就足够了。所以,现在呈现出来的,是一本带有评论内容的对话记录集。在这里,读者可以追随着这些交谈,看治疗师和当事人如何在提问和回答上你来我往,看他们彼此之间就所谈内容如何从多种角度进行权衡,并且借助于附加的评论,最终达到心领神会:到底应该怎样从系统式治疗的角度去理解所发生的一切?

理论书籍的特征之一,就是基本上拥有清晰的主线脉络。论点甲导出了论点乙;论点乙产生于论点甲。用这样的方式,就可以建构出一个本身具有说服力、在理想的状况下逻辑上不自相矛盾的模式。读者在阅读的时候,是在跟随着作者的讨论路线向前迈进(当然他要愿意并且能够跟随着作者的路线)。所有内容的排列都是直线型的:每一个单独的议题,都是根据内在的、事实本身的(客观的)关联来编排前后顺序的。这也就是说,书中所讨论的议题的顺序,是由作者从事实本身的角度来确定的。

如果有谁在阅读本书的时候也去寻找此类布局,那么他一定会大失所望。因为本书的结构在很大程度上是由治疗会谈的流程来决定的,所以,每一个在书中被讨论的问题都与会谈的动力和秩序有关。这也就是说,书中所讨论的议题的顺序,是由当事人、患者或治疗师的个人(主观)判断来确定的。

作为一名治疗师,他虽然可以——根据治疗方法的不同——或多或少对谈话的方向直接施加影响,但是他却无法对谈话对象所讲的内容加以控制。因此,每一场治疗会谈都会形成自己固有的、独一无二的动力和秩序。在会谈当中,治疗师一直处于行动的压力之下——如果他不想完全凭自己的直觉来行事的话——因此他需要一个另外的、不是那么直线型地前后排列的路径去获取理论。如同其他的手工艺人一样,治疗师必须能够直接、迅速地抓到他眼下所需要的工具。而他所需要的那些工具,每一秒钟都有可能在变化。

本书的结构就体现了这一事实。会谈的流程决定了本书所涉及的议题和提问的形式,这也就是说,某个单独议题之所以出现于本书中的某个地方,就是因为在实践中,它在那一刻、那一处是非常重要的。如果将会谈的全过程都用文字再现出来,那么所有的内容将远远超越本书的篇幅,鉴于此,我们选择了独立成篇的会谈片断。这些片断的内容足够详尽,我们完全可以藉此将某个提问策略或某个家庭动力清楚地描述出来。如果在前一个家庭的案例中已经详尽论述过某个议题了,那么相似的议题在下一个家庭的案例中就不再涉及。正如同我们玩的拼图游戏一样,一个一个的会谈看起来就像是毫无章法堆积在一起的拼图块;但是,随着时间的推移,这所有的一切就会形成一个完整的图像(至少我们希望如此)。因此,本书在议题上的编排,遵循着治疗会谈的理想化流程。为了把本书带给读者的混乱迷惑控制在一个可以忍受的限度之内,我们将每一个章节所讨论的议题都用关键词加以说明,同时还写上了相关家庭的名字。这样一来,读者就可以自行决定,要么按照书里的议题内容去阅读,要么将某个案例从头至尾追踪到底。在记录会谈内容的时候,我们基本上是将治疗师和当事人所讲的话逐字复原。只有当我们认为有可能妨碍阅读理解时,才对复原的文字进行必要的编辑润色①。但是,应该明确的是,任何一种文字上的再现,都是对人际交流的全面性的简化,因为那些非语言交际和副语言交际的内容,很难用文字以恰当的方式记录下来。

在本书的最后,我们制作了一个列表,把在案例中所讲述的那些系统式治疗的方法和技术进行了归纳总结,我们想借此展现:一个理想化的会谈究竟应该如何进展? 治疗师可以使用哪些提问形式? 他可以采取哪些干预手段?

最后,需要说明的是:所有的患者及其家庭的名字和个人信息都做了相应的修改,以保护他们的隐私不受侵犯。

本书无论从形式上看,还是从创作过程上看,都更倾向于实验性。读者在阅读完本书后,完全有理由纠结于下面这个学术性的问

---

① 作者在原著中列举了两个经过编辑润色的例子:将 nö 改成 nein,把 Ähs 或 Ohs 去掉。前者涉及方言,后者是口头语。——译注

题：“实践证明是有效的那些东西，是否存在理论上的依据?”他们可以在《造成差异的差异》和《健康的另一面》①这两本书里寻求答案。本书中所介绍的系统式治疗学说的理论基础，在这两本书里都有所阐释，而且是用一种更加传统的方式来阐释的。

---

① Simon, F. B. (1988/93): Unterschiede, die Unterschiede machen. Klinische Epistemologie-Grundlage einer systemischen Psychiatrie und Psychosomatik. Frankfurt (Suhrkamp), 2. Aufl. Simon, F. B. (1995): Die andere Seite der Gesundheit: Ansätze einer systemischen Krankheits-und Therapietheorie. Heidelberg (Carl-Auer-Systeme).

Ⅰ. 访谈

2. 治疗的意义/澄清背景/治疗师的中立

（施耐德一家）

一个以心理治疗师身份从业的人,他基本上非常清楚,"治疗"到底是什么意思。在他的生命当中,他曾经花费了数年的时间,用来学习治疗的理论和治疗的技术。但是,对于他的患者或当事人来说,情况却是大相径庭:首先是那一系列的职业连同职业名称,所有的听起来都非常相似;对于一个外行来说,很难分得清其中的差别(例如心理治疗师、理疗师、心理学家、精神变态者、精神科医生、精神病患者,等等①),这就有可能已经产生了巨大的混乱;当人们终于弄清楚了,心理治疗到底讲的是哪件事情的时候,可还是没人能够明白,在这个具有魔法意味的表达方式的背后,究竟隐藏着些什么? 不同学派的治疗师会思考,症状是如何产生的? 他们也在想,什么有益于治疗? 什么是有害的? 在与顾客交往的过程中,治疗师也会采取行动措施。然而,在治疗师的所思与所为之间,仅仅存在着有限的一致性。

这一切的混沌不清造成的后果之一,就是患者根本就不知道,在治疗中等待他们的究竟是什么。而治疗师也不知道,患者或家庭在治疗中所期待的究竟是什么。治疗师和当事人之间的关系,并不是开始于他们第一次相见时面面相觑的那一刻,而是由来已久,它蕴涵在当事人的希望、担忧和偏见里。正是这些希望、担忧和偏见,才构成了任何一个心理治疗的出发点。

与个别治疗不同,夫妻治疗和家庭治疗有着自己的独特性。当

---

① 在德语里这几个词几乎拥有相同的词根,因此更加相似。——译注

治疗师同时面对几个人的时候,他其实总是处于这样的一种境地:他的几位当事人会赋予"治疗"完全不同的意义,他们对治疗师及其所作所为有着截然不同的、有时甚至会是相互矛盾的期待。

下面的这个初始会谈的片段要说明的是,澄清治疗的背景对于发展治疗关系来说有多么重要。

前来治疗的是一对夫妻,二人年龄相仿(40多岁);先生是工程14 师,在一家大型跨国公司里担任领导职位;太太在孩子们出生之前从事社会教育工作。他们有三个年龄从12岁到5岁不等的孩子。被认定的患者①是太太,她已经接受了几次精神科的住院治疗。在谈话开始之前,两人填写了一份问卷,给出了一些个人信息,包括此处所介绍的。谈话是在一间带有单向玻璃和摄像机的房间里进行的。此次会谈的治疗师是弗里茨·B.西蒙和龚特哈德·韦伯。有关会谈的评论用仿宋体字表示,并在边缘用"评论"二字加以标识。

* * *

来访的夫妇和治疗师就座。夫妇二人环顾了一下四周。

西蒙　　嗯,你们看了看四周。首先,我想给你们介绍一下这间房间,还有我们的工作方式。我不知道,你们是不是收到了我们的去信? 通常我们都会寄出一封信,在信里面说明,我们是怎么工作的。

评论　　因为我们的工作方式——团队工作、拍摄录像、单向玻璃后面的观察者——与人们通常看医生时的期望有所偏差,所以我们会把我们的工作方式提前告知患者,以避免他们产生一种遭受突然袭击的感觉。这也就是说,我们原本应该寄一封这样的信……但是现在——不知道为什

---

① "被认定的患者"又称为"索引患者"、"索引病人"。——译注

么——很显然并没有寄,其中的原因需要详细的解释。

施先生 (仓促打断了医生的话)没有,根本就没收到。因为有些
事情还根本没搞明白,所以,这第一次,我们把它当成一
个预备性会谈。

西蒙 我也正想对您说,我们也打算这样。但是,在我们开始交
谈之前,我必须先向你们说明一下这间会谈室,这样你们
才能知道,是不是愿意把嘴张开……你们看,我们这儿有
几台机器。我们这里的工作是在一个研究项目的框架下
进行的,研究小组由四个人组成。这也就是说,你们看到
的坐在我身边的韦伯先生,也是这个四人研究小组中的
一员;此外还有坐在这面玻璃后头的史第尔林先生;另外
一位是雷策尔先生,他也坐在玻璃后面。

评论 这样的团队构成——两个人坐在会谈室里,两个人坐在
单向玻璃后面——当然非常奢侈,在一般情况下,只有获 15
得了研究项目的资助才有可能。在医院或私人诊所的日
常运行中,这样的投入肯定是没有必要的,有时也没有意
义。一名治疗师,他单枪匹马也可以进行家庭治疗。但
是毫无疑问的是,通过团队工作——无论是否有单向玻
璃——所产生的治疗的可能性,是单个治疗师所无法企
及的。对此后文还会详谈……

西蒙 我们在进行这类会谈的时候,一直都会拍录像,这样我们
就可以把会谈重新观看一遍,而且你们也可以重新观看
一遍——如果你们愿意的话。事实证明这是很有用的。
经常会有来访的家庭说:我们愿意再看一遍。如果你们
在一次会谈结束之后,比如说,在这次会谈,也就是这次
预备性会谈结束之后,感觉到说了一些无论如何都不愿
意被录在录像带上的内容,那么请你们告诉我们,我们立
即把它给删掉。

评论 此处自然就提出了心理治疗会谈中的秘密和隐私的问

题。在家庭治疗中,从一开始就产生了一个与个别治疗相异的境况,这是因为,治疗师和患者之间的二人关系仅仅是家庭治疗中的例外情况而已。在家庭治疗会谈中倾诉的那个人,心里十分清楚,有几个人同时都在倾听。因此,他在一开始就会更小心、更拘谨。有些话,他可以在私密的二人关系中敞开心扉,但是却有可能在家庭治疗中缄默不语。这就对治疗关系产生了进一步的影响:每一个参与会谈的人都承担着保守自己秘密的责任。在个别治疗中,治疗师只需要取得一个人的信任;但是家庭治疗却与此不同,治疗师的责任要针对所有的来访者,夫妇二人,整个家庭。因此,与个别治疗相比,家庭治疗师的责任一方面变得更广泛了,而另一方面却变得更有限了。

单向玻璃和摄像机还有另外一个功能:它可以用一种静止和沉默的方式来引入一个外在的视角。谁如果知道自己在被人观察着,那么他就会表现出与感觉自己不被观察时不一样的行为举止。这大概就是为什么治疗师经常会对拍录像心存芥蒂的原因之一吧。一旦有了录像,他们的工作就一下子变得可以被审查了。那些善意的或者不那么善意的同行们、有时甚至是公众都可以观看录像带,并对治疗师和患者之间关系的质量以及治疗师的工作方法品头论足。从传统上看,心理治疗师对监督他们工作的态度是很矛盾的:一方面,借助这种手段,可以定期进行督导,并且全面反思治疗师和患者之间的关系,而这是非常重要的,因此这也构成了治疗师培训的一个重要组成部分;但是另一方面,每个治疗师都享有在一种完全不被观察的状态下工作的特权,他的所作所为,都发生在紧闭的门的后面,而那扇门,还安装了软垫,这样就不会有某个同事偶然听到会谈中究竟发生了什么。对治疗师工作的监督仅仅局限于此:他自己来陈述,他是怎么想的,谁当时说了什么,怎么说的,发生了什么事情,什么是重要的,诸如此类。因此,在某种程度上,病人好像永远都是被引渡给治疗师的:一位声名显赫的专家站在一个有心理问题的人的对面。这就有点儿像是警察在检查车速,他仅仅去问汽车驾驶员,他们刚才开得有多快? 正是为了要避免产生这种情况,才会时不时地有患者跑到我们这里来接受治疗,因为他们知道,有人在边上看着,有摄像机在边上开着。保守秘密和保护隐私因此具有两面性,从经验上看,沉默保护的不仅仅是患者,沉默保护的也是治疗师。

　　把录像带拿回家也有另外一个功能。如果日后来访家庭能够重新观看一遍录像带的话,那么它就发挥了一个超越了当下的、有着长远意义的作用。在家里,通过观看录像,通常都会引发进一步的讨论和争执,而这一切都是在没有治疗师控制的情况下进行的。谁如果不愿意,那么他也可以不把录像带拿回家。从一开始就要讲明:患者有拒绝摄像或者删除录像的权利。对于发展一种充满信任的治疗关系来说,这无论如何都是非常重要的。

韦伯　　有可能出现这样的情况:镜子后面的同事们会走到前面来,或者敲敲门——如果,比如说,我们有些偏向了,对一个人特别地关注,而忽略了另外一个人,那么他们就会走过来,促使我们重新步入正轨。在这种情况下,我们有可能要暂停一会儿。另外,在会谈进行了一个小时或一个半小时之后,我们无论如何都会暂停一下,这样,我们这些治疗师们就能够重新聚在一起,看一看:谈话进展得如何;根据你们眼下所处的状况,我们能够给予你们什么建议。

评论　　坐在玻璃后面的同事们免不了会与处于会谈中的治疗师 17

们有着不同的视角,关于会谈的进展、关于治疗师和患者之间的关系,或者关于倾诉的内容。只要他们认为,引入外在的视角对治疗的进展是有益处的,那么他们就会打断会谈,给出评论,或者与在玻璃前的同事们探讨一下目前的情况。在会谈结束之前,建议治疗师做个暂停——即使只有一名治疗师在单独工作——因为,只有当与会谈中所承受的行动压力保持着一定距离的时候,治疗师才有可能静下心来去思考他的所闻所见。如果没有暂停,那么大多数治疗师往往在回家的路上才会恍然大悟,他最好应该再问些什么或者再说些什么。有了暂停,这些想法就可以直接在会谈中付诸实施。

西蒙　　这整个的第一次,我们把它看作是个预备性会谈,用来澄清一些情况,目的是要搞清楚:你们是不是来对了地方?我们是不是能够帮到你们,无论是用这样的或那样的方式?很显然,我们的看法是一致的,你们也是这么理解的……我、我们刚刚给你们介绍的这个外部框架,你们清楚了吗?你们能接受吗?这是第一个问题。因为……这和通常的情况不太一样,所以我们在一开始就解释得很详细;我们是为了不让你们有这样的感觉:你们跌跌撞撞误入了一个你们其实根本就不想去的地方。

施太太　　不会的。到目前为止,我觉得,都很清楚了。

施先生　　我认为,我们应该先来谈一谈目前的情况,看看是不是大概还要再等一等,因为……

施太太　　(打断他的话)是这样的,我目前正在一家精神病院里①……因为抑郁,嗯。所以,现在就开始治疗,肯定不是很合适。

施先生　　嗯,有人给我们提供了今天的这次会谈机会,并且告诉我

---

① 在德国,心理治疗有时在心理治疗师的私人诊所里进行。在下文的会谈中,施耐德太太所说的医院是指精神病院,医生是指那里的精神科医生,治疗师指的是私人诊所里的心理治疗师。——译注

们,可以先来个预备性会谈。不过,那里的医生们也认
为,我们应该等一等的。

西蒙　哦,这不是个恰当的时机,对这次预备性会谈来说不是?
还是对治疗来说不是……?

施先生　不,预备性会谈完全可以!

西蒙　啊,是这样! 这就是我刚才没搞明白的地方。嗯,您刚才
说到,这次会谈机会是别人提供给你们的……我想,我们 18
可以就这一点来开始我们的会谈。你们究竟是怎么到我
们这里来的? 你们过来的途径是什么?

施太太　是通过我的心理治疗师。嗯,她说,这儿的研究所里有个
项目,是研究躁狂抑郁症的。我有,呃,有过躁狂发作……
(犹豫了几秒钟)……根据其他人的看法。

(在讲最后一句的时候她笑了笑,他的先生也跟着笑了笑——
虽然笑得有些犹豫和痛苦。)

西蒙　根据其他人的看法……您是不是觉得,我们应该注意到
您刚才所选择的措辞?

施太太　是的,我自己也不是很肯定……嗯,我自己也不再那么肯
定了。

西蒙　哦,哦。

韦伯　您的心理治疗师,她认为,既然她把您送到我们的项目
来,而我们正好在研究这一类的行为,那么她就认为,您
有……

施太太　所以她说,我们应该到这儿来一下。

西蒙　这是不是就是说,您的治疗师认为,这是躁狂行为? 您的
治疗师属于那些认为您有过躁狂发作……的"其他人"
吗?

施太太　不,是我打电话给她的,因为我发现,我陷入了抑郁。我
想从她那里知道,她能给我推荐哪个精神科医生。另外,
我也不清楚,这是不是躁狂的抑郁。然后她就让我们到

这里来了。

评论　此处,"躁狂的抑郁"这个概念的使用很有意思。在医学术语里虽然有躁狂抑郁症,发病时躁狂发作和抑郁发作在时间上界限分明地交替出现,但是却没有躁狂的抑郁——这两种症状本身就是相互矛盾的。此处的情况属于将医学专业术语从语境中剥离出来、进行个性化使用的一种方式,这种专业术语在家庭中的使用具有特殊的含义。

西蒙　您以前是因为什么去找您的治疗师的?

施太太　是这样的,由于婚姻问题。我有过几次抑郁,我觉得……嗯,在经过了长时间的独自思考之后,我认为,这……嗯,婚姻问题有可能就是抑郁的一个原因。

19　西蒙　您是怎么正好就找到了这位治疗师的呢?

施太太　啊,是这样,是我的家庭医生给我推荐的。

评论　对转介的方式进行询问,有时候会非常富有启发性,这是因为推荐的时候往往都附带着评论。患者会讲述,某位治疗师曾经在治疗过程中都做过些什么,都有过哪些帮助,诸如此类。通过询问转介的方式,就能够把患者的期望搞清楚,而患者对现在这位治疗师提出的任务,就是由这些期望来决定的。另外,如果治疗师能得知,别的治疗师都做过哪些"承诺",而这些承诺现在又应该由他本人去兑现,那么这总是非常有益的。不过,在本案例中,转介的方式看起来并没有什么特殊的意义。

韦伯　然后您单独去见了治疗师?

施太太　然后我单独去见了她,后来我先生也去了。

施先生　我也去了一次!

韦伯　两个人分开去的?

夫妻二人　(同时)是的,两个人分开去的。

韦伯　是这样啊!你们怎么不一起去呢?

施先生	嗯，那时候的情况有些糟糕。我们两个人都觉得，首先单独去谈一谈会比较好。当然我们也计划了一次共同谈话，但是后来，在那段时间里抑郁就来了。
评论	"在那段时间里抑郁就来了"——在这句表述里，抑郁听起来就好像是一个具有行动能力的主体，或者就好像是一个能够独立自主的事物——与互动毫无关联——它想什么时候来就什么时候来，它想什么时候走就什么时候走。
韦伯	是这样啊，你们原本就打算要进行共同谈话的……
施先生	对，但是却被暂时搁置了。本来已经基本上都计划好了，但是我们把所有的事情都推迟了一下。
西蒙	您的治疗师在一开始的时候就推荐您到我们这里来？还是在进行了这些谈话之后？
施太太	不，不，是在我因为抑郁给她打过电话之后。
西蒙	是这样啊。您是怎么认为的：为什么您的治疗师就把您转介到我们这里来了呢？
施太太	嗯，因为我对她说，我不知道，这是不是躁狂的抑郁。
韦伯	这是不是意味着：我们的任务就是要说清楚，究竟谁是对的？这是躁狂的抑郁吗？还是不是？
评论	此处谈话的重点，并不是澄清医学上的诊断，而是发现这个诊断对于家庭互动的意义，因此，患者所提供的"躁狂的抑郁"这个概念就被延续使用着。有待澄清的是，这个概念对谁意味着什么？
施太太	（笑）嗯，在医院里今后也许就能搞清楚吧。
韦伯	医生们是怎么认为的呢？他们站在哪一方？
评论	根据提及婚姻问题时先生的非语言反应，以及根据在精神病院里要搞清楚的"这到底是不是躁狂的抑郁"问题，可以得出这样的假设：在这里，不同的解释模式之间是相互对抗的，不同的解释模式也与不同的治疗结果相关联。如果夫妻双方在这一点上存在着冲突，那么治疗师

20

就会陷于危险:其中的一方会觉得他偏袒另一方。

施太太　　哪一方? 嗯,当我最近和给我治疗的那个医生交谈的时候,他就认为,大概有可能是的,嗯……

韦伯　　　您先生属于哪一方?

施太太　　嗯,我先生毫不含糊地确信,这就是躁狂的抑郁……曾经是。在他和别人聊过几次之后。

韦伯　　　啊,是这样!

西蒙　　　您觉得,您的治疗师是怎么看待这个问题的?

施太太　　(沉默,不耐烦地摆弄着她的皮包带。)

施先生　　她什么都没说。我认为,她知道自己为什么不说,不是吗? 她虽然……我虽然开诚布公地跟她讲过我的看法,但是她既没有说是也没有说不。

西蒙　　　您推测一下!

21 评论　　一个人的行为并不是由其他人对他的真实看法来决定的,而是由他所认为的其他人对他的看法来决定的,因此,建议治疗师要直截了当、不拘礼节地向某个人询问对其他人的猜想和推测。如果那些其他人也一同坐在会谈室里,那么他们就会得到一个独一无二的反馈:被询问的人对他们有什么看法,他对他们的感受如何,他对他们有什么样的印象,诸如此类。但是——当然需要指明——这样的问题与良好的教养规则是格格不入的。在鸡尾酒会上最好还是要避免提类似的问题……

施先生　　我觉得,这样也挺好的。她是想先和两个人都谈一谈,而不是不由分说地就责怪其中的某一个。她要么……总之,她就是不想说:是这个人对或那个人对! 在这样一种情况下……

西蒙　　　您估计她是怎么认为的呢?

施先生　　嗯,如果我现在说,我觉得她认为我是对的,那么这好像不太合适,因为我觉得,她就做得非常巧妙;而且我也不

愿意(不确定地看着旁边的太太),你在某种程度上失去
对她的信任,如果你觉得,她也这样……

西蒙　　(打断)难道您觉得,如果您告诉您太太,她的治疗师是这
样或那样认为的,她就会轻易接受这个看法吗?

施先生　　您又对了。肯定不会!

施太太　　不过,医院里给我治疗的那位医生所说的那些话,我就接
受了……我现在只是不再那么肯定。正常的状态什么时
候结束? 躁狂的状态什么时候开始? 这是否确实可以被
看作是躁狂发作? 还是,这仅仅只是某种程度上缘于自
我的绝望发作? 是的,我觉得,我目前对我自己非常不确
定。

施先生　　你自己应该很清楚,你都已经换了好几个医生了,只要他
们对你说了你不愿意听的话,不是吗? 你必须也得听听
别人的意见了!

韦伯　　接下来,您和您的治疗师之间的交往是怎么计划的? 您
和她有什么约定吗?

评论　　经常会出现这样的情况:几位治疗师或助手共同面对同
一个家庭甚至是同一个患者。在这种情况下,治疗师关
键是要搞清楚,他自己代表的立场是什么? 他推崇哪种
看问题的方式? 他赞同哪一方的观点? 这样他才会被
看作是一个额外的家庭成员,因为他把自己的专业分量 22
加到天平上去了。根据我们的经验,治疗师始终都应该
以认可同行的做法为出发点,这是非常有益的——尽管
他们也许代表着与我们完全不同的观点,但是他们的做
法都有充分的理由,哪怕这些理由是值得商榷的。无论
如何,应该避免去贬低其他的治疗师或治疗方法,因为
这样会导致家庭成员对"忠诚"产生内心冲突。此外,那
些今天贬低别人的人,明天也会被别人贬低,这已经被
事实反复验证过了。因此,让患者或家庭对"要么是其

他的治疗师，要么是我/我们"进行二选一，这不是什么有意义的事情。与此相反，重要的是，要把二者之间那些不同的、相互补充的或者相互对抗的功能作用给挖掘出来。

施太太　没有，我们只是计划进行一次三人谈话。不过，这大概也要取决于这里的情况。我不知道，这是不是还有必要，或者……？

韦伯　是这样啊。因为从您先生的话里可以听出来，您和您的治疗师之间有着非常好的信任关系……嗯，您是否更愿意在您的治疗师那里继续下一步的谈话呢？您是否更愿意她继续为您治疗呢？或者您是怎么设想下一步的？

施太太　不，不是的。她只是说，如果是躁狂抑郁，那么我大概可以求助于这里的这个项目。我差不多就是这么理解的。

评论　这里展现的是转介的治疗师所强调的转介背景：如果是躁狂抑郁……至少她的患者是这样理解她的。这就为这里的治疗师们提出了一个难题：施耐德太太的行为到底属于什么？夫妻二人在这个问题上的看法很显然是不一致的。施耐德先生毫不怀疑地认为，他太太是躁狂抑郁，而治疗师们正是在一个对抗这种疾病的项目中工作的，于是就存在这样的危险：治疗师们会让人觉得是偏袒先生的，支持先生的看法（"我太太有病"）。与此同时，也存在着两个与之相反的因素：第一，是施耐德太太的心理治疗师将他们转介到这里来的，而她享有她的患者对她的信任；第二，这个项目是在一个家庭治疗研究所里实施的；因此这个背景就更加符合施耐德太太的看法（"我的行为方式是婚姻问题导致的后果"）。这两种互相对抗的状况交织在一起，就使得两位当事人无法判断，治疗师们究竟会站在哪一方？

西蒙　哦，哦。这也就是说，如果……

施太太　　（打断）我觉得，当我处于抑郁的时候，非常严重，嗯，当时我自已也开始确信：也许就是这么回事儿，也许大家都有道理，这就是躁狂抑郁。

西蒙　　　那么，如果我们最终得出结论，这不是躁狂抑郁，您是不是要重新回到您的治疗师那里去呢？是这样吗？

施太太　　不，不一定。

西蒙　　　嗯。对于您太太而言，究竟是什么东西使"是躁狂抑郁"和"不是躁狂抑郁"之间的差别变得那么重要呢？很显然，这是个需要解决的关键问题。如果我们就此贴上标签"这是躁狂抑郁"，那会怎么样呢？这和"这不是躁狂抑郁"的区别在哪里呢？

评论　　　对差异进行询问，这是获取信息的一种方法。某些概念看起来好像是使用正确了，但恰恰在这个时候才是很危险的，因为这很容易让治疗师过快地相信，他已经理解了他的患者。躁狂抑郁对一位生物医学取向的精神科医生的含义，与它对施耐德太太或施耐德先生的含义，可以说完全是风马牛不相及。

　　　　　　此处施耐德先生被问到关于他太太的看法。这样的提问类型有两个意图：一方面，就这一话题进行交流的家庭模式被扰动；施耐德先生在家里大概已经千百遍地讲过他的观点了，因为无法得到他太太的认同，所以很有可能还会为此产生争吵。在治疗会谈中重复这一模式没有任何新的意义，不仅一切都不会改变，而且还会把治疗师引到法官的角色里去。两个主角都要为捍卫各自的"真理"而战。与此相反，当施耐德先生被问到关于他太太的看法的时候，他就会站到她的立场上去体会。他虽然不能和他太太拥有同样的观点，但是他极有可能知道得相当清楚：她是怎么想的，她是怎么看的，甚至是她的感觉如何。当他变换视角、叙述他太太的想法的时候，她便可以检验一下，外界是怎样看待她的。她同时也可以做一些更正。不过，这一类问题不会总是立即就能得到回答，因为它与习以为常的互动模式是相悖的。在这种情况下，就需要治疗师不屈不挠地进行追问。

施先生   嗯，区别就是：如果是躁狂抑郁，那就可以治疗。医生们已经向我们保证过了。

西蒙   这是您的观点？还是您太太的观点？

施先生   这也是精神病院里医生们的观点……

西蒙   对于您太太来说，差别在哪里呢？您是怎么看的？

施先生   嗯，我太太大概读了太多的书，然后就（转向他太太）——我对你是老生常谈了——然后就从一个极端突然陷入另一个极端。有半年长的时间她听不进任何话，也根本不想知道我对这件事是怎么看的。然后她就进入了另外的一个极端，说："我简直是疯了或糊涂了。"她自己不说，周围没有人会这么说。她认为这是一种精神疾病，而不承认这是一种可以治疗的心理疾病。

西蒙   那么，躁狂抑郁对您太太就意味着，她有精神疾病？

施先生   是的，她就是这么想的……

施太太   精神疾病或心理疾病，这从根本上说只是叫法不同！

施先生   是一种病和一种可以治疗的病。

西蒙   另外一种情况呢？另外一种情况对您太太意味着什么？

施先生   另外一种情况就意味着，很显然我在所有的事情上都有过错（耸了耸肩，看了看他太太）。

施太太   不是的……对于我来说，另外一种情况就意味着，你试着……或者说，你把我力图改变我们婚姻的努力——那些努力完全是目标明确、一目了然的——全部归咎于躁狂抑郁。我就是这么看的！

西蒙   从您的角度看，对于您先生来说，区别在哪里呢？如果您的行为属于躁狂抑郁，如果我们应该、能够、必须就这样贴上标签或者做出诊断……？

施太太　那么，我就可以得到治疗，攻击也就不会再发作了，然后， 25
　　　　嗯，婚姻生活就会重新有希望了。

西蒙　　另外一种情况呢？另外一种情况意味着什么？如果这不
　　　　是由疾病引起的呢？

施太太　嗯，这恰恰就是他无法忍受的。

西蒙　　那会有什么样的后果？从长远来看？

施太太　那就必须得考虑考虑了，是不是还能在一起！

西蒙　　他认为，自己是那个要分手的人呢？还是您是那个要分
　　　　手的人？

施太太　他想，我们两个分手，孩子们归他。

西蒙　　哦，哦。他认为，您会跟着一起这么做吗……？

施太太　我觉得，他会希望一切问题都能得到圆满的解决，然后我
　　　　们重新过上和睦的生活。

西蒙　　也就是说，如果是躁狂抑郁，他就会让你们的婚姻更有希望。

施太太　对！

西蒙　　（转向先生）您太太是怎么看的？什么时候她会看到婚姻
　　　　的希望？是躁狂抑郁呢？还是不是躁狂抑郁？

施先生　我觉得，目前所有的事情都还在变化，不是吗？

施太太　有可能的，对！

施先生　我们也别忘了，她现在还处于抑郁当中。我不知道，我们
　　　　是不是能一下子把所有的事情都解决了。我看得很清
　　　　楚。我看到很大的希望。只要这确实是由疾病引起的，
　　　　这个病确实可以治疗。

西蒙　　在您看来，就算这是由疾病引起的，您太太也摇摆不定，
　　　　她不知道自己是否能够看到希望？

施先生　我现在是要这么说，她摇摆得很厉害，她不知道自己是否
　　　　能够接受这个病。

评论　　这一段表明：从追究问题——共同受其煎熬的问题——

的过错的角度上看,某个疾病的诊断,不仅对于过去具有深远的意义,而且对于未来也具有深远的意义。然而,这两个当事人都身陷死胡同里:只有在施耐德太太有病的情况下,施耐德先生才能看到婚姻的未来。只有在那种情况下,他才对成功的治愈怀抱希望,这就是说,她可以改变自己的行为,而共同生活就会重新变得和从前一样。与此相反,施耐德太太想改变的正是他们的共同生活,这就是说,她希望她先生来改变自己的行为。如果他能承认,她的行为是婚姻的问题造成的,那么她对婚姻才会重新抱有希望。这是两种互相对抗的诊断,分别带着不同的、针对他和她的改变的要求。如果没有人能够改变自己,那么诊断就会对孩子们的命运产生影响,父母中会产生"赢家"和"输家"。

＊　　　＊　　　＊

这一章节所介绍的,是基本提问中的一种,每一位系统式治疗师都把它看作是必须要经历的。谁如果同时面对一个以上的患者或当事人,那么他就会遭受到陷于冲突双方的战线之争的危险。在个别治疗中,咨询师可以把自己看作是偏袒他的患者的。但是在家庭治疗中却与此相反,治疗师要同时面对几个人,而这几个人不仅拥有不同的世界观和价值观,而且还经常拥有互相矛盾的目标、愿望,以及与此相连的对治疗师提出的不同的要求。

在家庭治疗的发展历史上,不同的学说都在探讨,如何从技术上对抗这个难题。"多边结盟"指的是治疗师对每一个家庭成员都心有戚戚的态度。但是在出现冲突的情况下,这对治疗师提出的要求就非常高,特别是当他面对完全南辕北辙的要求的时候。因此,"多边结盟"肯定不可能在会谈中的每一个时刻都实现,而仅仅是随着时间的推移,当每一个参与者依次都能感觉到自己以及自己的意愿被治疗师所支持的时候,"多边结盟"就算实现了。

　　而"中立"对治疗师提出的要求就要小得多。"中立"并不是要求每一位参与者都能感受到治疗师的支持,而是只要他们当中没有人获得治疗师偏袒别人的印象,这就足够了。

　　"多边结盟"和"中立"这两种方案的共同点,就是它们都与个人以及由个人构成的联盟、组合或子系统有关。在我们的工作中,另外的 27 一个更广泛的"中立模式"被证明是很有用的。它不仅包括上文所介绍的、与人有关的"多边结盟"和"中立"的立场,而且还涉及彼此之间互相冲突的交流内容。面对各种观点、评价、解释(例如,变化是好是坏的问题等等),治疗师也可以保持一种中立的或者是多边结盟的立场。

　　与施耐德夫妇谈话的例子可以很好地说明这一点。很显然,两个人之间存在着冲突,于是,这个问题就产生了:治疗师该站在哪一方? 这不仅涉及治疗师与施耐德先生或施耐德太太的个人关系,而且还涉及一个核心问题:施耐德太太的行为到底是疾病的症状,还是婚姻问题带来的后果? 如果治疗师不想失去两个当事人中的任何一个,那么他就处于一个进退两难的困境。如果我们再进一步观察,就会发现,他实际上是处于一个四难的困境,这就是说,他的行动空间不是受到两个立场的限制,而是他拥有四种不同的行动的可能性。

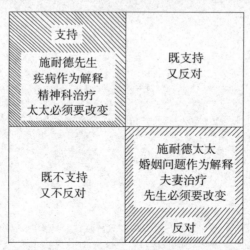

图1　四难的困境

28   和家庭成员一样,治疗师面临的选择是:一是站到某个人的一边(支持),二是站到另一个人的一边(反对),三是保持"既不支持又不反对"的中立态度,四是选择"既支持又反对"的多边结盟立场。例如,在我们的案例中,"支持"意味着站在先生的这一边,或者换个与个人的关联不那么紧密的说法,"支持"就是同意这样的观点:施耐德太太的行为是疾病所致。与此相反,"反对"意味着:认为施耐德太太的行为是婚姻危机的一种表现形式,并且/或者站在施耐德太太的这一边(见图1)。

      除此之外,还有两个不归属于任何一方的立场:"既不—也不"(中立)和"既—又"(多边结盟)。"既—又"立场往往会导致治疗师表现得非常纠结,有时甚至自相矛盾或者荒谬。如果是两个治疗师作为一个团队在工作,就像我们上文所介绍的案例那样,那么就可以使用"分歧法"。其中一位治疗师支持这样的观点:这是器质性疾病;另一位治疗师支持那样的观点:所发生的一切都可以通过婚姻问题来加以解释。如果两位治疗师达成一致——在当事人在场的情况下——不去评判谁对谁错的问题,那么他们就有机会去寻找具有现实意义的第三条道路,而不是纠缠于帮派的路线之争,或者沉陷于非此即彼的世界观。

3. 治疗的目标

（巴斯蒂安一家，第一部分）

　　家庭治疗师所处的境况在某些方面和出租车司机有些相似：几个人同时上了出租车，却说出来不同的目的地。一个人想去火车站；另外一个人想去飞机场；而第三个人说，他去哪里都无所谓，他只是想从这里离开；还有第四个人哪里都不想去，他就想待在原处，是其他几个人硬把他拖上路的。就算是所有的人的意见都统一了，那么在大多数情况下，也还是搞不清楚，他们到底要去哪里。因此，为了让治疗师能够找准方向，在每一个治疗开始的时候，都有必要花费较长的时间来弄弄清楚，旅行的方向在哪里。这非常重要。从建构主义的角度来看，"明确目标"实际上是"发现目标"，因为参与者往往只有在被问及的时候，才会开始思考，治疗的目标是什么。这样的对话是非常耗神的，而且第一眼看上去都是在讨论一些旁枝末节的话题，所讲的还是一些极富戏剧性、有时也很有悲剧色彩的事件。如果对治疗的目标忽略不谈，而治疗师又对当事人所讲述的内容立即"一见钟情"，那么这就会导致治疗师——因为他预先急着去理解当事人——自己给自己布置任务。如果他能追问得再仔细一些，他就会发现，自己给自己布置的任务与当事人给他的任务并不总是一致的。

　　治疗的目标是什么？大家一起来把这个问题搞清楚，总的来说，这是整个治疗过程中非常重要的一个环节，因为治疗师和当事人以及当事人系统之间的关系与出租车司机和乘客之间的关系毕竟有些不一样：治疗师的乘客必须得自己驾驶。为了能够做到这一点，驾驶员就应该知道，他如何才能发现自己已经到达了他想要去的地方（见图2）。

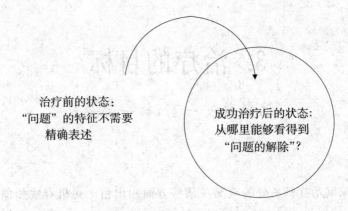

图 2　积极赋义的治疗目标所带来的改变方向

　　在治疗过程中,这个明确目标的环节可以说有些平淡无奇,而且看起来还相当琐碎。最主要的问题在于,大多数治疗师总是让人过快地用一些抽象的语汇给敷衍过去,或者他们过快地相信,自己已经知道了当事人的想法。当事人所表述的特征应该是具体的、能够被家庭里的几个人观察得到的,而"问题的解除"恰恰就可以从这些特征上被看出来,这才是最关键的。由于一个人的感觉和想法是无法被外界直接观察得到的,因此治疗师应该就他的行为方式进行提问。因为几乎每个个体的行为几乎总是可以被看作是互动模式的一个要素,所以也应该把那些协同互动者以及关系伴侣都纳入到视野中来,这些人对于治疗的成功具有重要的意义。

　　明确治疗目标或任务不可与签署法律合同混为一谈,因为随着治疗的进展,目标是可以更改的。它只是提供了一个尺度,根据这个尺度大家可以一起来检查一下,治疗是否有所进展。此外,如果我们专注于一个指向未来的假设目标,那么很显然,这非常有利于我们发展一种以任务为导向的治疗关系,并且将这种治疗关系限定在一定的时间范围之内。

　　在此,通过再现与巴斯蒂安一家的初始访谈的几个片断,我们将明确目标的过程展示出来。

　　在谈话中到场的是三个家庭成员:巴斯蒂安太太,64 岁;她的儿子恩斯特,33 岁;她的女儿黑尔加,42 岁,是家中最年长的孩子。父亲和家里的另外两个兄弟没来参加谈话。他们虽然知道这件事,但是母亲觉得先只带儿子和女儿来会比较好。三个人从很远的地方赶过来:母亲和儿子、父亲一起生活在父母家里,位于德国北部;两个未到场的兄弟也住在同一个小城里,离父母家不远;家中最大的姐姐和自己的小家庭(她有两个孩子)生活在瑞士。

治疗的介绍人是姐姐,她从事心理社会工作,前不久在弗里茨·B.西蒙医生那里参加过一个精神疾病治疗方面的学习班。因为她 31 非常担心她弟弟的状况,所以打电话预约了这次会谈。恩斯特在几年前做过肝移植,由于他总是反复地喝酒,所以姐姐担心会出现最糟糕的结果,她已经无计可施了。如果他不停止喝酒的话,他的生命就会受到严重的威胁——为他做治疗的医生们也是这么告诉她的。恩斯特,这个被认定的患者,是家里四个孩子中的第三个。

此处再现的访谈片断从询问这次谈话的目标开始。在此之前还澄清了转介的背景(姐姐都介绍了治疗师的哪些情况? 她都做出了哪些治疗师现在要兑现的"承诺"? 与从前的治疗师们都有过什么样的交往经验? 回答:"很糟糕,迄今为止看过的两个心理师都只对付酬金的问题感兴趣。"诸如此类)。会谈进行到现阶段,已经非常明确了的是:在所有到场的人当中,母亲对谈话所抱的希望最大。

*　　*　　*

西蒙	(对着姐姐)好,我先从您这里开始,因为您是那么积极!(母亲笑)好吧,如果我们这里的一切都进展得很顺利,那么您母亲从哪里能够发现这一点呢? 也就是说,您母亲对我们今天在这里的这次会谈的愿望是什么? 您是怎么认为的?
评论	要想获得信息,就必须就差异进行提问。治疗师只有搞清楚了治疗前和治疗后的状况的差别,以及进行治疗和

不进行治疗的状况的差别,才能决定是否参与其中。这不仅对治疗师来说是如此,而且对家庭成员来说也是如此。通过对差异进行提问,还可以在不知不觉中传递出这样的信息:治疗是一个有限度的行为。如果成功的治疗所带来的差异特征被明确了,那么就不会存在没完没了进行治疗的危险,而且治疗双方,即治疗师和当事人,还可以共同检查一下,看看朝着目的地已经走了多远了。当然了,要想让这一切行之有效,一定要把目标在可观察的层面上具体地描述出来,在通常意义上,就是要把目标在行为的层面上描述出来,而不是用一些抽象的语汇使目标变得模糊不清(例如:"改善"、"幸运"、"成熟")。因此,建议治疗师这样来提问:"如果我现在打开摄像机,把您的状况录下来,在成功的治疗之后,我再录同样的一遍,那么在两个录像中会有哪些不同?"或者:"如果今天夜里来了一位好心的仙女,帮您实现了目标,那么明天早上会有什么不一样?"

32

像这样把注意力聚焦在"问题的解除"上面,往往可以促使人们去寻找差异的特征。这本身就已经是个改变了,因为大多数来治疗的人,他们在某种程度上都可以准确地讲出来,他们的"问题"在哪里;但是却不知道从哪里可以发现,问题已经"解除"了。

如果治疗的愿望涉及患者的某个家属,那么情况就会更加复杂,因为经常会出现彼此相左的治疗目标。在我们的这个案例中,治疗师询问的是来自女儿的外部视角:女儿是如何看待母亲的愿望的? 治疗师首要感兴趣的,并不是母亲的真实愿望和目标,它们只是处于第二位;治疗师最想知道的,是其他人如何来看待这些愿望和目标。家庭成员其实——这一点总是重复得还不够多——并不是对其他人的感觉和想法做出反应,而是对他们自己是如何看待和感受其他人的感觉和想法做出反应……

姐姐　　那，我觉得吧，对于今天这次谈话的愿望，就是要开始认真研究一下所有存在的问题，然后呢，一方面要让家里的气氛一步一步变得更加坦率、更加友好、更加真诚，而恩斯特也能更从容地适应新的情况，更少一些焦虑，母亲也得少催促他一些……

西蒙　　但这不会全部都是今天谈话的目标吧？是不是？

姐姐　　是的，这只是一个开端，是朝着这个方向迈出的一步。

西蒙　　好，那我们就先说说今天的谈话……如果我们朝着正确的方向前进了，那么在您母亲看来，什么才是标志呢？她在日常生活中从哪里能够发现我们走对了路？就比如说明天！如果我们今天的这次谈话是卓有成效的，那么明天会有哪些和昨天不一样的地方？从谁的行为上她能看出来？（转向弟弟）从您的行为上吗？还是从谁的行为上？

母亲　　要我现在就回答吗？

西蒙　　不，我马上就会问问您，您觉得别人对您的描述是否准确？或者您女儿的看法是否正确？不过，我现在首先感兴趣的是外部的视角。

姐姐　　是的，从恩斯特的行为上。

西蒙　　这会是一个什么样的行为呢？如果我们现在的这次会谈是全世界最激动人心的会谈，那么在您母亲看来，恩斯特会做出什么举动呢？

姐姐　　他明天早上会去办公室。他会说：老板虽然是狗屎，但我已经能够应付他了！我去考试，对，我能够战胜它。我现在根本就不会有什么事。我一定能做到！而且，星期六我会给某个朋友打电话，我已经很久都没给他打过电话了，我会和他一起去哪儿散散步，或者其他的；总之，我自己打算和这个朋友在周末做点儿什么。

母亲　　（笑）她说得真是太好了。

评论　　向一个局外人询问其他两人之间的关系,其好处是:不仅能够让被谈论的人认识到,外界是怎么看待他们之间的关系的,而且他们还可以借此获得被别人理解的感觉……

西蒙　　(对母亲)您看起来神采奕奕的,我由此得出结论,您感到自己被描述得很贴切。

母亲　　我会非常高兴,如果这一成果真的出现的话!

西蒙　　(对姐姐)那么您的弟弟呢? 对他来说本次会谈的成功是什么? 他从哪里可以发现成功?

姐姐　　当他明天早上照镜子的时候,他发现,他眼白里的黄颜色也许少一些了,紧张状态干脆就消失了。

西蒙　　(对儿子)这就是说,您明天早上一照镜子便会得知,现在的这个会谈是不是好的?

(弟弟和姐姐都笑起来)

西蒙　　(对姐姐)还有什么?

姐姐　　还有什么? 对,就是这种感觉:我本来就能够战胜它! 新的情况根本就不能让我偏离正轨,它们不是无法应对的……就是这种想法:我行! 对,我试试!

西蒙　　如果恩斯特感觉到:没有什么东西能够让我偏离正轨,那么他会做什么呢?

34 姐姐　　他会做什么呢? 嗯,有两种情况。首先去看一看,原本让我心情很烦躁的工作状况,它有哪些好的方面? 我现在的处境如何? 它只是令人烦躁吗? 还是我也能够发现一些好的方面? 另外就是,好好去看一看,朋友们都在哪里? 或者我可以和谁联系一下,然后一起做些什么?

评论　　从语法上来看,治疗师在问句中使用直陈式,这当然是错误的,好的德语在这里必须要使用虚拟式①。但是直

---

① 直陈式和虚拟式是德语动词三种形态中的两种(另外一种是命令式),直陈式所表述的是一个事实,是一件真事或者认为是真实的事情,而虚拟式表示一种要求、愿望、假设、想象以及间接的转述,或表示一种可能成为而尚未成为事实的事,或者根本不可能成为事实的事。——译注

陈式在一定程度上可以对心理施加强烈的影响,它把那些有可能发生的事情当作已经发生了的事情来进行预先讨论。

　　姐姐的回答显示:她已经接受了转换视角的"邀请"。她在讲述弟弟的潜在观点时,使用的是第一人称"我",这说明,她是站在弟弟的立场上在替他说话。

西蒙　　他会首先在工作领域、在和同事及老板的交往中发现会谈的成功呢? 还是首先在和朋友们的交往中?

姐姐　　我推测,首先会在工作领域和家庭中产生更多的影响,和朋友们的交往我知道得太少了。总之,我现在看不到……

西蒙　　那么,他会从哪里发现会谈的成功? 是自己的行为改变了? 还是其他人的行为改变了?

姐姐　　他自己的行为改变了。

西蒙　　怎么改变?

姐姐　　积极地看待问题,或者看到事情好的一面……

西蒙　　这就是说,他会戴着一个粉色的眼镜,这样别人就不会再看到他眼白上的黄颜色了?(姐姐笑起来,弟弟会心地笑)

评论　　在谈论躯体症状的时候,此处显得很是轻描淡写,这也许和症状所带来的实际上的生命威胁不太相称。但是,如果谨小慎微地对此避而不谈,那么从总体上看,就不会产生新的选择机会。因此,建议还是用一种调侃的方式来谈论那些原本应该受到尊重的话题。

西蒙　　那么,他会变得更乐观、更积极……?

姐姐　　(赞同地)嗯!

西蒙　　哦。(对儿子)您姐姐刚才谈了自己的、也谈了您对会谈的期望。您觉得她的描述贴切吗?　35

恩斯特　　部分贴切。

西蒙　　哪些?

恩斯特　　从某个时候开始,我不再有兴趣给别人打电话了。嗯,从前我在人际交往上也是很活跃的,但是后来却得不到回应。再后来,男孩子们就都结婚了,整天坐在家里。然后,不知怎么的……我也不再去别的地方了。期间就只有一个人还跑过来说:来,我们去喝杯啤酒吧! 我觉得这挺傻的!

评论　　从恩斯特和他姐姐的回答中可以判断:恩斯特目前看起来有些与世隔绝,他与以前的朋友们的交往减少了。这个回答说明,当问及目标时,治疗师在回答中经常会得到有关目前生活状况的内容,而治疗的作用,就是要给这种生活状况制造出差异。总之,这是个好的回答,即使它答非所问……

西蒙　　好,那我再问得直接一些。我们假设,今天的谈话很成功,接下来的后续谈话也很成功,那么,在这一系列成功的谈话结束之后,会是什么样子的呢?

恩斯特　嗯,如果我确信谈话会成功,那么我认为,我会重新变得积极主动。

西蒙　　在哪些方面您会做得和从前不一样? 您会不会就是那个改变得最多的人?

恩斯特　我想,事情总是有两方面的。我是单身,大多数情况下都是我去找别人,但是却根本没有任何回应……我不记得了,我曾有多少次给别人打电话,他们说:我现在没时间,我给你打回去! 但是却什么都没发生。那我自己当然就会想一想了,为什么别人不打回来?

西蒙　　好吧,我想再问得尖锐一些。如果我纠缠不休地一问再问,那您必须得原谅我。您有一段很长的故事,知道很多我所不知道的事情,所以我会固执地追问下去。一般情况下我总是这么做的,但是现在的情况更特殊! 好吧,我们假设,来了一位好心的仙女,就是童话故事里面最著名的那位好心的仙女,您肯定听说过她……我们假

设,她把您所有的问题都给消除了,包括您在家里的问 36
题,不仅仅是您个人的问题,而是所有的促使您到这里来
的问题! 那么明天早晨会是什么样子的? 您的家庭生活
会有哪些不一样的地方? 您的个人生活会有哪些不一样
的地方?

评论　　在确定治疗目标的时候,一定程度上的死缠烂打是不可避
免的,因为治疗师很容易就会被一些云山雾罩的表述给敷
衍过去。在日常生活中,作为一个有着良好教养的人,是
不可以如此纠缠着进行追问的,这根本就与之格格不入。
但是在治疗中,这却是有必要的,因为治疗师可以从中得
到一些想法,看看他的任务到底应该是什么。

恩斯特　　我觉得,我其实是……我原本很少有真正情绪糟糕的时
候,不过……

西蒙　　这就是说,您大多数情况下情绪不错?

恩斯特　　嗯,对,情绪正常。

西蒙　　对于某些人来讲,正常的情绪就是糟糕的情绪。所以,
到底是正常还是不错? ……(对母亲)您摇头?

母亲　　是的,我不喜欢"情绪"这个词。我们本来就是这样的一
类人,早晨起床后情绪很差。如果这一天过得还不错,
那么就总是会带来好心情……

评论　　在这里已经初露端倪:母亲有"积极思考"的倾向——无
论事实本身如何。

恩斯特　　我在通常情况下并不是早晨起来情绪很差的人! 在通常
情况下。不过,如果状况不好的话……在工作日里尤其糟
糕,因为我一整夜都是醒着的,总是在想第二天的事。

西蒙　　仙女来过之后的那天呢? ……就是仙女来过的那天会
怎么样?

恩斯特　　(用两只手拍着肩膀)那他就会让我……!

西蒙　　谁?

恩斯特　　我老板！

西蒙　　　好吧,那么,工作上会如何进展? 会有哪些不一样的地方?

恩斯特　　嗯,那我就根本不会去在乎他,我觉得……

西蒙　　　他是个什么样的人? 他到底都做了些什么,让您感到如
　　　　　此心情烦躁?

37　恩斯特　　他不说话！

西蒙　　　他不说话。

恩斯特　　根本什么都不说！

西蒙　　　这有什么问题吗?

恩斯特　　那,我就是这样的一个人……其他所有的人都对我很
　　　　　好,都很愿意帮忙:"如果你需要这个,如果你需要那个
　　　　　……"这是最最理想的！

西蒙　　　在工作中?

恩斯特　　在工作中,对！但是我不能整天都往有事做的人那里
　　　　　跑。而他就正好坐在我的隔壁,完全是个情绪变化无常
　　　　　的家伙,这就是让我心情烦躁的地方！ 在通常情况下,
　　　　　只要我还没结束,也就是说,我现在还在接受职业培训,
　　　　　那么,我就还得需要他。

西蒙　　　您还需要多久?

恩斯特　　到九月份。

西蒙　　　那么,如果好心的仙女来过了,您会怎么做? 当他情绪
　　　　　变化无常的时候……?

恩斯特　　那,我其实不需要在行为上有什么不一样,我只需要在
　　　　　上边(用一只手在额头上转动)有一些不一样的想法在
　　　　　里面。

西蒙　　　您的同事们会发现吗?

恩斯特　　肯定！

西蒙　　　从哪里能发现呢?

恩斯特　　从我的行为上！

西蒙	什么样的行为？
恩斯特	那，我会经常容光焕发！我觉得。
西蒙	啊，您会经常容光焕发。
恩斯特	就是，是高兴得容光焕发，而不是露着眼白上的黄颜色！我觉得！
西蒙	哦。那么您就不会让自己因为老板的情绪而激动了？
恩斯特	大概不会了。偶尔也会的，当他直接攻击我的时候，不过……我觉得，我整天都得学习……我 33 岁了，这当然也会让我心烦意乱！我上了高中，上了大学，但现在还必须得再来一遍……
西蒙	您现在在必须学什么？这是个什么样的职业培训？
恩斯特	财务公务员。
西蒙	哦。您怎么会接受现在这个培训的？
恩斯特	我去申请，然后就被录取了。就是说，我做了肝移植，由于这个手术，我有相当长的一段时间没法上大学了，就是这样。现在我是重度残疾，因此找到一个职业培训的机会非常不容易。公共管理部门在一年半以前还雇用残疾人，为了达到配额，但是私人企业却宁可付罚款，不，宁可交钱，就是这样！
西蒙	（对姐姐）这听起来好像是，他对自己的职业发展过程不是很满意。至少我是这么理解的。或者，也许我加进去了自己的解释。您怎么看？如果他现在有一个理想的老板，那他会对自己目前的职业状况满意吗？
姐姐	（转向弟弟）嗯，在肝硬化这件事情之前，你肯定有过其他的梦想，而不是财务服务这玩意儿。我甚至搞不清楚，它到底叫什么。你的梦想是别的！
恩斯特	的确，我在国外做过实习。我本来是想出国的。我非常乐意到处跑跑，这在当时特别吃香！然后肝硬化这事就来了……

38

西蒙　　　　怎么来的？突然之间从天而降？或者？

恩斯特　　　嗯，不完全是这样的。是因为喝酒之类的事情……从一
　　　　　　次旅行回来之后，我就觉得有些不对劲儿，但是并没意
　　　　　　识到那是怎么回事儿。后来等我去看医生的时候，就已
　　　　　　经太晚了，而且我仍然表现得不够明智。

评论　　　　从这一段可以清楚地看到，那些被讲述的——毫无疑问
　　　　　　是非常重要的——发生在过去的事件，可以让人多么快
　　　　　　地就从目标的确定中偏离出来。不过，即使偏离出去谈
　　　　　　几个别的话题，也不会造成进一步的麻烦；重要的是，要
　　　　　　能够重新回到一开始的问题上去。治疗师在脑子里要装
　　　　　　着一个检查清单，上面列着在第一次会谈期间需要问的问
　　　　　　题（检查清单位于本书的结尾部分），这会是很管用的。

西蒙　　　　我们也许会重新回到这个话题上来，但是现在，我想先
　　　　　　停留在有关目标的想法上面，我们究竟可以或者应该往
　　　　　　哪里走。因为对我来说，这是很重要的，是会带来结果
　　　　　　的。我必须要考量：为了达到这个目的，我是不是能够
　　　　　　派得上用场？那好，您在日常生活当中，不会再把老板
　　　　　　很当回事了！说得明确一些。

39　评论　　就算是没有治疗目标，对患者来说大概也过得去，但是
　　　　　　治疗师却需要它。否则的话，治疗师就无法去检验，他
　　　　　　的工作是不是有意义。

恩斯特　　　不会再总是当回事了！

西蒙　　　　这会对您的家庭生活有影响吗？

恩斯特　　　（对母亲）我觉得，目前没有那么糟糕，是不是？

西蒙　　　　嗯，进行这种思维试验是件非常好的事情：我们可以把
　　　　　　所有可能的话题都谈一谈，把某些东西给改变一下，然
　　　　　　后仔细看看主要的想象是什么。要是许愿能够帮得上
　　　　　　忙就好了——有时确实能帮上忙，顺便说一句！——
　　　　　　（对母亲）在您看来会是什么样子的？如果一位好心的

仙女来了，她把所有的问题都给消除了，那么您的生活
会是什么样子的？您儿子的生活呢？家庭生活呢？

评论　　思维试验是人们思考的最有用的工具之一。从经济的
　　　　角度看，它非常有意义（也就是说，它不费什么钱）。思
　　　　维试验邀请人们进行创造性的思考，发挥人们的想象，
　　　　并激活有关新的可能性的思路。

母亲　　作为母亲我必须要说，我是所有人当中最了解他的。他
　　　　曾经是个非常有抱负的年轻人，非常乐观，在学习上很
　　　　要求上进，直到肝硬化的事情出来。

评论　　一个好的回答，尽管又是答非治疗师所问。总之，又一
　　　　个偏离的话题。此处表明：在尝试获取"问题的解除"的
　　　　特征的过程中，虽然"问题的解除"是指向未来的，但是
　　　　却可以让人对过去和现在有更多的了解。这没有什么
　　　　好奇怪的，因为在大多数情况下，"解除"最好能够通过
　　　　与带有问题的现状的差异而被确定下来。

西蒙　　这是什么时候的事？

母亲　　这是（转向儿子）在第几个学期？

恩斯特　第八个！

母亲　　在第八个学期。

西蒙　　（对儿子）您当时多大？

恩斯特　我当时 26 岁。

母亲　　后来就进行了肝移植，肝移植过后的最后两个学期，就
　　　　是个倒退。他失去了勇气，他失去了生活的愿望，他想，
　　　　就这样凑合着吧。然后他就结束了学业，后来就开始写
　　　　求职信。所有的回复都是拒绝的。他毕竟进行了器官
　　　　移植，在私人经济领域里根本不可能找到工作。好吧，
　　　　回到好心的仙女那里。我祝愿他能够恢复他原本的样
　　　　子：一个成功的、友好的、积极进取的人。对所有的事情
　　　　都更乐观。这是最重要的。他要有更多的自信，要更乐

40

观地去看待未来,他确实应该把消极的东西搁到一边置之不理,而更看重那些积极的方面。

评论　母亲很显然是家里把所有事情都始终往好的一面看的那个人,这应该也是她在生活中的一个有效的生存策略。对于其他的家庭成员来说,这可以起到榜样的作用,不过,这也会导致家庭内部角色分配的产生,其他的某个或某几个家庭成员会关注到矛盾的另一面(几乎所有的事情都——至少——有两面性),从而拥有悲观的观点。在一个家庭的内部,乐观和悲观之间的平衡就是通过不同的人物来达成的。

西蒙　下一步会如何发展? 我愿意把它想象得更具体一些。好吧,我们假设一下,今天夜里这位好心的仙女就来了,她给他注射了一大针乐观、进取和成功! 然后会怎么样?

母亲　那就……我不知道,如果我现在就说起这个话题,是不是合适? ……他有考试焦虑。他觉得,他必须用喝口酒的方式才能抵挡得住这种考试焦虑或紧张状态。我会向好心的仙女许愿,让他对酒不再有任何兴趣,不再有任何渴望。他说:"我不需要酒! 没有酒我也能行! 我就是我。我能行! 没有酒我也可以应对!"这对他的健康是有益的。他不再会总是被打垮。因为他做了肝移植,所以他一喝酒,就会有两三个恶化的化验结果。积极的道路就又被打断了,他必须再次住到医院里。总是在倒退。

西蒙　听起来,您好像是对"喝一口酒"有过体会了……可以这么说吗?

母亲　(对儿子)对,我可以讲吗? (儿子耸了耸肩)

西蒙　您母亲现在有些不安。她应该谈谈这件事吗? 还是不谈?

评论　在家庭会谈中,经常会涉及一些话题,它们在日常生活中由于彼此之间的顾及或者由于要避免冲突而成为了禁忌。治疗师所面对的危险是：要么遵守禁忌、避免某些话题，从而巩固了这类禁忌；要么就大刀阔斧地"打破"秘密，从而给来访家庭施加一种强硬粗暴的氛围。这两种做法看起来都不是好的治疗策略，因为它们总的来说都是对家庭模式的一种认可。大刀阔斧打破秘密的人，会被看作是个入侵者，迟早会被隔离出去；而遵守禁忌的人，会认可家庭的交际规则。因此，应该由家庭来对此承担责任：什么是可以谈的？而什么是要避而不谈的？正是由于这个原因，治疗师才会问儿子，是不是允许说一说这个"阴森可怕"的话题？

恩斯特　　我早就知道她要说什么了。

西蒙　　　当他们喝酒的时候，您也在场？

母亲　　　就是！

西蒙　　　您有些担心。

母亲　　　我把这看作是心理问题。我看得出来，这是一种成瘾。对，我就是要说：成瘾。这不是嗜酒癖，不是把啤酒、烧酒和所有的东西给自己灌进去的那种癖好，而是在紧张状态下的一种成瘾，寻求帮助的成瘾。我把这看作是个心理问题，看作一种病。我也试着从我自己这一方面给他提供进一步的帮助。我和他谈话，希望他能够对我敞开心扉，能够开诚布公地和我谈谈这件事。但是在过去的这段时间里却收效甚微！

西蒙　　　（对儿子）家里人当中有谁会认为：您其实能够自己决定，到底喝酒还是不喝？而就我所了解到的这些事情，有谁会认为：这是某种不可抗拒的力量，是心理问题或是其他的疾病？您是怎么看的？

恩斯特　　我觉得，最多是我弟弟……

西蒙　　　他是怎么想的？认为这是种成瘾？……还是您自己的决定？

恩斯特　　什么叫做成瘾？他说，这是无稽之谈。我经常听到他这

42

么说。你是个明智的人。你是这个家里唯一能上大学的人。我也不断地听到医生们说:"您其实根本没必要这样!"但是,就是在现在这种状况下才会这样的。以前从来都不会! 我高考的时候只复习了两天,因为我在此之前就学得很好。我认真准备了考试,一点儿都不害怕就去考了。这根本就不是问题。不过,我推测,我现在吃的药应该有不小的责任。

西蒙　现在我想再一次打断您,插问一下。我不知道,这是否就是那个最重要的问题? 不过很显然,关于考试的事情是很重要的,如果我理解对了的话。您认为,这就是那个最重要的问题吗? 还是另有其他的重要事情?

母亲　没有了。我认为,如果这个问题解决了,如果他不再有考试焦虑了,如果他不是非要用一杯酒才能够克服紧张状态,如果他说:"我能行,我就带着这样的自信去考试,没问题的",那么所有的问题就都解决了。

西蒙　好吧,我之所以这么问,是因为我们的时间有限,我们必须好歹都得做出个选择。所以我才想知道,如果我们在这里只能够谈论一个话题,那么是不是就应该是这个呢? 在您看来(对儿子),这也是最重要的吗?

恩斯特　是的!

姐姐　是的!

＊　　＊　　＊

如此说来,治疗的直接目标应该是考试焦虑的消失。尽管到目前为止,为确定这个目标已经花费了大量的时间,但是如果就这样把目标确定下来,却是不负责任的。在访谈的这个阶段,出现了一个几乎在所有的治疗中都会被观察到的现象:会谈的参与者注意到了某种行为方式(从酒瓶里喝口酒),把它评价成是"有问题的",然后去寻找某种解释(考试焦虑),最后试着去找到一种解决办法。如果我们接受了这种把症状进行孤立的做法,那么很容易就会给当事人提供一个针对考试焦虑的训练计划。在很多情况下,这也可能是有意义的。然而此处我们听到的是,恩斯特以前从来都不曾有过考试的问题。就这点而言,那种很容易找到的解释,即恩斯特存在某种学习困难,并不是非常令人信服。更重要的是,必须得解释清楚:他怎么就把轻松而自信地去考试的能力给丧失了呢?当然很容易就会想到的是:重病、肝移植,以及由此带来的找到一份专业对口的工作的困难,这些都极大地损害了恩斯特的自我感觉。但是另一个问题是,他在得肝病之前很显然就已经嗜酒成瘾了,这又该如何解释呢?

因此,此处所提到的目标("不再有考试焦虑"之类),更应该被理解成是整体状况改变了之后的一个特征。从技术上来看,对没有考试焦虑时的行为继续询问得更具体一些,这肯定是有意义的。但是,从实际治疗的角度上看,这种以否定的形式来表述的目标总是有些缺陷。即使某种行为在一段时间里都没有再出现,但是我们却永远都无法确定,它是不是第二天就不会重新发生。这个困难存在于两种带有问题的情况:一种是所有用"成瘾"来解释的症状,另一种是某种有偏差的行为。在这样的情况下,成功的治疗所带来的差异就会缺乏积极赋义的特征。

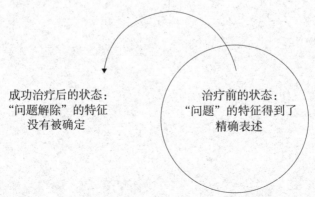

成功治疗后的状态:
"问题解除"的特征
没有被确定

治疗前的状态:
"问题"的特征得到了
精确表述

图 3　消极赋义的治疗目标所带来的改变方向

我们不妨用比拟的方式来描画一下这个困难：比如说有个弹钢琴的人，他的琴技被他周围的人甚至是他自己看作是"有问题的"。他此时此刻不再弹琴了，这是事实。但是这个事实却无法证明，他在下一刻也不会重新去触摸琴键。反之，如果我们对成功进行积极的赋义，把在钢琴上弹奏出"跳蚤华尔兹"的能力看作是成功的治疗所带来的差异特征，那么，当他第一次，有可能甚至是唯一的一次，弹奏出这首欧洲音乐史上伟大的曲目的时候，目标就被证明已经实现了。

用否定的形式来确定目标，会没完没了地滋生出很多新的可能性和自由度，这会让治疗变得错综复杂。如果我们不知道究竟想往哪里去，那么我们就无法确定，是否已经到达了目的地。不过，众所周知，行进的过程本身有时候就是目标……但是一般来说，这不适合短程治疗师。

（和巴斯蒂安一家会谈的后续内容参见第 4 章）

4. 解释/解构和建构/"负面思考的积极力量"

（巴斯蒂安一家，第二部分）

　　家庭成员对其他成员的行为的反应，在很大程度上取决于他们是如何来解释和评价这种行为的。说得更确切一些：某种行为被解释的方法，决定了它是如何被评价的；某种行为被评价的方法，决定了它是如何被解释的。那些通常被评价为"坏的"、有时甚至是"罪恶的"行为方式，如果把它们解释成是某种"疾病"的表征或症状，那么将彻底改变它们的含义。根据家庭成员的行为被评价以及被解释的不同方式，家庭内部会采用不同的游戏规则。我们不能要求"病人"去上学或者去工作，恰恰与此相反——与普遍认可的社会价值观相吻合——他们还有权要求得到关心照顾。反之，如果谁"自说自话"就决定在床上赖上一天，那么他就必须要考虑到会遭受周围人的（嫉妒的？）惩罚。

　　当一个人的行为与家庭的期望相左的时候（例如巴斯蒂安一家，当恩斯特由于紧张和考试焦虑而喝酒的时候），家庭的其他成员就会推断：这个行为是如何产生的？如果生物机制被确定为诱因，那么当事人就变成了"病人"，他为其行为所承担的过错和责任就全部被一笔勾销。如果想让某人逃脱过错和责任，把他解释成"有病"就行了。这样，他就会成为一种不可抗拒的力量——即疾病——的"受害者"，需要给予帮助。反之，如果他是"行为者"，那么他就必须要受到惩罚，并接受某种程度的"教育"。

　　通常意义上所说的疾病，也包括"心理疾病"。然而，人们对心理疾病的反应却存在着极大的不确定性。就算是那些"健康的行为"，也会受到心理因素的制约,因此,过错与非过错、责任与无责任、施加影响与毫无影响之间的边界划分就变得模糊不清。

每个拥有病人的家庭——接下来是每位治疗师——都要面对这样的问题:谁能起到什么作用? 是病人自己,还是他的家人或医生? 这涉及责任的归属——从"问题"的产生到"解除"的出现。

在哪里以及用什么手段去寻找问题的"解除",这取决于各自的对问题的解释(这是指对促使"问题"或"解除"产生的机制进行思维上的建构)。例如,巴斯蒂安家的母亲认为,她儿子的行为是一种"成瘾",或者至少是某种形式的心理疾病。这意味着,她不让他为自己的行为承担责任或者只承担极少的责任。是"成瘾"把酒(用某种方式)给他灌了进去,因此,他需要别人的帮助来抵御这种不可抗拒的力量。作为一个有责任感的母亲,巴斯蒂安太太感觉到自己被召唤着,要去帮助儿子。所以,她采取了在她自己看来具有治愈功效的行动,这也是合乎逻辑的:她尝试去理解他,"探究"他的内心,和他交谈。在遇到心理问题时,信任和理解确实能够帮得上忙。很显然,这就是巴斯蒂安太太的解决问题的想法,以及由此产生的解决问题的策略。这是否行之有效,还有待于检验。

同时,治疗师也必须要去推断:问题是如何产生的? 或者至少去假设:问题的"解除"如何能够出现? 他们也必须要思考:应该试着在现实中的哪个领域里——机体、心理、交际系统——来引发改变? 与其他某些治疗学说相反,系统式治疗师首先把他们关注的焦点投向那些带有问题的或者促进解除的互动模式和交际模式上。如果能够对治疗的目标进行积极的赋义(例如,在治疗前不曾出现过的新的行为方式或交际行动),那么建议治疗师把注意力集中在那些促进"解除"的互动机制和交际机制上。但是,如果对治疗的目标——就像巴斯蒂安一家那样——进行消极的赋义("恩斯特应该不再喝酒"),那么,把注意力集中在与问题行为相关联的机制上面,便会更有用一些。通过这样的方式,我们就可以形成想法:如何才能够打破("扰动")现有的模式,并在此基础上建立另外的模式。

与巴斯蒂安一家的初始会谈中的另外一个片断要说明的是：治疗师应该如何对待家庭的解释。一般来说，作为一名治疗师，他始终都要认识到：解释的一个最重要的功能就是阻碍进一步的询问。如果治疗师使用了和当事人一样的解释，那么他就不会再有新的想法，因此他就和他的谈话对象"知道"的一样多（或者一样少）。什么都知道的人，很显然就不会再提出问题来了。如果治疗师想继续询问下去，那么他就不能过快地理解别人提供给他的种种解释……

47

*　　　*　　　*

西蒙	（对姐姐）他们两个是如何解释这种行为的？我们要找一找对它的解释。他为什么会这么做？一个明智的人！很成功！他为什么会这么做？您母亲认为，如果我理解对了的话，这是恩斯特自己不需要承担责任的事情，是心理方面的问题……如果他愿意，他就能改变，您母亲会这么想吗？
评论	对于互动的游戏规则来说，区分"健康"和"有病"与区分"成人"和"孩子"有着相似的意义。一种情况指的是能够照顾自己，并且具有承担过错能力的人；而另一种情况指的是需要别人的帮助、无法完全去追究其行为责任的人。与此相应，把一个人认定为是什么样的人，即给他贴上什么样的标签，就决定了他的互动对象对他都抱有什么样的期待。他能改变吗？还是不能？
姐姐	他的肝硬化都已经这么严重了，在我看来这就是慢性自杀的一种方式。在此之前，他和他很爱的一个女朋友分手了，他很长一段时间都无法从分手当中恢复过来，我不知道，现在是不是还是这样？我们今天早晨还谈过这件事，（对弟弟）你当时说，你的感觉是，你现在至少能够

去看一看和她一起买的那些东西了。

评论　患者的姐姐说出了对患者行为的一个新推断:他的自我
毁灭的倾向。我们只要看一看他喝酒所带来的显而易
见的后果,就必然无法对这样的一种解释置之不理。

西蒙　和女朋友分手是在什么时候?

恩斯特　十年前。

48 姐姐　对,大概是在肝移植的两年前。我有这种感觉……这对
我来说总是很揪心,这件事是如此伤人、如此毁人,影响
到他的自我价值感,以至于恩斯特从来都不曾真正从中
走出来过。有时候他会保持一定的距离,但是从来都没
有真正走出来过。

西蒙　您是否一直都认为,只要他喝酒,这就是一种形式的慢性
自杀?

姐姐　对,对!

西蒙　他是不是在考虑:我到底还想活吗?

姐姐　就是这样!

西蒙　(对恩斯特)您也这么看吗? 她的想法对吗? 她对您够了
解吗?

(恩斯特点头)

西蒙　哦。(对母亲)您也这么看吗? 这就有点儿像是在玩……
母亲　……玩火! 对,我也这么看!

西蒙　不仅仅是在玩火、玩酒精,而是一种死亡游戏。这是某种
程度的分期自杀……

母亲　我不希望,这件事有如此严重的背后原因。我更愿意认
为,用酒精对付的是一些无关紧要的小问题。他虽然有
时候也说,如果日子过到了头,那他也会很高兴的。但
是我觉得,在情况变得如此糟糕之前,还是要去走另外
的路。所以我们才会去寻求心理方面的建议,为的是找
到其他的路,因为喝酒总不是解决问题的办法。

评论　　　母亲面部表情的变化让人产生这样的印象:把她儿子不
　　　　　　幸的爱情当作话题,这让她感到很不舒服。

西蒙　　　(对姐姐)如果我正确理解了您母亲的意思,那么在谈到
　　　　　　心理上的背后原因时,她更愿意这背后的原因不是那种
　　　　　　威胁生命的事情。她不愿意把分手的事情看得那么重要
　　　　　　吧?我理解对了吗?(……)

评论　　　此处省略了部分会谈内容。这里又偏离到了另外的一个
　　　　　　话题上,讲起了家里人,特别是母亲,是如何来对付困境
　　　　　　和不堪重负的情况的。从中可以清楚地看到:在家里,有
　　　　　　攻击性的对峙是要避免的,当某个家庭成员感觉不好时,
　　　　　　其他所有人的反应都很容易带上负罪感,而对大家来说,
　　　　　　避免这种负罪感是非常重要的,是家庭里至高无上的价
　　　　　　值观。这就让谈论某些话题变得很困难,如果这些话题
　　　　　　能够伤害到别人或者让别人伤心、难过。儿子的自我攻
　　　　　　击的倾向就属于这种情况。在短暂的注意力转移之后,
　　　　　　话题重新回到了解释上来……

西蒙　　　(对恩斯特)她对于目前情况的解释对吗?我还是没搞
　　　　　　懂,您现在处境困难,这和女朋友有什么关系?已经都
　　　　　　过去很长时间了!

恩斯特　　当然有关系……我认为,比如说现在我的母亲离开了父
　　　　　　亲,那他在十年之后也还是没办法走出来。他们是那么
　　　　　　的亲密……

西蒙　　　你们两个在一起多长时间?

恩斯特　　四年多!

西蒙　　　您的父母在一起多长时间?

恩斯特　　嗯,四十年吧,差不多,是不是?当然了,这是有些不一
　　　　　　样,他们组成了家庭,而我没有。

西蒙　　　您把速粘胶的模式变成了现实:四年之后就已经亲密得
　　　　　　像是过了四十年!

评论	必须承认：这是个调侃式的比喻。
恩斯特	不过,当你已经陆陆续续购置了很多东西,而且计划搬到一起住,就是在等着那个女的完成学业,然后你在一夜之间突然被告知:"我有别人了!"
西蒙	这件事来得极其突然?
恩斯特	让我感到很震惊……那是在一个非常、非常重要的考试的前三天!
西蒙	考试的问题和这事儿有关系吗?
恩斯特	不,不,当时没那么重要。
评论	由于被抛弃的时间临近考试,所以这有可能赋予了考试"创伤"和"令人紧张"的含义,但是这种推测没有被患者所认可。
50 西蒙	您通过这个考试了吗?
恩斯特	没有,我根本就没去考,在那种状态下我做不到,我是过了一个学期以后才考的。这件事其实也没那么悲惨,但是却把我完全从正轨中抛了出去。我后来才发现,我在那四年多的时间里完全与世隔绝了。突然之间我又想去找其他人玩,但是他们却说:"去,活该,活该! 这么长时间了,我们想去这儿去那儿,可你从来都不和我们一起去!"唉,事情就是这么发展的,后来你就陷入了一个愚蠢的循环。
西蒙	您的前女友后来怎么样了?
恩斯特	半年以后她就结婚了,又过了三四个月就有孩子了。
西蒙	这倒挺快的。她知不知道您后来的遭遇?
恩斯特	我也不知道!
西蒙	您觉得呢?
恩斯特	她知道的,肯定!
西蒙	如果她知道,那么她会如何反应呢? 是带有负罪感吗? 还是有另外的反应,她会说……

（母亲点头）

西蒙　　（对母亲）您点头？

母亲　　我觉得，是的，但是只是一点点，我可以想象。我无法判
　　　　断，她和她现在的丈夫是幸福还是不幸。我也无法判断，
　　　　她如果和他（把头转向儿子的方向）在一起会不会幸福。

西蒙　　如果她听到他后来的情况，她的反应会有几种不同的可
　　　　能。她也许会说："好，多亏我和他分开了。我早就知道，
　　　　这……或者……"

母亲　　不，不，不，他们当时的关系非常好。她对我比对自己的
　　　　母亲还信任，我经常听到他们两个人不断地这么说。我
　　　　当时特别喜欢她。对于分手的事情，我们也同样感到很
　　　　震惊、很恐怖，但是……

评论　　巴斯蒂安一家的交际模式，属于专业文献上所说的"互相
　　　　束缚"的那种。和谐和亲近是超越一切的价值观，分手被
　　　　看作是等同于经历死亡。每个个体只有被看作是夫妻关
　　　　系或家庭关系中的一分子时，才具备生存下去的能力。
　　　　对于那些来自家庭气氛比较冷淡、父母和子女的关系比 51
　　　　较松散的家庭的孩子来说，这种家庭模式通常都具有极
　　　　大的吸引力。我们有时候选择某个人作为伴侣，是出于
　　　　该人父母的原因，因为我们想从他们那里得到自己家庭
　　　　里缺少的东西。此处大概属于这种情况（当然这仅仅是
　　　　推测）。

西蒙　　（打断她的话）请您原谅，我要打断您。您觉得，是什么促
　　　　使他的女朋友要分手呢？

母亲　　分手？

西蒙　　对！为什么她会离开他？

恩斯特　我可以告诉您！

母亲　　我只能重复她嘴里的话。她当时说："他管我管得太多
　　　　了！"他当时不想让她出国。这两个人大概太亲密无间

了,太黏在一起了,他们应该给彼此留有一定的自由。

恩斯特　　嗯,我是想……很显然,如果她出国,那我们的关系就疏远了。而这正是我要避免的。

西蒙　　　啊,是这样。这就是彻底分手前的担心吧?

恩斯特　　是的。

西蒙　　　(对姐姐)他恨不得一天 24 小时都和她在一起,是这样吗?

恩斯特　　不一定!

西蒙　　　我感兴趣的是:这是否是"亲近—疏远"的事情? 要有多亲近? 要让自己有多独立? 要保有多少自由? 要和另一个人绑得有多紧? 对于大多数人来说,这是彼此关系中的一个重要话题。

评论　　　某些理论,会被那些负责街头报纸咨询专栏的同行们讨论,或者在电视的热线节目里也会谈到。作为一名治疗师,如果他想让自己被这些理论指导的话,那么他可以立即公开地把这些理论当作话题,和当事人一起"就专业的内容侃侃而谈"。用这样的方式,治疗师就在某种程度上把当事人一起带入了专家的外部视角,好像是两个作为同行的专家在谈论着某个病人或某个家庭,被谈论的病人或家庭是以一种偶然的方式进入到了正在谈话的专家们的视野之内的。

恩斯特　　是这样的,那个女人,每当我想做点儿事情的时候,她总是抱怨得很厉害。

52　西蒙　　当您想做点儿事情的时候?

恩斯特　　当我想一个人单独做点儿什么的时候。如果我说:"我现在想和张三去喝杯啤酒"或者"我还有点事儿",她马上就会泪如泉涌:"我一整天都在等你!"

西蒙　　　这么说来,你们两个人很相像? 您不是也不愿意让她出国吗?

恩斯特　　至少在她想出国的那个时候不愿意!

西蒙　　　您母亲的看法对吗？这是否就是其中的一个原因，为什
　　　　　么您的女朋友离开您？

恩斯特　　不！

西蒙　　　不？那是为什么？

恩斯特　　我觉得，这大概也是的吧……我那时候确实关心得太过
　　　　　分了。但是我更相信，是她当时进入的那个圈子的问
　　　　　题。她尽和那些搞医的和搞法律的人在一起，这些人本
　　　　　来就是孤芳自赏的一群。后来她总是想去参加什么聚
　　　　　会，我也和她一起去过两次，被问到："喂，你是干什么
　　　　　的？你学什么专业？——啊，是这样，只学经济！"完全
　　　　　目空一切！后来我说："我再也不一起去了！因为我觉
　　　　　得这特别傻。"如果你不是学医的或学法律的，那么你就
　　　　　会立刻被排挤掉。可她却一直都愿意去，因为这些人毕
　　　　　竟是学生社团的。然后我就说："你可以自己去，周六晚
　　　　　上我就干脆走我的路！"就是这样，后来……

西蒙　　　后来她就找到了"更好的"——带引号的。

母亲　　　看起来是的……

恩斯特　　显而易见！

西蒙　　　我一直都没明白——也许是因为我太笨了——都过去这
　　　　　么长时间了，怎么到现在了还和这事有关系呢？现在的
　　　　　情况怎么样？

评论　　　坦言自己没搞明白，而没搞明白的结果就是继续询问，这
　　　　　是一个相当有效的访谈策略。但是与此相反的是，有些
　　　　　治疗师认为，只有用尽可能快的速度——有时甚至连一
　　　　　句话都不说——去理解患者，这才能显示出他的水平。
　　　　　不过，如果他们足够诚实，那么他们根本就不会这么做。
　　　　　或者他们只是做出某种姿态来而已，好像……似的……

恩斯特　　这很简单！比如说，我们共同布置了一个房间。每当我
　　　　　靠近这个房间的时候，回忆就涌现出来。所以我很少走
　　　　　进去。

西蒙	现在还保留着？这个房间？
恩斯特	是的,我觉得,那些东西值 5000、6000、7000、8000 马克,所以我没把它们给扔掉!
评论	什么是更有价值的？身处局外的观察者当然马上就会想,是价值 8000 马克的家具还是从痛苦的回忆中解脱出来？不过这些家具也许只是借口罢了,有了这个借口就可以反反复复进行痛苦的回忆了……
西蒙	我只是想知道:您把房间给变动了吗？还是它仍然与当时一模一样？
恩斯特	没有多少可以变动的,那是个相当小的房间。
西蒙	这个房间在哪里？在您的(朝母亲看过去)房子里吗？(母亲点头)
恩斯特	是的!
西蒙	这是不是就相当于一个家庭礼拜堂？
评论	必须承认:这又是一个调侃式的评语,与该房间所蕴涵的情感不太相称。但是,情感其实就是评价。如果过分尊重情感而从来不去质疑它,那么就存在着认可这种评价的危险。
恩斯特	礼拜堂我可不敢说。那是个小型乐队①,我在里面摆放着音响……
评论	患者接受了治疗师的调侃游戏,他故意"误解"了"礼拜堂"这个词……于是,恩斯特(等于"开玩笑"的反义词,等于"病人")就多多少少从目前的状况中脱离了出来。谁要是能够充满幽默地看待某种情况,那么他就从感情上对此保持了一定的距离。这样一来,就可以用相对轻松的方式去看待那些令人不堪重负的话题。
西蒙	我指的不是您摆放打击乐器的小乐队;……我指的是保

---

① 在德语里,礼拜堂和小型乐队是同一个词。——译注

藏圣人遗骨的地方,藏着您从前的已经逝去了的一段
情。

恩斯特　对,确实,是这样的。当我整理房间的时候,我所接触到 54
的许多物品都会让我不由自主地回忆起从前。

西蒙　那么酒精会对您有什么帮助呢?我还是没明白这一点。

评论　治疗师在此再一次坦承自己没搞懂,目的仍然是要将患
者一起带入一个外部的视角,这个外部的视角与患者自
身以及他的心理机制是有区别的。进行谈话的是两位
专家,但是其中只有一位专家——即患者——可以直接
观察到所谈论的事件的过程。而另一位专家——即治
疗师——只能受患者的描述所引导,也就是说,他只能
依赖于道听途说。一位是亲眼所见者、亲耳所听者和亲
身感受者,他是自己主观感受的专家,他所面对的是另
一位专家,一位体会普遍的人的感受的专家。

恩斯特　我就会把这些都忘了,那就会变得容易多了。酒精的作
用就是可以让人失去控制。然后就会产生这样的感觉:
这个蠢女人,这个蠢货!

西蒙　啊,这是一种针对她的、具有攻击性的感觉?

恩斯特　针对她的,是的。

西蒙　是这样啊。

评论　把具有攻击性的感觉表述出来,这不属于巴斯蒂安一家
的游戏规则所允许的或者甚至是所能够表现出来的行
为方式。让平时被禁止的事情成为可能,这看起来就是
酒精的作用。

恩斯特　通常情况下不是的……

西蒙　通常情况下,也就是说,在不喝酒的时候,您不会有那种
针对她的具有攻击性的感觉?

恩斯特　不喝酒的时候我根本不想这件事。只有当我看到某些东
西的时候。

西蒙　　　再换个方式问一问。我们假设一下，您根本就没有喝酒
　　　　　的兴趣，如果您想提高喝酒的兴趣，那么您就必须进入
　　　　　到那个房间，去想一想您从前的女朋友？

恩斯特　　不，这是无稽之谈。顺序错了，顺序完全错了！

55　评论　　　他当然是对的。在我们的日常思维中，当我们区分原因
　　　　　和结果的时候，从时间上看，原因应该被确定在结果之
　　　　　前。因此，如果我们要对解释进行解构，并为建构另外
　　　　　的解释提供可能性，那么一个可行的办法就是改变原因
　　　　　和结果的顺序。在治疗师的这个提问当中，包含着另外
　　　　　一个新的构想：实施某个被负面评价的行为（"喝酒"）——
　　　　　纯粹是假设——被看作是一个决定引发的结果。如果患
　　　　　者有意如何如何，那么他就必然会如何如何。如果我们从
　　　　　外部的视角来如此看待这个问题，那么就把"进入房间"
　　　　　和"喝酒"合乎规则地联系在了一起。这一规则适用于
　　　　　不同的情况，它可以提高喝酒的可能性，也可以降低喝
　　　　　酒的可能性。而在这两种可能性之间进行选择的权力，
　　　　　则完全掌握在患者自己手里。

西蒙　　　我相信您。我是故意这么说的！这不是个偶然。我感兴
　　　　　趣的是：您是怎么来对此施加影响的？您这样做就行了
　　　　　吗……？

恩斯特　　不！我必须要做得更多……

评论　　　此处与我们通常的思维习惯完全背道而驰。通常，当我
　　　　　们在思考究竟是什么导致了某个症状的产生或者某个
　　　　　明显不受人欢迎的状况出现时，我们的思维习惯和此处
　　　　　是相互矛盾的。全世界永远都在盯着的，只是如何能够
　　　　　找到解决问题的方法。因此，对于一位以"问题的解除"
　　　　　为导向的治疗师来说，就存在着这样的危险：只说那些
　　　　　某位好心的邻居也曾说过的同样的话。如果他能够把
　　　　　视角反过来，去关注一下症状是如何被引发的或恶化

的,那么他就能够看到那些迄今为止还没有被预料到、至少是还没有被利用过的施加影响的可能性。正因为如此,患者才被打断,治疗师不让他继续讲述自己为了"问题的解除"都应该做些什么,而是重新把目光投向患者那些具有毁灭意味的施加影响的可能性上面。在对话里被含蓄地传递出来的重要信息是:哪怕是那些自我毁灭的行为方式,也可以被理解成是一个决定引发的结果。

西蒙　不,我现在感兴趣的不是您怎样才能戒酒。我感兴趣的恰恰与之相反。我们假设,您有一年的时间没有想到喝酒了,根本就不想……您要花怎样的心思才能让自己重新喝酒呢? 我们假设,您会得到 100000 马克,就是因为 *56*您重新喝酒了,为了一个医学上的实验:把肝移植加酒精的结果与肝移植远离酒精的结果做比对。制药厂为这个实验提供赞助。他们需要找到一个喝酒的人,尽管这个人也知道,喝酒有害于他的健康。您就在其中的一个对照组里,而其他人则是在另一个对照组里。您如何才能够提高喝酒的兴趣呢? 您如何才能够培养自己的兴趣呢,如果兴趣不会自己冒出来? 您必须要怎么做才行?

(恩斯特耸了耸肩)

评论　这就是此类提问首先能够得到的通常的回答。然而这并不糟糕,因为提问的作用就在于要传递某些想法、传播某些观点,这些想法和观点在家庭里不会自然而然地产生。在这样的情况下,刨根问底追问不休是有必要的。

西蒙　走到那个房间里去,这会不会管用?

恩斯特　不!

西蒙　翻一翻旧影集呢?

恩斯特　大概吧……这取决于……

西蒙　报名参加考试? 哪个最管用?

母亲　　　（笑）面临考试！

恩斯特　　有可能。或者面临着一件对我来说极其不舒服的事情。

评论　　　母亲和儿子重新回到了原来的那个假设上面：考试焦虑
　　　　　是喝酒的缘由。这个假设看起来好像更让人舒服一些。
　　　　　从日常心理的角度来看，它也更容易理解一些。作为一
　　　　　名治疗师，当他自己给出的解释说明——无论是直截了
　　　　　当还是委婉含蓄——不被认可的时候，他也必须要接受
　　　　　这一事实。能够向患者传递出一个想法，这就够了。如
　　　　　果这个想法被当事人看作是很重要的，那么它就会继续
　　　　　发挥作用，然后在某个时间里重新冒出来。这就是提问
　　　　　的"扰动"作用之一。如果对当事人来说，与治疗师的关
　　　　　系达到了一定的重要程度（在初始访谈中这不应该作为
　　　　　一个前提），那么他们就不会把治疗师的话简单地置之
　　　　　不理，有时候他们会对此进行深入的探讨，而随着探讨
　　　　　的进展，他们的世界观也会稍微发生一些变化：他们抛
　　　　　却了原有的解释，建构了新的解释，表现出了不一样的
　　　　　行为（但是，正如前所述：有时候会是这样的）。

57　西蒙　　　您能想象出来的最不舒服的事情是什么？

评论　　　与黑色的想象进行对峙，这是一个非常好的手段，可以抵
　　　　　御不现实的美好幻想，也可以与回避的策略进行抗衡。

恩斯特　　噗……什么是最不舒服的？

母亲　　　害怕做不到，也许。

恩斯特　　那我只要做一下原来的那场噩梦。这就是：我进入考场，
　　　　　卷纸在眼前，考题在眼前，我对这些东西一窍不通，并且
　　　　　我知道，这是个关键的考试，从今以后再也没有机会了。
　　　　　从今以后一切都搞砸了。

西蒙　　　但是，做噩梦这件事情不会确切地发生。我的问题是：您
　　　　　自己怎样才能够引发这场噩梦或者让所有这些情况都出
　　　　　现？您有过这方面的经验吗？

评论	再一次试图去假设施加影响的可能性。
恩斯特	(摇头)也许……
西蒙	您当然有过经验。
恩斯特	对,肯定!
西蒙	那么,如果您想增加做噩梦的机会?
恩斯特	也许,当我看到他们的时候。
西蒙	看到我?!①
评论	一个玩笑! 这是一个邀请,邀请患者开治疗师以及治疗关系的玩笑。
恩斯特	不,是看到那个女人和她的两个孩子还有她丈夫!
评论	显而易见,种子比期望的更快地破土而出了。前女友重新回到了关注的焦点上来,考试焦虑重新退到了幕后。
西蒙	您知道她住哪儿吗?
恩斯特	我知道。
西蒙	您要经常路过那里,去看一看吗?
恩斯特	不。
西蒙	嗯,我的意思只是,如果您愿意这么做的话。我不建议您真的这么做。我感兴趣的只是:您是如何来施加影响的?这应该是种可能性。那您就会有更大的把握见到她。
恩斯特	(摇头并耸肩)我从来都没去过!
西蒙	这让我很吃惊。要是我的话,我会不停地往那儿跑。
恩斯特	是吗? 这太过分了吧! (笑)
西蒙	家里有没有其他的人也能够施加影响? 我始终都还在进行这个思维试验。您能得到一大笔钱,就因为您喝的酒比正常的量多。为了喝酒您需要一个理由。家里有其他的人能够帮到您吗?

58

----

① 在德语里,"他们"和"您"听起来是同一个发音,此处治疗师故意误解了恩斯特。——译注

（恩斯特笑）

西蒙　　我承认，这很荒谬！但是……

母亲　　那酒精一定会把剩余的生命给摧毁掉。

评论　　此处运用的技术，基于治疗师的"负面思考的积极力量"
　　　　信念。对于母亲来说，因为她把所有的希望都投在积极
　　　　思考的力量上面，所以，跟随着这样的询问前进，这是令
　　　　她难以忍受的。于是就存在着失去母亲的支持的危险，
　　　　因为只是经过了短暂的时间，治疗师和母亲之间的关系
　　　　很有可能还不具有足够的承载力。只要治疗师所代表的
　　　　观点或者所展现的行为方式无法被当事人认同，也就是
　　　　说，只要它们与当事人的世界观和价值观有大的偏差，这
　　　　种危险就一直都会存在。

西蒙　　您不想这样，这是当然了。我想，对于这一点，我们现在
　　　　根本不需要讨论。

母亲　　是的，这纯粹就是自杀。我们不会劝他这么做！

西蒙　　（对母亲）但是很多人都会做自杀的事情！有些人玩赛
　　　　车，这危险系数很高。他们为此得到很多钱，并且说：
　　　　OK，我料到了！另外一些人玩蹦极，就拴着一根绳子往
　　　　低处跳。他们还根本得不到钱呢，而且必须还得花钱。
　　　　嗯，我还是没有找到充分的理由，为什么他不应该这么
　　　　做？不过我想，您刚才提到了非常重要的一点。（对儿
　　　　子）您说过，如果喝了酒的话，就会忘记，是不是？

59　恩斯特　　暂时地。

西蒙　　暂时地。您大概也知道，这持续不了太长时间。

恩斯特　　（承认）对。

西蒙　　（对姐姐）我问问您。您大概比较能够忍受这类古怪的问
　　　　题：在这种行为模式里，是不是还存在着某种好处？总是
　　　　不断地要喝酒，而且知道得很清楚，这不利于健康，甚至
　　　　是很危险的。是不是还存在着某种好处？这种好处还没

被人看出来,因为它不是客观上的好,而是只有从一个非常怪异的视角才能够被看作是好的?

评论 　症状总是可以被看作是生存策略的表达方式和结果。治疗师如果忽略了症状所具有的适应性,那么他就会面临引发臭名昭著的"阻抗"的危险,而无论是哪个学派的治疗师,都不敢对阻抗掉以轻心。绝大多数的症状对于它们的拥有者和创造者来说,都蕴涵着矛盾的内涵:病人想摆脱症状。但是这也意味着,他必须有可能要放弃那个功效不错的生存机制。从系统式治疗的角度来看,这不是一种病态的反常现象,而是很明智的。为什么要把那个性命攸关的,而且经受了考验的工具给扔掉呢?特别是在还没有找到被证明是行之有效的替代品的时候?

姐姐 　我禁不住要产生这样的想象:当个孩子,保持无忧无虑的状态,根本没必要变得理智,或者……这就是我脑子里冒出来的想象。

西蒙 　孩子们经常会做一些危险的事情,并且从来不会想得很远。您觉得,他……现在想在行为上或者在与父母的关系上仍然当个孩子?

姐姐 　我觉得,从关系方面来看,他还就是个孩子。(对母亲)这就是我的想象。

西蒙 　也就是说,他现在大概是想把原来在母子关系中缺少的东西给补回来?

(姐姐点头)

西蒙 　有意思的想法!

＊　　　＊　　　＊

此处没有被再现的那部分的谈话内容表明:巴斯蒂安一家内部

的交际规则非常符合文献中的"心身疾病模式"①。彼此之间的联系和彼此之间的忠心是至高无上的价值观。自私自利是遭到唾弃的,在有疑惑的时候,为了顾及其他人的感受只能把自私的想法给藏起来。大家由此得到的回报是:每个人都可以无条件地信赖其他的家庭成员。每个人都努力地去理解其他人,并且最大程度地去体会其他人的感受。同时他还要努力保守自己的秘密,从而避免给其他人造成负担。

分离的愿望和自我意识是禁忌的话题,划清界限更是罪孽。未来的女婿和儿媳妇会受到张开双臂的欢迎,因而他们也就不再能够无所顾忌地从这个家庭中离开。由于存在着这样的价值观,人与人之间的冲突,从来都不会以攻击的方式来解决,冲突只能自己解决。躯体症状的出现往往还会加剧这种交际模式。

在制定治疗策略的时候,所有的这一切都应该被考虑进去。

---

① 参见 Simon 1988/1993 和 1995。

5. 互相制约/"黑色的想象"/
作为权力工具的症状

（格拉赫一家，第一部分）

当我们对日常生活当中所发生的事情（命运、偶然、魔法、星象、神灵、神一般的安排等等）进行解释的时候，在所有的可能的解释当中，最受西方世界所推崇的，是直线型的因果模式。在无生命的自然界的绝大部分领域里，这一模式已经证明了自己的有效性，因为它能够极大程度地准确预言我们行动的结果。看来，因果式的思维为我们开启了掌控世事的可能性。

在这样的一个思维模式所打造出的艳光四射的图像里，如今却带着几道划痕。只要是涉及社会体系，比如说家庭，那么这一思维模式是否还能够那么理直气壮，就有待商榷了。如果我们要赋予一个独立的、能够自我组织的体系一种模式的话，那么就必须得摒弃这种直线型的解释，因为它们根本就无法与观察得到的现象相"匹配"。从一个局外的观察者的角度可以清楚地看到，在一个家庭内部，每个人都（协同）决定了所有的其他人的行为。虽然有可能甲对乙的决定作用要比乙对甲的更大一些，但是事实上，在甲和乙的行为之间永远都不可能存在着一种可以预见的因果关系。人们彼此之间互相激励、互相刺激、互相限制、互相敞开心扉或者互相隐瞒己见。

大多数来治疗的人总是用一种不恰当的方式来描述和解释人与人之间的互动，好像一个人的行动是造成另外一个人的反应的原因。与此相应，他们把过错和责任都归咎给别人，而把自己所有的责任都摘得一干二净（当然不是所有的人永远都会这么做，但是有很多人都经常这么做，而且做得够多了）。

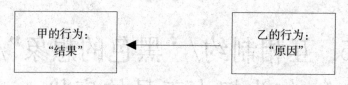

图 4　从甲的内部视角看原因和结果的归属

62

　　对于人际关系的相互作用来说,这样的一种解释是不合理的,最主要的,是因为它阻碍了改变的发生,并且导致了互动模式和交际模式的慢性化。如果甲女士把乙男士的行为看作她自己行为的原因,而乙男士把甲女士的行为看作他自己行为的原因,那么甲乙两个人就会从他们各自眼中的对方的行为上感觉到确实是这样的。两个人都感到无能为力,他们都无法改变什么,因为对方才是“原因”,或者因为对方掌管着“原因”,因为对方拥有凌驾于他/她之上的权力,因为对方才是有过错的。对方是“行为者”,而自己是“受害者”。谁如果感到自己无能为力,那么他除了等待其他人的改变之外,完全无计可施。如果他没有任何作为,那么基本上也不会促使别人对他温存体贴。如果——很具有悲剧性——两个人都这样描述自己以及对方,那么他们这个共同生活的模式就会被慢性化。

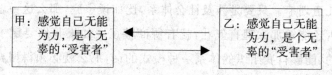

图 5　互动模式固定下来的内部视角(没有改变)

　　因此,治疗师的主要任务之一,就是让所有的参与者都能够置身于这样一种境况:在这里他们重新变得强大,并且获得了新的行动的可能性。因为治疗师基本上不能(或者不愿)改变当事人的生活状况,那么他所能做的,就只有帮助当事人改变他们对自己生活状况的评价。治疗师可以把注意力投向下面的这个问题:每个人在哪方面并且如何能够对生活的状况施加影响?

　　下面的片段来自与格拉赫一家的访谈,通过这一片断所要介绍并说明的是在访谈中运用的技术。

　　这个家庭是由一位一筹莫展的儿童精神科医生转介来的,由于女儿莫妮卡的问题,他们在他那里进行过几次会谈。家庭的组成是:

格拉赫先生,48 岁,邮局职员;格拉赫太太,44 岁,全职太太;女儿莫妮卡,学生,15 岁;12 岁的儿子海因茨,也在上学。

在一封写给治疗师的信中,转介的儿童精神科医生对疾病的症 　63
状——一家人正是为此才去求助他的——以及家庭的自述进行了如
下的说明:"……莫妮卡一开始对排尿感到厌恶,她再也不坐到马桶
上了,而是憋着小便,直到她尿湿为止,有一段时间她夜里也会尿床。
在当地的咨询点进行过几次家庭谈话之后,夜尿的问题消退了。但
是,莫妮卡开始越来越多地洗手,对自己的躯体漠不关心,而且还表
现出非常'疯狂'的举动,比如说把吃饭用的刀叉餐具和脏的内衣藏
到父亲的书橱里。特别是当父亲触碰过了门把手或水龙头之后,她
就用脚把它们打开。除此之外还存在着不明原因的体重过轻,1.70
米的身高,最近大概只有 47 公斤。在详细询问了既往病史之后得
知:莫妮卡经常吃得比较少。除此之外,莫妮卡在学校里并不是个让
人捉摸不透的女孩儿,而且成绩很好……"

初始会谈时只来了父母和莫妮卡,弟弟当时留在家里。治疗师
是海尔姆·史第尔林和弗里茨·西蒙。

治疗师通过会谈了解到,家庭内部经常发生争吵,莫妮卡看起来
总是会参与其中,然而争吵的比例分配是不均匀的:母亲和莫妮卡之
间的争吵占 70％,而父亲和莫妮卡之间的争吵占 30％。此类争吵的
典型过程是这样被描述的:莫妮卡用其"不成体统"的行为来激怒母
亲,母亲就把父亲喊过来,并且要求他说句狠话,父亲就开始骂,然后
莫妮卡回到自己的房间,把父母单独扔在一旁。然后父母二人就都
会出现躯体上的病痛,母亲把莫妮卡看成是个胜利者。

通过谈话很明显地看出来,父母二人对莫妮卡感到很愤怒。特
别是高额的水费账单让父亲很是恼火,因为莫妮卡有时要淋浴几个
小时。父母二人都在强调各自躯体上的敏感易伤,而关于儿童精神
科医生信中所提到的其他症状,只是顺便简短地谈了谈。

莫妮卡被问到,如果她抛却了目前的这种怪异的行为,那么根据她
的看法,家庭里会发生什么事情? 莫妮卡回答,母亲就会更加只知道关

心自己,走她自己的路。莫妮卡觉得,父母分手的可能性会变得更大。

下面的片段取自第二次会谈。到场的是整个家庭:母亲、父亲、
64 莫妮卡和海因茨。

会谈的主题是父母之间的关系。当父母之间的看法出现分歧的
时候,父亲经常会表现出躯体上的不适。他有心脏病,他要么心脏不
舒服,要么就是一个人愁苦地在那儿思来想去。

*　　　*　　　*

(……)

西蒙	莫妮卡,你觉得在什么情况下,你母亲会感觉更好一些?是你父亲垂头丧气的时候呢? 还是他兴高采烈的时候?
评论	向女儿提问,是为了能够从外部的视角来观察父母之间的关系。这(至少)有两个好处:一方面,被谈论的父母二人可以得到非常直接的反馈,看看外界——这里专门指他们的女儿——是如何看待他们的行为的;另一方面,可以避免不知不觉地步入逻辑的圈套,偏离到一些关系到自身的、加固模式的话题上去。如果向关系中的一方询问他们共同的交际模式,而他/她的交际对象也在场,那么给出的回答其实就是治疗师想了解的交际模式的一部分。另外,夫妻二人所做出的元交际的尝试,同样也是他们交际模式的因素。交际模式直接决定了他们之间的关系的性质。
	(长时间的沉默)
莫妮卡	其实无所谓。
西蒙	每个人都会受到他/她的伴侣感觉好坏的影响。他/她不会对对方漠不关心。

莫妮卡　　当他骂得厉害的时候。

西蒙　　　当他骂得厉害的时候,她会感觉更好些? 我们假设一下,
　　　　　你父亲垂头丧气,也不骂了,这时候你母亲会做什么呢?
　　　　　她会感觉如何? 她也会变得垂头丧气吗? 她是会朝你父
　　　　　亲走过去呢? 还是从你父亲身边走开?

莫妮卡　　走开。

西蒙　　　会走开!

评论　　　提这些问题的目的,是为了获得母亲对父亲行为的真实 65
　　　　　反应。在人们所期待的来自伴侣的反应和真实的反应
　　　　　之间,经常存在着巨大的差异。在初始访谈中就已经得
　　　　　知,父母双方都喜欢展示,他们的身体状况有多差,试图
　　　　　以此来影响孩子们。这是一个广为流传的控制手段,可
　　　　　以导致最不可思议的躯体症状的产生,而且还会进一步
　　　　　使之升级,极具破坏性。在这背后所隐藏着的个人逻辑
　　　　　一目了然:谁如果把自己所遭受的痛苦归罪于另外一个
　　　　　人,那么他的行为就只能一如既往,他会宣扬自己的世
　　　　　界观,力求让另一个人有负罪感。但是,如果从外部的
　　　　　视角来观察,就会发现,这样的策略往往被他人感受成
　　　　　是种敲诈的企图,会遭遇到抵挡和抗拒。

西蒙　　　(对格拉赫太太)我想再一次完全偏离一下这个话题,重
　　　　　新回到我们以前谈过的内容上去。我们假设,您先生想
　　　　　阻止莫妮卡自身的力量变得强大,防止她"脱离",就像您
　　　　　先生在此之前所说的那样,不让她到外面去。您先生要
　　　　　怎么做才行呢? 他必须要做什么,她才能说:"我更愿意
　　　　　待在这里!"? 莫妮卡是非常有责任意识的。

母亲　　　他应该做什么,她才能待在家里吗?

西蒙　　　他是否应该这么做,这是另外一个问题。不过,我们假设
　　　　　一下,完全是假设,他想要她无论如何都待在家里。那
　　　　　么,他必须要做些什么呢? 他能够做些什么呢?

评论　　　在思维试验中,假设某一种观点,是为了能够把因果的归属给逆转过来。在理想的状况下,能够借此看到每一个个体施加影响的可能性。当"结果"被评价为负面的时候,就会清楚地认识到,哪些行为最好还是不要去做,如果你不想促使那些你根本不喜欢的事情偏偏发生的话。(又是"负面思考的积极力量")

母亲　　　我认为是:关起来! 也就是说,莫妮卡根本无法从事自己的爱好。

史第尔林　自己把自己关起来?

母亲　　　不,是不再允许莫妮卡做任何事:跳舞课根本不需要考虑,还太早了。

66 西蒙　　这难道不会反而激起莫妮卡的愿望:"不,我就是要上跳舞课!"? 还是,这会促使莫妮卡说:"我待在家里!"?

母亲　　　不会的,我觉得,目前她是会反抗的。

西蒙　　　那么,这大概不能算是个精明的选择……

母亲　　　绝对不是!

西蒙　　　那么,他必须要做些什么呢? 如果他不想让她走……不想让她从事自己的兴趣爱好?

史第尔林　因为她在感情上非常敏感,父母二人从根本上都是这么觉得的。

西蒙　　　那么,他必须要把她关起来吗? 还是可以靠感动来激发她的责任意识? 他最好怎么做呢? 我承认,这也是胡思乱想,不过……

母亲　　　嗯,如果要说些粗暴的话,那么他会说:"听着,你要是现在还想干这些事,还不如去做你的功课,不许做这些事!这会进一步毁了我",差不多就是这个样子。他把自己看成是个受害者。

西蒙　　　如果他表现出一副垂头丧气的样子,这会不会是种可能性? 比如说。

母亲	会的，如果这是个理由。
史第尔林	比如说，是不是要比现在更垂头丧气一些？请您原谅我这么说！
母亲	嗯，我明白。我想这大概是种施加压力的手段，有可能的。
史第尔林	好吧，如果他表现得比现在更加垂头丧气一些，是不是足以促使莫妮卡说："不，我不去上跳舞课了，我现在宁愿和他待在一起……"？
母亲	有可能的。(停顿，很显然在思考)她是否会这样反应？有可能的……(犹豫)有可能的……
西蒙	(转向父亲)您太太必须要做些什么呢？如果她也想这样的话？这也完全是个假设，就像刚才对您一样。她也有哪些可能性？
评论	此处是向父亲询问他的外部视角，看他是如何来看待母女关系的。这么问是出于中立的考虑……
父亲	非常简单，她只要逃到病里去！
西蒙	如果母亲病了，比如说她会……
父亲	(打断)女人们都这样。我不想在这里指责任何人。女人们一年有 365 种病，这些病她们信手拈来，就是……
史第尔林	在这 365 种病里面，哪种病是她特有的？是她最有可能拿出来的？
父亲	(摇头)啊，是肝，那里病多得不得了……
史第尔林	莫妮卡大概对哪种病——这一切都是猜想，就像西蒙先生已经说过的那样——她大概对哪种病会最快地做出反应？
父亲	心慌！
史第尔林	
西蒙	(同时，打断父亲的话)心慌！她怎么能表现出心慌……？她怎么能让人知道……？

67

父亲	戏剧性的！
母亲	我确实心慌！
父亲	嗯,大家都能看到:有些人在生病的时候表现得比较退缩,而另一些人则大张旗鼓……
史第尔林	戏剧性的是什么样子的？您能讲得更清楚一些吗？我们想得到一个画面。
评论	这是进入描写层面的一个尝试。模式:如果把所有的一切都通过录像展示出来,那么在屏幕上会看到什么？
父亲	嗯,直接走过去——走到工具间里面去,我差不多得这么说——然后(母亲在后面笑)看一看都有些什么。整个厨房都堆满了药;我们有两个大厨,可厨房里还是放满了药。这是我太太最钟爱的玩具！
母亲	(在后面笑)啊,天哪！
父亲	医药是我太太最钟爱的玩具！
西蒙	莫妮卡今后会学医,是不是?！
父亲	是,她根本不需要学很多,她马上就能参加毕业考试了。
母亲	我们有两个孩子,你必须要细心地把他们给喂养大,你必须要细心地把他们给喂养大！
史第尔林	那么,莫妮卡会怎么想呢？她会觉得:"现在母亲在装病,在搞她的药片闹剧！"? 还是,"现在情况确实很紧急！"?
西蒙	(插话)"这个女人很难受！"①
史第尔林	"这个女人很难受！她需要我,她要求我,我必须得帮忙。"
西蒙	"……尽管我现在也许更愿意做另外的事情……"
父亲	嗯,如果情况变得极其富有戏剧性的话,我想会是这个样子的——到目前为止,这种情况还没出现过……不过那个海因茨,我不认为,他会让自己受到影响。

68

———————————

① 在德语里,史第尔林刚刚说的那句"情况很紧急"的字面意思为"这个男人很难受",因此西蒙在此插了一句"这个女人很难受"。——译注

西蒙	如果母亲想让海因茨，比如说，不再赌气不说话，那么她必须要怎么做才行呢？或者，如果她不想让他两年后也离开家，就像他所预想的那样，她必须要怎么做才行呢？
评论	在谈话的开始，曾提到海因茨赌气不说话的状况，以及他的未来规划，此处重新涉及这两个话题。
父亲	这很难。在海因茨面前，她不会这样来展示她的疾病、展示她的痛苦之类的。
西蒙	是吗？她会直接跟他说：留在这儿！然后他就会做？
父亲	她会对他说："去过一种美好的生活吧，海因茨，走吧！"
西蒙	啊，她还会鼓励鼓励他。
父亲	我觉得会的。
史第尔林	是这样啊。
西蒙	（对母亲）我还有一个问题，我对此感到特别好奇。我们说过，莫妮卡非常有责任意识。责任意识不仅仅是针对他人，而且还要针对自己。我们假设，您是一副病怏怏的样子，您先生是一副垂头丧气的样子，而且你们两个可能同时表现出这副样子，这对莫妮卡来说就产生了一个很大的诱因，让她把自己的责任意识给发挥出来。她在什么情况下会对这种针对父母的责任意识置若罔闻，说："我要关心我个人的发展"？是在她被看作健康的时候？还是她被看作有些紊乱的时候？ （沉默，约一分钟）
西蒙	也就是说，什么时候她会让自己有更多的责任感？是她健康的时候？还是她不健康的时候？ （沉默，约半分钟）
母亲	哦，这很难说……（思考）大概，当她觉得自己健康的时候。嗯……
西蒙	那么，她就会对自己提出更高的要求。
母亲	是的，也许。

69

西蒙	那么她就会对自己有更高的要求,然后对她自己的发展就会关心得少一些……(犹豫)这也就意味着——同样也完全是假设——如果她自己打算,要去走自己的路,从家里"脱离"出来一些,就像您先生在此之前所说的那样,那么她表现出有些疾病和有些问题,这就应该是一种很精明的做法……
史第尔林	是的,否则她就会被苛求,不是吗?
西蒙	这必须要好好权衡一下。
评论	必须要承认的是,这样一种选择性的提问,与改头换面的心理动力学的解释其实并没有什么差别,它只是火药味没有那么浓。因为,一个提问的治疗师与一个指点的治疗师是有区别的,提问的治疗师不会在话里话外宣称或者只是强调,他其实知道究竟是怎么回事。他只是提出一个比较友善的问题,让其他人来回答。因此,提问的治疗师会建立一种与指点的治疗师不一样的医患关系(这并不是说,指点的治疗师的医患关系就永远不好)。因为被谈论的那个人(此处指女儿),不需要自己来表明态度,所以整个会谈都处于一种无拘无束的猜想范围之内。被谈论的人可以探讨别人的观点,也可以随它去。通过对其建构,这类问题便拥有了干涉和诱供的特点:它们传递出一些观点,并把这些观点联系在一起,用一种并非偶然的、而是由治疗师有目的地选择的方式。在这种情况下,治疗师就有责任来决定:他要传递哪些想法,同时要避免哪些想法。在系统式治疗中,治疗师可以借此来表现出他的共情(或者也可以不表现)。
史第尔林	强烈的责任感……我的问题要走得稍微远一些,回到我们刚刚停止的地方:母亲必须比她现在所做的还要多做些什么,才能让莫妮卡真的说:"不能这样了,我必须要限制一下我的个人发展,比如说跳舞课之类的,不能这

样了！"？母亲必须做什么，才能让莫妮卡……

父亲　　目前阻止莫妮卡几乎是不可能的，我必须得这么说。跳 70
　　　　舞课之类的，她已经有了课程表了。她这么做，我们还
　　　　是很高兴的。千万不能理解成，我对此感到痛苦。完全
　　　　相反，她这么做，去上跳舞课什么的，我感到很高兴。这
　　　　对我来说是非常好的一件事情，我肯定不打算把莫妮卡
　　　　守在家里，或者类似的什么。不过所有的父母都会感到
　　　　很难，当孩子们离开家的时候，我……

评论　　很显然，那个多次被传递出的想法，即莫妮卡所有的问题
　　　　都应该与成长有关，在父亲那里被理解成是责备，责备他
　　　　想要抓牢女儿。

西蒙　　离开家对孩子们来说也会很难，我们必须也要看到这一
　　　　点。

父亲　　我只看到，我会一个人孤孤单单的。这很难，当然了。但
　　　　是我必须要让自己适应。

西蒙　　您觉得，在家里哪个人会最相信您最终能够适应这种变
　　　　化呢？

父亲　　我太太，她适应起来很容易。

西蒙　　因此您不太担心，您太太是否能够适应得了。您的不担
　　　　心是不是有道理，这是另外的问题，因为借助于药物，就
　　　　像您所描述的那样……您觉得，谁会最相信，当孩子们
　　　　离开家的时候，你们夫妻两个是能够适应的？

父亲　　呃，呃，大概是我太太吧。

西蒙　　谁最不相信呢？如果把孩子们也算进来。

评论　　提出诸如此类的有关多或少的问题，目的是要搞清楚区
　　　　别在哪里。治疗师由此能够获得有关家庭内部的细密
　　　　的关系网的信息。

父亲　　我也不知道。大概会是我？

西蒙　　（对女儿）莫妮卡，父亲担心什么呢？如果他们不能适应，

那会发生什么事情?

莫妮卡　　(沉默,尴尬地笑,耸了耸肩)不知道。

西蒙　　　(对父亲)您知道吗?

父亲　　　(带着愤怒的腔调)那我太太就会更多地躲到她的协会工作里去,以至于根本就不在家待着。

71 史第尔林　这也就意味着,您要更多地一个人待着,更要思来想去的。

父亲　　　是,是,这对她是无所谓的。虽然她也会感到痛苦,但是在彼此关系方面,她是冷酷无情的。

史第尔林　是不是要指望莫妮卡鼓起勇气说:"这个空白必须由我来填补"?

父亲　　　这我可不想,我可不敢想,或者类似的什么。

西蒙　　　海因茨,你是母亲比较信任的人。如果父亲想让母亲尽可能多地做协会的工作,那么他必须要怎样做才行呢?

评论　　　根据父亲谈论协会的方式,可以看出,这对他以及对整个家庭来说,都是一个至关重要的话题,他的语调里混合着愤怒和听天由命的情绪,声音听起来好像快要哭了……他的话语中所包含的非语言的评论,看起来像是在建议治疗师,要更详细地去叩问一下:协会对于格拉赫一家到底意味着什么? 在这里,这种技术被再一次运用:向一位相对来说距离较远的局外人进行询问,并且将"过错"归罪给那个抱怨别人行为的人。当然,这所有的一切都是假设,而且相当荒谬……

海因茨　　他必须要怎么做,她才能更多地到协会里去?

西蒙　　　对,我们假设一下——这听起来很荒谬,我承认——他愿意让她每天 24 小时——由于我的原因把夜里都得加进去——都在做协会的工作,那他得表现出什么样子来呢? 那他得有什么样的举动呢?

(大家笑)

海因茨	（思考，挠头）惯常的。
西蒙	什么？大家从哪里能够看出来，他的行为是惯常的？他是要表现得兴高采烈呢，还是垂头丧气？是积极主动呢，还是消极退缩？
评论	治疗师永远应该询问那些具体的、可以被观察得到的差异的特征！这尤其适用于此类的多功能套话，诸如"惯常的"。
史第尔林	更多地待在家里呢，还是更少地待在家里？
西蒙	对，就比如说，如果他更多地待在家里，那她会更多地到协会里去吗？或者，他每年，呃，每个月不止一次离开家……我们假设一下，他每两天里就有一天要外出，那母亲到协会去得会更多吗？还是更少？

72

海因茨	更多！
评论	治疗师此处的假设是：在夫妻二人之间存在着某种形式的平衡，这种平衡的作用是保证两个人能足够多地见面。如果这一假设是正确的，那么格拉赫先生晚上经常外出将会导致他的太太减少外出。这样的假设将给格拉赫先生带来新的行动选择。为了能够让来访家庭更好地领会这一假设，治疗师首先在描述的层面上就"如果—那么—关系"进行询问。但是很遗憾，海因茨的回答看起来并没有证实这种平衡的假设，而是道出了一种"以眼还眼、以牙还牙"的模式。
西蒙	要是父亲根本就不离开家，那母亲会更多地去协会吗？还是更少？
海因茨	更少。
评论	回答的内容又是以德报德、以怨报怨。不幸的治疗师……
西蒙	（转向母亲）他的看法对吗？
母亲	嗯，我觉得对。
史第尔林	我们想问一问莫妮卡，海因茨的看法是不是正确？

评论	很显然，两位不幸的治疗师不甘心放弃他们的假设。
	（长时间的沉默）
莫妮卡	（极轻）是。
西蒙	（对莫妮卡）哦，我还是没有完全搞懂，所以我还要再问一遍。莫妮卡，如果父亲想让母亲更多地到协会里去，我的意思是，他想让母亲几乎一直都不在家待着，那父亲必须要怎么做才行呢？
莫妮卡	那他就必须做同样的事情。
母亲	他也要这么多地外出。

73 评论 很显然，即使治疗师锲而不舍，家庭的现实构造也很难被撼动。如果治疗师遵循的假设与家庭迄今为止的世界观有很大偏差，那么建议治疗师在一定程度上要表现得不屈不挠。这当然不是说，治疗师可以通过权力斗争来捍卫他的假设。但是，如果过早地放弃假设，就等于是让假设失去价值。在这种情况下，纠缠不休的追问（比如说因为没搞懂"这一点"）就成了一种很好的妥协，目的是要能够进行"扰动"。最终，家庭成员必须要进行一系列的解构和新的建构。只有这样，他们脑海里的那些想法，比如说，谁通过什么样的行为对其他人产生了什么样的影响，才能够被颠覆。

西蒙	哦，他必须要做同样的事情。那么，如果父亲想让母亲待在家里，那他根本就不允许离开家。
父亲	不是这样的！我本来就一直都在家！
西蒙	他本来就一直都在家。
评论	希望之光……！
母亲	尽管如此，那我还是会去，但是不会那么频繁。
评论	格拉赫太太依然坚守着她所熟悉的"以德报德、以怨报怨"模式。
西蒙	既然这样，那他就根本不可能阻止您外出。

父亲　　　（谴责地）不可能,不可能。

评论　　　在这种模式里,格拉赫先生没有机会来改变什么。他已
　　　　　经把自己所有的可能性都消耗殆尽了:他(几乎)一直是
　　　　　坐在家里的。

史第尔林　不过,无论如何,他还是可以约束她一些。他虽然不能够
　　　　　阻止她,但是如果他自己也这么做,那她就会更多地往外
　　　　　跑。

父亲　　　对,是的。

史第尔林　莫妮卡怎么看这件事? 也这样吗?

莫妮卡　　对,是的。

史第尔林　是这样啊。

西蒙　　　哦,我们这么想对吗? 要是您先生现在也发现了自己对
　　　　　于协会的喜爱之情呢……?

母亲　　　（打断治疗师,语调决断）不,嗯,不是这样的。我在寻找
　　　　　一种适中的态度。如果我看到,我们姑且这么说,我有
　　　　　两个晚上不在家,我先生有另外两个晚上不在家,如果
　　　　　我们一周里根本无法在一起,那我就会说:停,这不可
　　　　　以! 然后我们两个就都得刹车。

评论　　　终于! 成功了。漫长的过程……幸福的治疗师。

西蒙　　　这就是说,如果他出去得更多一些,那么您就打算稍微限
　　　　　制一下自己的活动。

母亲　　　是的! 对,稍微限制一下。不过,目前的情况是这样的,
　　　　　我一般每星期出去一趟,可是现在临近狂欢节,所以肯定
　　　　　要每周出去两趟。但是狂欢节总是要过去的,所以我就
　　　　　会重新每周只出去一趟。我先生大概每两周才出门一
　　　　　次,从我的角度来看,这很正常,完全没有什么不妥,我很
　　　　　抱歉! 如果有人对我说,我晚上不能出门,那这对我来说
　　　　　是无法接受的。

西蒙　　　我根本也没想这么劝您。那是个什么样的协会?

母亲	哦，我是在一个唱歌协会里。目前有一个歌唱能手晚会。这给我带来了极大的乐趣。我还在搞着一个特别节目，这同样也给我带来了乐趣。导致我先生病倒了的，是我在协会里面积极活跃。但是，这却给我带来很多很多。
史第尔林	导致他病倒是什么意思？怎么会病倒？
母亲	他做不到。他也曾经尝试着，要在协会里找到一席之地。但是他在那里没办法适应。我承认，的确有这么一些人，他们无法在协会里生存。他们过于吹毛求疵，过分地精益求精。我就不这样，我觉得，我比较宽宏大量。如果在协会里有人出了一些差错，我就能把它给咽下去。但是他不行，他更多地属于那一类善于挑起争端的人，这就会引起大家的不满。那当然了，这在协会里总是要引起大家的不满。然后他就退出了协会，而我还待在里面。这就是我们之间的那个大问题。这与我出门的那个晚上没有关系。如果他赞同我去协会，就算是我出去两个晚上，他也不会觉得有什么不妥。他是这样看这个问题的："我在那里不能站稳脚跟，但是我太太却站稳了脚跟。现在我退出了，我太太必须也得退出！"这才是问题！
史第尔林	（对莫妮卡）莫妮卡，现在是狂欢节时期……你母亲的协会与狂欢节有关系吗？
母亲	有的，狂欢节他们要举办一场大型的晚会，那就得更加积极投入。
西蒙	不过，莫妮卡，如果我没听错的话，父亲对母亲可以说是束手无策。母亲知道，自己想要什么。她完全有权利说："我在其中获得了乐趣。"父亲会怎么样？他会不会感觉自己束手无策？类似于说"我无能为力，我无计可施"……
史第尔林	……还是他会说："我是不是有自己的选择？""她在她的协会里忙着狂欢节的事情，我有其他的事情，或者我给我

75

自己找点儿其他的事情。"

莫妮卡　　不,他没有。

西蒙　　　那他能够接受吗? 接受自己的束手无策,自己的权力的
　　　　　局限……?

莫妮卡　　不,他不会接受的。

西蒙　　　莫妮卡,我们假设,你想让母亲限制一下她的协会活动……

评论　　　这问题最好不要首先向莫妮卡提出来,因为它涉及莫妮
　　　　　卡与母亲的关系。更好的做法是,首先询问外部视角,
　　　　　然后再询问置身于关系中的人的内部视角。如果已经
　　　　　从内部的视角出发,对关系发表了一些看法,那么当处
　　　　　于局外的观察者要陈述不同的观点时,他就会很明确地
　　　　　推翻置身于关系内部的人的说法。因此——在最后一
　　　　　分钟——治疗师选择了另外一个询问对象来提问,这就
　　　　　是父亲,作为一个(相对的)局外观察者。

西蒙　　　(打断自己,转向父亲)嗯,格拉赫先生,我们假设,您的女
　　　　　儿想限制您太太的协会活动……

父亲　　　(快速并激动地喊)不可能让她停止! 这就像是毒瘾! 这
　　　　　是不可能的! 我也……我都死心了。我再也不谈这件事
　　　　　了,这是不可能的! 她宁可离婚。她经常这么说。

西蒙　　　可以让我把问题简短地问完吗? 我们假设,莫妮卡想阻
　　　　　止您的太太去协会,如果莫妮卡现在做一些非常疯狂的
　　　　　举动,嗯,根据我的想法,如果她总是倒立而行,或者一
　　　　　整天都站在那儿淋浴,或者其他的一些类似的举动,那
　　　　　么莫妮卡能办得到吗?

父亲　　　不,不! 无论如何都办不到! 不,这是不可能的。

西蒙　　　这就是说,您的太太把界限划分得非常清楚,她说:"这就
　　　　　是我想要的,这对我来说也是正确的事情,所以我会我行
　　　　　我素。"

父亲　　　(点头)是的!

西蒙	莫妮卡,你也这么看吗? 还是你觉得,你能够办得到? 母亲……
莫妮卡	(毫不犹豫)我肯定能办到,如果我想的话。
父亲	(突然把头转向莫妮卡,看起来既吃惊又怀疑)如果你想让妈妈离开协会,你能办到?
莫妮卡	对!
史第尔林	嗯,如果她坚持这么做,那她就会想出一些办法来,是不是?
莫妮卡	(笑着)是的,我这么觉得。
母亲	(好奇地)那你会做些什么呢?
史第尔林	她已经准备好了某些办法。她不需要说的,对吧?! 已经有些办法了,我们不需要把它们公之于众。弗里茨,也许还是这个问题。格拉赫先生说,他们曾经谈到过离婚。也许我们要问问莫妮卡,父母闹离婚闹到哪个地步了?
莫妮卡	他们虽然说过离婚,但我从来都没相信过。
西蒙	两年之后会是什么样子? 他们两个已经离婚了,还是仍然在一起?
莫妮卡	不,不会离婚。
西蒙	怎么……? 不离婚……? 怎么会的? 母亲会继续去协会吗? 父亲会得心脏病吗? 而母亲会得肝病吗? 我认为,离婚也是可能的,比如说,通过一个人死亡的方式。会有人下决心去死吗? 他的意思是"宁可这样!"
评论	这当然极其荒唐,居然在这里做死亡想象的游戏。不过,会谈中的气氛是如此紧张,以至于那场有关协会的战斗——根据治疗师的直接体验——带着生存与死亡的战斗的意味。死亡也是一种分手的可能性,如果事件升级到了躯体的层面,而症状被赋予了权力工具的功能,那么就必须要考虑到这一点。谁先死去,谁就是胜利者,因为被扔下的另一个人会带着永久的负罪感(至少人们的想

77

象经常都是这样的)。

莫妮卡　　噢,不!

史第尔林　还是可能的。某个人下了决心,他的意思是:"我再也没希望了!"。

父亲　　　(低着头,认可地)放弃! 这事没指望了!

评论　　　父亲的反应表明,此处所谈及的死亡想象根本不是那么遥远的事。

(尴尬的沉默)

莫妮卡　　(过了一会儿开始帮忙)我根本不觉得,现在的这种状况会持续下去。

史第尔林　但是如果就这样持续下去,躯体上的病痛也继续存在着,两个人都是这样,你父亲就会制造出一种危险的处境:要么心动过速,要么陷于愁苦的思来想去之中。我们可以想象,无论是这种还是那种情况,身体都会垮掉。

西蒙　　　(对莫妮卡)你认为,谁会输?

史第尔林　谁宁可输……

西蒙　　　谁宁可输。也许没人会输,不是无论如何都得有人输的。

莫妮卡　　我父亲……

史第尔林　你父亲,你觉得……他宁可输。

西蒙　　　我们假设,你父亲……就像他之前所说的:觉得自己没有指望了,或者死心了,或者类似的什么……我们假设,他真的这么做了,他确实认输了。那么,母亲会怎么办? 她会有负罪感吗? 她会说"要是我不去协会就好了!"吗?

评论　　　处理黑色想象的最好方式,就是去谈论它。如果治疗师也加入到遵守禁忌的队伍里,那么在某种情况下,这种避而不谈的策略就会被当事人赋予如下的含义:这个话题是如此烫手,以至于治疗师都不敢去触碰它。为了降低此类黑色的想象变为事实的可能性,最好的做法,就是对其成为事实的条件进行实事求是的讨论。这是一种被称之为"堵窟窿"的技术，指的是试着去把能够想得到的、具有破坏性的"出路"给堵上。

莫妮卡　　我不认为，母亲会这么没心没肺，不停地往协会里跑，就是为了置父亲于死地。

西蒙　　　比如说，如果父亲病得很严重，母亲会停止去协会吗？

莫妮卡　　会的，大概吧。

西蒙　　　那他得给自己找出一种什么样的病呢？

莫妮卡　　嗯，不知道。

史第尔林　那么，他现在的这个病，够管用吗？如果他让这个病变得更厉害一些呢？或者他的病要变得更严重一些吗？

莫妮卡　　要变得更糟糕一些。

史第尔林　要变得更糟糕一些。

西蒙　　　随便什么病，比如说，他卧床不起，或者……

父亲　　　我有一次过生日，我现在还记得，这让我太太做出了很大、很大的牺牲，她没去协会，而是待在家里。我不断地听她说，这是她所做出的最大的牺牲。

西蒙　　　（对莫妮卡）对于父亲来说，协会这件事非常重要。

史第尔林　嗯，嗯。

西蒙　　　莫妮卡，是这样的吗？父亲用协会来衡量他对于母亲的重要性？

莫妮卡　　是的。

史第尔林　她多长时间去协会一次？也就是……要么是我，要么是协会？

西蒙　　　对于父亲来说，什么是更糟糕的？是母亲去协会呢，还是母亲给自己搞了个男朋友？或者，协会就像是个男朋友？

评论　　　治疗师这里提出了选择的可能性，这种可能性是当事人从自身的角度看不到的。它的目的是，引入另外一个差异和另外一个评价。新的可能性不再是"去协会"与"待在家里"之间的选择，而是"去协会"与"搞外遇"之间的

79

选择,这样一来,对"去协会"的评价就会发生改变。

母亲　　　　就是这么回事儿,嗯。

史第尔林　　这要更糟糕! 几个男朋友!

母亲　　　　就是这个样子,好像我跟别人搞外遇了似的。我不知道,
　　　　　　还有什么能更糟糕? 我不知道,如果我今天和某个人跑
　　　　　　了,是不是会比现在更糟糕? 更过分的事情也做不出来
　　　　　　了。你最多能把我给胡乱枪杀了。我不知道。

评论　　　　"胡乱枪杀"这句话看起来有些出格。但是它几乎不需要
　　　　　　给予过多的解释,如果把它理解成是一种提示,提示着夫
　　　　　　妻二人之间积聚起来的攻击的潜能,那么就没什么好奇
　　　　　　怪的了。

史第尔林　　您对此有什么解释吗?

母亲　　　　我不知道……受伤的自尊。

史第尔林　　(指向父亲,他正低着头坐在那儿,很显然在强忍着眼泪)
　　　　　　他现在很受触动。这是令人痛苦的事情……

母亲　　　　是,是。这是受伤的自尊。他想搞协会一下子,好让我从
　　　　　　中退出来。因为我没这么做,所以他就……(轻蔑地)"毁
　　　　　　掉了"。

西蒙　　　　(对父亲)您能解释一下吗? 为什么协会对您太太来说这
　　　　　　么重要?

评论　　　　向格拉赫先生询问他太太的动机,这是治疗师试图重新
　　　　　　获得中立的做法。中立的平衡看起来正在遭到破坏,因
　　　　　　为格拉赫先生所表现出来的情绪,对此刻在场的所有人
　　　　　　来说(也包括治疗师),都显得有些不恰当。如果治疗师
　　　　　　感觉到自己偏向于夫妻二人中的某一方,那么毫无疑
　　　　　　问,他已经失去了他的中立。显而易见,"格拉赫先生的
　　　　　　反应是不合适的"这一印象的由来,与治疗师的干预是
　　　　　　有关系的。治疗师通过把去协会的重要性与搞外遇的
　　　　　　重要性相比较,就建构了一个语境,而在这个语境下,格

80

拉赫先生的反应就显得很荒谬。因此,在(家庭的)公众
视线里,格拉赫先生被推挤到了防御的阵地上。对于发
展一种长期的伙伴型的协调关系(既没有胜利者也没有
失败者)来说,这不是个好的基础,特别是当涉及丢脸和
自尊的时候。

父亲　　　能解释。

西蒙　　　为什么呢?

父亲　　　在那里,有很多对自己的丈夫置若罔闻的女人,他们的丈
夫也在其他的协会里面忙着,所以他们不会介意自己的
太太在这个协会里活动,您知道的。所以她们在协会里
坐到晚上十点钟,也有可能到十二点……但是这些女人
的丈夫在其他方面很活跃,他们也都有自己的事情……
但是我实际上只有她。

母亲　　　(怀疑地)是吗?那你为什么不找点事儿做?

父亲　　　(抱怨地)那些女人,她们会互相鼓劲儿,说:"啊,就让你
丈夫在家里待着吧,我丈夫也没来。"可是其他人不会这
么难受。

史第尔林　她们会加强团结,是的。

父亲　　　女人们加强团结,但是她们的丈夫不会这么难受,您知道
的,(哭泣地)可我心里却很痛苦。

西蒙　　　莫妮卡,如果父亲必须选择:要么母亲去协会感到心满意
足,要么母亲待在家里极其不幸,你父亲会选择什么?

评论　　　试图保持中立应该说是一个很好的打算。但是,父亲的
哭泣,在治疗师看来,这是一种不合法的手腕,它激发了
治疗师与之对抗的本能。其结果是,治疗师给出了另外
的一种构想,其作用是用来论证父亲的立场是荒谬的。
在此,治疗师有目的地把"去协会"的问题与"关心照
顾"——即对他太太的爱——的问题联系在一起。

莫妮卡　　她待在家里……

西蒙	（对海因茨）海因茨，我们假设，父亲现在也为自己找了个协会，只有他一个人对此感兴趣，母亲不感兴趣。那么，母亲不去协会对他来说还会那么重要吗？
海因茨	（挠头）不，不再重要了。
西蒙	我们假设，父亲搞了个女朋友，那么，母亲去协会对他来说还会那么重要吗？
海因茨	不。
西蒙	啊，也不再重要了……这么说，如果他想继续让这件事对他自己有那么重要，那他就尽可能地既不搞女朋友，又不去找其他的感兴趣的事情做，也不到其他的协会里去。
史第尔林	假设，父亲搞了个女朋友，这对母亲来说意味着什么？她会觉得卸下了包袱了吗？她会说："谢天谢地，现在他终于做了其他所有男人都做的事。"她会感到有些轻松吗？还是，她会痛骂他一顿？
海因茨	不，她什么都不会说。但她还是会在乎。
史第尔林	她还是会在乎。
西蒙	那她会少去协会一些吗，如果父亲，比如说，搞了个女朋友？
海因茨	不，她更要去了。
西蒙	她更要去了。莫妮卡，你也这么看吗？
莫妮卡	那他们就会离婚，很有可能。
西蒙	有可能，也没可能……所以我才会问。那么，他们什么时候会离婚？是他也到别的协会里去的时候？还是等到他搞了个女朋友的时候？
莫妮卡	不，如果他也去协会，那就不会离婚，那所有的事情就都没问题了，很有可能是这样的，我不知道。
西蒙	如果他去协会，那他会感到心满意足一些吗？或者，如果他给自己找到了其他的兴趣爱好。总是有很多的可能性，让自己忙于某些事情，而且会很高兴没有人来打扰

81

他。如果他找到了这样的一些事情做，那他们之间的关系会变得更好还是更糟糕？

莫妮卡　更好。

西蒙　那他如果找个女朋友呢？

评论　不要误解：在这段谈话里，治疗师不是要劝父亲最终去找个女朋友。说这段话的目的只是为了要说明：除了"认为自己没有指望了"之外，还有其他的选择。考虑到这是一场阵地之战，双方的立场冷酷无情，而且战斗涉及——至少对父亲来说是如此——生存与死亡，所以治疗师才提出了这个问题：为什么两个人当中没有人撤下来？为什么他不去结束这场旷日持久的屈辱呢？既然这场屈辱对他来说是如此无法忍受、如此痛苦不堪，就像他所表现出来的那样。这种事情的一般规律是：只要参战的双方相信，谁坚持到最后谁就会胜利，那么此类战斗——有时超越了死亡——就会持续下去。只有当参与者放弃了希望或者为自己找到了更有吸引力的事情的时候，才有可能撤退。从这个意义上看，假设中的女朋友只是为了能让人想起来，在这个世界上，还有一些什么协会都不去的女人。

莫妮卡　更糟糕！

西蒙　那他们两个会离婚吗？

莫妮卡　会的！

西蒙　谁会先提出来呢？母亲还是父亲？

（沉默）

西蒙　你怎么看？

莫妮卡　我母亲。

西蒙　现在你父亲对你母亲去协会这件事是如此不满。你认为，他会怎么样呢？他宁可觉得自己没有指望了、让身体垮掉？还是宁可离婚？

莫妮卡　　宁可觉得没指望。

西蒙　　哦,他宁可生病,也不愿意说"我要离婚"。

评论　　在此必须要再一次着重强调一下:此处涉及的逻辑,并不一定符合普遍意义上的价值标准,但是它对于发展家庭的互动模式来说,却具有核心的意义。格拉赫先生把他的太太带入了一个令她无法忍受的处境:要么她屈从于他的——就像她所认为的那样——无理的要求,要么就把他的痛苦,以至于疾病和死亡,全部归咎于她。无论她怎么做,都是错的:她如果遵循他的意愿,那她就得放弃自己原来的愿望,这虽然有助于提升她的生活质量,但也许根本就不符合她的自我发展;如果她遵循自己的价值体系,继续去协会里活动,那她就会遭到谴责,谴责她把自己的丈夫置于生病的境地。因为他在某种程度上能够掌控自己是否生病这件事,所以他对她而言就占据了强权的地位,这与发展一种平等的伴侣关系——如果他们愿意发展的话——是不相符的。对她来说,于是就只剩下了一种选择:要么说"你变成什么样,这对我无所谓(尽管她并不是真的无所谓)",要么就屈服(尽管她根本不愿意这样)。其结果就是产生一个陷入困境的状况,没有人能够前进或后退,或者愿意前进或后退。

莫妮卡　　是的。

西蒙　　你对此有什么解释吗?

莫妮卡　　(耸了耸肩)

西蒙　　这是不是意味着,对他来说,母亲比他自己还要重要?

评论　　试着给出一个新解释,很艰难,而且不那么令人信服……

莫妮卡　　也许吧。

史第尔林　　也许吧,格拉赫先生,您自己对此有什么解释吗?

父亲　　嗯,是这样的。我太太当然总是想方设法为自己找原因,我也当然能够看穿这一点。"我必须去,我必须去,我必须去……"这种强扭的意图,谁都能看穿。

史第尔林　不过刚才的问题是:您自己对此有什么解释吗?很显然,对您来说,您太太比您自己的生存和安康更重要,如果您真的需要做决定的话。

父亲　　（哭泣着）嗯,我很爱她,我太太。

西蒙　　但是这对我来说仍然不是解释,格拉赫先生——如果您女儿的看法正确的话,这还都只停留在想象——如果您看到,您无法让您太太按照您的意愿来行事,那么您宁可让自己的身体生病。我们知道得很清楚,这是能够产生影响的。说"我放弃了",就可以得到所有可能的一切,而不是去说:"我要找个按照我喜欢的方式做事的女人,或者我更愿意一个人过"。

父亲　　不,我不会这么做的。我不会这么做的,我太太也知道得很清楚,我永远都不会这么做。

西蒙　　您对此有什么解释吗?为什么您永远都不会这么做?这就是我们现在的问题。

父亲　　出于宗教的原因,嗯。

西蒙　　哦,这是宗教的原因,您永远都不会离婚,是吗?

父亲　　也不允许有其他的关系……

西蒙　　嗯,不过总是有分手的办法的,例如,说"反正得忍气吞声,那我还不如一个人过"。您对此有什么解释吗?为什么您宁可选择生病呢?

84 父亲　　（哭着把话挤出来）我本来都已经放弃了。我还从来没做得这么成功过,我还从来没做得这么成功过。嗯,差不多四个星期以来,我都能够做到什么都不去说!我现在也是在……尽力控制自己;只是在最近的这段时间里又失去控制了。我能够重新控制住自己,我能够重新控制住自己。

评论　　似乎有些令人诡异,治疗师居然对父亲的哭置之不理,也不去询问一下他的感受。然而,从系统式治疗的角度来看,有关情感的表达永远都是发送给互动对象的信号。和其他所有的信号一样,治疗师必须要对其进行选择,看看应该把哪些信号当作话题来谈论。在这里,格拉赫先生的哭已经让格拉赫太太处于压力之下,如果再把他的哭置于大家关注的中心点,那只能是让他的哭愈演愈烈,所以这看起来并没有什么意义。

西蒙　　　　问题是,这是不是有意义?

史第尔林　　这也正是我在思考的问题,这是不是有意义?这种方法,这种控制自己的方式,是否会让您因病卧床不起,或早或晚?我们的经验表明:这种处理方式,这种能量,永远都无法改变什么,但是它却会让一个人精疲力竭,而这正是能够导致他生病的东西,然后疾病就会让他真的输掉。

西蒙　　　　您两位很显然都遭受到了危险,我认为。

父亲　　　　(急切地)现在就存在着这样的事实,没有哪条路可以绕开它们走。我们两个人都已经被固定下来了,我们两个都已经把我们的路给固定下来了。只是在最近,只是这两三天以来,才会这样,我才试着采取嘲讽的方式方法,不过只是在最近……我现在为自己感到羞愧,我竟然又走得那么远,我现在竟然又失去了控制,我竟然说:"天啊,要是那样该多好啊……"我曾经威胁过她:我本想要求你更多地和我保持一致的,不过,如果你的情况哪一天变得很糟糕了……我可不管这事儿,这话我可说在前面……如果你哪一天糟糕透了,或者如果你哪一天在协会里混不下去了,或者类似的什么,那我就要加入进去。示威抗议!我越退缩,她就越积极。这就是说,我越心灰意冷,她就越活跃。这才是让我无法承受的东西。

(当父亲说话的时候,母亲一直都在哭)

西蒙　　　　(转向母亲)您也这么看吗?您被固定下来了?

85

母亲	(用一张面巾纸把眼泪擦掉,然后摇着头)啊!
史第尔林	您是否把自己看作是被固定下来的人,而不是那个把你们两个人固定下来的人?
母亲	我不知道,他的"被固定"指的是什么? 怎么被固定的? 我继续去协会,而他把自已给搞垮,就这方面来说是被固定。我不知道,他指的是什么。
父亲	对,差不多就是这样。我再也不会想这件事了,这对我来说非常难受,这我必须要实话实说,尽管在你们看来这是个矛盾。在你们看来这是个矛盾,这确实挺傻的。但是我真的这么想! 如果我太太现在示威性地离开协会,那我会极其难受。我想说,我永远、永远都无法理解:她曾经有过机会的,她可以向我表示……这个机会对我来说已经到头了。过去了!
评论	用最后的这句话,格拉赫先生把她太太取得他谅解的所有机会都最终给剥夺了。就算是她想明白了,发誓要离开协会,那也是错的,因为这不是"正确的"机会,不是"正确的"时间。通过这样的方式,格拉赫先生建造了一个阻碍改变的逻辑陷阱:他太太有可能做出新的、对他妥协的行为,但是他提前就否定了这种行为对于夫妻关系的意义。在今后,她也无法做得正确,因为她在过去必须要有不一样的行为才行。他根本就是在要求她改变过去。这是一个有意思的构想,其中由他来决定,什么时候什么样的行为曾经拥有并且将要拥有什么样的意义。通过这样的方式,针对他太太而言,他就为自己赢得了那个对事实进行定义的人的角色。他没有给他太太任何改变的机会,不变的只是那个自我毁灭模式的继续……在进行结尾评论时,治疗师必须要考虑到这一点。
西蒙	这也就是说,您的太太现在根本就不再有机会了?

父亲　　　　对,再也没有机会了! 只能这样继续下去,或者类似的什么。
　　　　　　但是她必须要明白,我在内心深处无法认同这一点。这太 86
　　　　　　让我失望了,我必须要实话实说。我知道,这挺傻的……

母亲　　　　(愤怒地)我并没有和别人搞外遇! 我不能理解。如果我
　　　　　　现在有个男朋友,那我还能理解你的反应,但是目前这样
　　　　　　我不能理解。(哭着)我并没有做错什么。在那里我并没
　　　　　　有对某个男人感兴趣!

西蒙　　　　很显然,对于您二位来说,这就是非常重要的那个问题:
　　　　　　那个协会,去还是不去? 但是这很有可能只是其他问题
　　　　　　的一个替代。

史第尔林　　两个人有同样的感觉:"这都已经被固定下来了,没有什
　　　　　　么能够改变。无法改变它,我不能用别的方式来固定
　　　　　　它。就是这样。"

父亲　　　　这让我非常伤心难过,我必须要实话实说。

史第尔林　　我们对此不感到吃惊。

西蒙　　　　我们现在暂停一下。

＊　　　　＊　　　　＊

　　治疗师提出的问题,不应该仅仅只用来搜集有关夫妻之间的以
及家庭内部的动力的信息,这些问题在提出来的时候还应该带有干
预的意图。它们应该对世界观,特别是家庭成员们针对自己行为的
评价以及针对其他人行为的评价进行"扰动"。只要每个人都替对方
证实了对方自己的观点,就像日常生活中所发生的那样,那么就不太
可能有新的发展。只有让自己的世界观变得不再那么确定、让自己
变得有些混乱迷茫的时候,改变才有可能发生。

　　在这段谈话的片段里,被认定的患者以及她的症状几乎完全处
于次要的地位。因为来访家庭是因为她的缘故才来接受治疗的,所

以在暂停过后,治疗师必须要在他们的评论里重新将他们的任务置于核心的位置。从系统式治疗的角度出发,当然可以建构很多的假设,这些假设把莫妮卡的行为与父母的动力之间的关联展现出来。从实际上来看,这么做的目的,并不是为了要把父母的争吵与莫妮卡的症状之间的关联的"真相"给挖掘出来,而是要提供一个新的观点。这个新的观点让这一切都变得更有可能:来访家庭找到了从死胡同里走出来的道路,而莫妮卡也改变了她的行为。这才是治疗的目的。

(暂停之后的进展,在第 13 章中有进一步的描述。)

6. 问题的外部化和拟人化/
对改变保持中立

（卢卡斯一家，第一部分）

　　在会谈中，整个家庭都到场了。他们是：父母，两个人都 70 岁；最大的儿子库特，36 岁；被认定的患者施特凡，34 岁；保罗，31 岁；还有吉尔薇，27 岁。

　　差不多十年以来，施特凡就是个精神疾病患者。他已经接受了几次住院治疗，而且带有不同的诊断。他的诊断范围从"精神分裂症"延伸到"情感性精神障碍"。据他自己说，他总是不断地遭受到"危机和抑郁"的痛苦。

　　两年以来，施特凡住在一个过渡性的宿舍里。因为宿舍的负责人想要防止自己的机构演变成一个永久的宿舍，所以他催促施特凡搬出去。施特凡自己愿意回到父母家，他的父母——特别是母亲——原本也不反对这个解决办法，但是他的兄弟姐妹们却无论如何都要阻止他搬回去。尽管兄弟姐妹们认为，他们的母亲是个"热血母亲"，如果她的儿子重新回到她身边，她的生活会重新变得充实，她可以重新照顾他并且关心他。但是，兄弟姐妹们担心，在双亲过世之后，照顾施特凡的义务会粘到他们身上。因为另外的两兄弟在父母的企业里工作，所以这种担心就变得更有理由了；出于继承权的原因，他们本来就已经对这个兄弟承担着一定的义务。所以，他们的目的是：在宿舍和父母家之间找到"第三条道路"，也就是让施特凡最终可以变得"独立"。患者的反对论点是："等我亲爱的双亲不在了的时候，我再变得独立，这也来得及。"

　　会谈的目标是：找到一个所有人都能"接受"的解决办法（"接受"

这个词在语言上委婉地表达出来的意思是：关于目标，不存在一致的观点）。

第一部分的谈话清楚地表明：这"第三条道路"对施特凡来说什么好处也没有。他不断地反复让大家注意到他的"疾病"和"危机"，这就使得兄弟姐妹们束手无策。考虑到施特凡的"生病"状态，兄弟姐妹们没办法让自己和他进行一场公开的、带有攻击性的冲突。在这些年里，"疾病"已经变成了一位强势的家庭成员。在接下来的片断里所展示的提问技术，就是用来解释说明、并软化瓦解疾病的这种作用的。

*　　*　　*

西蒙　　　（对施特凡）好吧，我们假设，今天给您做个血液测试——如果有这一类的东西的话——然后确定，您的病没了，它再也不会来了！那么您会做什么？

施特凡　　哈，首先我会特别高兴，很高兴，我母亲……嗯，一方面我大概会做，只是……哈，嗯，这病本来在那儿，实际上……我想想，我想想，我现在突然一下子变得健康了，我不知道……我觉得，如果我很健康……我觉得，我就不再去父亲的企业里上班了。

评论　　　有关不再生病的想象，很显然，有些让人不知所措。由此可以推断出：由于长期的生病经历，生病这种状态已经变成了施特凡自我身份的一部分。在家庭内部，生病也是把施特凡与其他兄弟姐妹们区别开来的一个特征。把疾病从他身体里拿掉——哪怕只是思维试验——也会给他带来某种程度的迷惑混乱。

西蒙　　　那么您会做什么呢？让我们先把这部分好好想象一下。

施特凡　　我已经经受了磨炼，我经受了磨炼，我在生活里受了很多

苦,我也知道,这对我有多不容易。如果这病突然一下子
没了,那我会极其高兴……

西蒙　我们假设一下,疾病没了。让我们把想象进行下去,好好
　　　想一想:疾病没了,但是面临的情况还是同一种。您现在
　　　不知道,是否要回到母亲那里去。这无论如何都要舒服
　　　多了。就是没病,让母亲照顾着也无论如何都要舒服多
　　　了。顺便说一句,很多人都是这么做的,他们并不一定非
　　　得有病才行。很多母亲很享受这样,很多儿子也很享受
　　　这样。我有一个熟人,他 55 岁了,就和母亲生活在一起。
　　　两个人都非常满意,都感觉很好。他说:“没有女人进到
　　　我家里来。女人们都只想从我这里索取很多东西,但我
　　　母亲正相反,她从来不要求我什么,她为我做很多事情。”
　　　所以,这样也可以很好。

评论　讲故事是个传递想法的好方式,因为人们会在故事当中
　　　思考。在讲故事的时候,治疗师可以用一种非常浓缩
　　　的,并且非常身临其境的方式来描述独特的关系模式,
　　　同时还可以描述关系模式的动力以及它的戏剧性。听
　　　故事的人,可以与故事中的主人公合二为一,或者也可
　　　以与故事中的主人公划清界限;可以强调他们的相似之
　　　处,或者也可以强调彼此间的差异。在某种程度上,听
　　　故事的人进入了故事主人公的内部视角,而在这一过程
　　　中,并不需要去纠缠什么抽象的概念。因此,如果要对
　　　某件事情进行改释,那么讲故事的方法要好过所有的理
　　　论阐述。

西蒙　面临的情况还是原来的同一种,您健康了,面对着这个问
　　　题:“要搬回到我父母那儿去吗? 我会很舒服,我会得到
　　　关心照顾,有人会照看我,妈妈旅店!”

母亲　妈妈旅店!

西蒙　是的,您会怎么做呢? 如果您健康了,如果您处在与现在

这个一模一样的情况之下,那您会怎么做呢?

(长时间的停顿)

施特凡 ……嗯……

(长时间的停顿)

西蒙 目前的情况是这样的:你们两个一直都是在一起的,您和疾病。在某种程度上,您就是和疾病结婚了。您的两个兄弟都有太太,而您有疾病。问题是:您是和您太太一起回到您父母那里呢? 还是您为自己找一套房子? 现在,突然之间您一下子单身了,您不再有病了。那么,您回到母亲身边去的可能性是变大了呢? 还是变小了?

评论 把"疾病"外部化和拟人化,这与大多数人原本就拥有的事物化的倾向是相符的。施特凡在会谈中就有好几次都说到,"突然之间抑郁就令人吃惊地来了"(就像个不速之客)。通过这样的语言使用,疾病和病人的自身就被互相区别开来。从系统论的角度来看,这么做也许是错的,或者是不合适的;但是另一方面,我们的日常用语就是其原本的样子,当事人使用的语言也就是他们拥有的语言。要想让疾病成为一个有行动能力的个体,行之有效的方法就是将症状或疾病拟人化。通过这样的方式,症状或疾病就变成了病人的、家属的或治疗师的一个某种形式的互动伙伴。如果去询问一下所有这些行为主体之间的关系,那么就会清楚地看到:疾病作为一位虚拟的家庭生活的参与者,已经被纳入了联盟,在权力斗争中既可以被人利用,针对它也形成了防御的阵线,诸如此类。如果治疗师在他的提问中把疾病也当作一个人,像对待其他人那样来对待它,那么就会清楚地看到:参与者与它有什么样的情感关系,它在家庭内部发挥着什么样的作用。如果除此之外把"健康"也拟人化,那么病人就会被放置到一个针对这两者的外部视角中去,于是就可以向病人询问这两者之间的关系。不过,此类相对轻松的、非医学型的谈话方式,有时会遭遇理解上的困难……

施特凡	请再说一遍。
西蒙	如果没病,您回到母亲身边的可能性是变大了呢,还是变小了?
施特凡	(询问地看着,沉默,表现出他没明白)
西蒙	您没听懂是吗? 我是不是问得太复杂了? 或者这个问题,它……
母亲	(转向施特凡)你要坐到这儿来吗? 坐过来吧,你也许能听得更明白!
	(母亲和施特凡交换了位置,施特凡坐到了弗里茨·西蒙的左边)
施特凡	如果疾病不再存在了?
评论	很明显,施特凡没立即听懂治疗师的话,这与声音没有关系。
西蒙	对。
施特凡	我要离开家……
西蒙	您要离开家?
施特凡	我要离开家,而且再也不到父亲的企业里上班了。
西蒙	这也就是说,疾病可以帮助您搬回家里去?
施特凡	对,因为我实际上……我知道,如果我健康了,会变成什么样。我觉得,如果我真正健康了,那我的情况就不会再这么糟糕了。我要离开家!
西蒙	如果您健康了,那您做什么呢?
施特凡	如果我经受过了磨炼变得坚强勇敢了,那我就会为自己考虑考虑……
西蒙	那您会做哪些与现在不一样的事情呢,如果您健康了?
	(较长的停顿)
施特凡	嗯,我猜想,去找份工作……

92

西蒙　　　我们假设,今天夜里您的疾病就消失了。永远消失了。它被发配到沙漠里去了。可以说,你们离婚了。或者,这个疾病遭遇到了一场车祸,它撞到树上去了,疾病不存在了。您现在是一个人,没有疾病。那么您会做什么呢?

（吉尔薇笑）

（较长的停顿）

施特凡　　（轻声）嗯,我不知道……

西蒙　　　您明天做什么?

（较长的停顿）

施特凡　　嗯,很难说,因为我没钱……

西蒙　　　您怎么能搞到钱?

施特凡　　嗯,我去找父亲。

西蒙　　　您去找父亲?

施特凡　　也去找兄弟们。

西蒙　　　如果您不再是病人了,如果疾病不存在了,他们会给您钱吗? 还是不给?

施特凡　　这我不知道。

西蒙　　　您怎么认为的?

施特凡　　嗯,我想,作为那部分继承的遗产,也许会给的。或者……嗯,作为那部分继承的遗产,也许会给的。现在可能不会给,或者以后也许会给。

西蒙　　　我们就直接停留在现在,今天、明天、后天。

施特凡　　这我不知道。

西蒙　　　您会做什么呢,如果疾病没了……?

施特凡　　如果我得不到钱?

西蒙　　　不是的。是疾病没有了,所有人都知道,疾病不存在了。您一开始没有钱,而且面临着这个问题:我是搬到父母那里去呢? 还是不搬去? 兄弟们还会反对您搬到父母那里去吗? 还是他们会同意?

施特凡	会同意。
西蒙	噢,他们会同意。他们怎么就一下子转变想法了呢?

(较长的停顿)

母亲	(对施特凡)现在你有些稀里糊涂的了,是吧,施特凡?
施特凡	是。
西蒙	我没感觉到他稀里糊涂的。我觉得他的话是可以理解的。
母亲	没有吗? 啊,那就好。
西蒙	对,我们就停留在这个想象里,这很好……
母亲	他自相矛盾……
西蒙	没有!
保罗	没有!
西蒙	经常是会出现这样的情况:如果,比如说,我弟弟自己搬到我父母那里,他很健康,我会说,没问题 ……我会很高兴,因为有人可以照顾父母了,他们现在的状况也不再那么好了。但是,如果弟弟带着一个女人搬过去,或者,带着随便什么另外一个人,比如说一个疾病,那我就会反对。我会说:那就会有个外人跟着一起回到家里来。在我看来,现在谈到的就是这种情况。
母亲	是这样啊,那就没问题了。
西蒙	如果他带着病搬到您那里,兄弟们很显然会反对;如果他一个人搬到您那里,那他们就会同意……(对施特凡)我理解对了吗?
施特凡	对。
西蒙	这就是说,如果疾病没了,您就可以搬到父母那里。

(较长的停顿)

施特凡	不。

(较长的停顿)

| 西蒙 | 我是不是应该让您休息一会儿,继续问问其他人? 我们 |

就这么做吧,我现在就让您休息一下,我先问其他人。

施特凡　好。

西蒙　嗯,我承认,我向您提的问题很难。不过我想,您可以很好地对付它们。(转向兄弟姐妹们)他的想法对吗? 如果你们很清楚:疾病没了,他一切正常,他非常健康,你们会同意他搬到父母那里吗?

吉尔薇　对,我会的。

94 西蒙　你们会同意吗?

库特　我大概也会。不过我有一些背后的想法。

西蒙　请您讲一讲。

库特　这个背后的想法是:如果施特凡不再生病了,那他会有什么样的行为呢? 如果他去上班,或者自己管理自己,并且有自己的想法,那他是不是搬回家去,这对我来说肯定是一回事儿。

西蒙　您从哪里可以发现,他健康了? 他在家里会做出什么样的举动? 我们就停留在这种情况上:他和父母生活在一起,他很健康。那么他会有什么样的行为?

库特　嗯,他会早上 7 点或 6 点就起床,然后去上班。

评论　一个非常具有吸引力的健康幻想(对有睡眠障碍的人来说很有可能是这样的……)

西蒙　在哪里上班? 是在父母的企业里还是在另外的地方?

库特　嗯,如果他已经住在家里了,那我们还是停留在父母的企业里吧。要是施特凡健康了,那他就会有另外的想法。

西蒙　哪些? 比如说。

库特　比如说,施特凡过去一直都想从事一份与汽车有关的工作,比如说,汽车代理,汽车销售。也许他会在工作中……也许会在他的工作中更确定地、更好地证明自己。

西蒙　如果他健康了,那么按照您的看法,他更愿意在汽车行业找一份工作,这就是说,他不在父母的企业里上班。

库特	他过去一直都是这么想的。
西蒙	这意味着,他原本就不愿意在您工作的领域里上班?
库特	嗯,我不知道,他到底愿意还是不愿意?他就是从父母的企业里开始工作的。那时候也很不错,是不是?
西蒙	对,这很舒服。不过舒服的东西并不永远都是人们原来想要的那个东西。好吧,我们继续设想。他健康了,然后住在父母家里——这才有可能。他早上6点或7点起床,去上班,不是在父母的企业里,也许是在汽车行业。他还会有哪些地方做的不一样?
库特	嗯,那么他对我们大概……肯定会做出不一样的行为。
西蒙	什么样的?
库特	对我们友好了……
西蒙	这种不一样的行为会让谁感觉到最不同寻常?
评论	此类问题又是指向能够被观察得到的行为层面。根据彼此关系在时间上和/或者在情感上的亲疏不同,每一个关系伙伴都会以不同的速度和强度感受到他人行为的改变。治疗师提问的原则在于,把几个假设的差别彼此排列在一起,目的是为了看一看,哪个因素在哪种关系中拥有什么样的意义:如果施特凡被看作是健康的,这对谁会产生最多的影响?这个问题是提给那个——根据推测——相对处于局外的人的。
库特	父母。
西蒙	母亲更多还是父亲更多?
库特	我母亲。
西蒙	对母亲他会有什么样的行为?
库特	他大概会对她说:母亲,我现在很好,你别再操心了,我现在自己能应付!他肯定还会去关心母亲。
西蒙	哦,那母亲会有什么不一样的行为,如果他健康了?
库特	母亲会很高兴,也许……她当然就会自然而然地做出不

95

一样的行为。

西蒙　什么样的呢？

库特　嗯,也许,她不会再说:"施特凡,你穿件红毛衣吧,别穿绿的。"

西蒙　您认为,她会自动停止这么做呢,还是直到他……?

库特　不,她不会自动停止的,我认为。这对母亲来说很难。

评论　如果我们能够相信哥哥的陈述,那么母亲通常对待施特凡的行为,就如同是对待一个小孩子。她去操心他是否穿对了衣服这类事情。一般来说,母亲们的这种对待方式,会令她们的孩子伤透脑筋,当母亲们发现孩子自己也能挑出来那件合适的毛衣的时候,她们通常才会停止她们的这种做法。在这一过程中,几乎总是会出现一个冲突的阶段,这是因为母亲们的(或父亲们的)品味撞上了孩子们的品味。在大多数情况下,都是孩子们获得胜利,因为父母手中迫使孩子们穿毛衣的权力非常有限。看到孩子们即便穿着错的毛衣也还是很可爱,父母也就心甘情愿地容忍了,他们的关系也大多没有因此而遭到破裂。然而,如果一个"孩子"被认定为患有精神疾病,那么这个划分彼此界限的冲突阶段就不会出现了,或者是以其他的方式出现。首先,那个年轻的成年人一直处于孩子的状态,他既然被认定为"患有精神疾病",那么与此相应,就是没人会把他当回事儿。其次,在交际当中,已经形成了一个避免冲突的动力,因为大家永远都搞不清楚,他说的那些话是否就是他所想的。他说的那些话,或者他挑出来的那件毛衣,确实是他——一个能够自己负责的、有行动能力的主体——的真实想法吗?还是,他穿这件或那件毛衣的愿望,仅仅是他的症状?就在几分钟前,当施特凡说出来的话没有让母亲一下子觉得可以理解的时候,母亲就推测,施特凡有些稀里糊涂了,这就是此处所讲的取消他人说话资格的模式。不过——强调这一点,是为了避免把病人看作"受害者"——病人通常会邀请他的家属来取消他说话的资格。从某种程度上看,这是一个共同的、合作的避免冲突的模式,在那些拥有被诊断为患有精神分裂症的家庭成员的家庭里,这种模式经常会被看到。如果人们没搞清楚,某个人说的话、做的事是否就是他所想的,那么确实也没办法与他就交流的内容进行冲突,或者换个说法,没有什么内容得到了交流。在大多数情况下,这种模式所带来的长期后果是"去交际":病人被剥夺了交际的资格,或者病人自己把自己的交际资格给剥夺了(=从交际的团体中被排除出去)。

西蒙　　　这就是说,在他们两个人之间会产生冲突。施特凡说:"妈妈,别再告诉我该穿哪件毛衣了,我自己能挑出来,就算这不是你的品味!"这对母亲来说会怎么样? 这容易承受吗?

库特　　　不是很容易。

西蒙　　　这意味着,如果他健康了,那家里会变得麻烦得多,会有更多的冲突。

(兄弟姐妹们笑)

库特　　　不,我更愿意把这些冲突看作是些不足挂齿的小事情。[97] 但是,那些冲突,就是我们曾经在家里与施特凡进行的那些冲突,应该能够得到解除。

西蒙　　　(转向保罗)您也这么看吗? 要是他突然之间变得健康了,而且住在家里,会发生这样的事吗? 还是,您有不一样的看法?

保罗　　　嗯,我很难想象。

西蒙　　　请试试看。

保罗　　　我认识的施特凡已经病了这么久了,所以我几乎无法想象出来，他健康了之后会有什么行为。

评论　　这也正是提出此类问题的原因之一。人们想象不出来的
　　　　那些东西，等到它们真的出现了的时候，人们也认不出它
　　　　们来。谁如果不相信"治愈"是可能的，那他就会设计出
　　　　一个能够自我应验的预言。因此，这类想法，包括那些针
　　　　对慢性病的，都是非常危险的。

西蒙　　请试一试吧。人们总是会不断地经历到，有什么事情突
　　　　然发生了，某个人突然摆脱了疾病。

保罗　　比如说，如果施特凡不再感受到这种压力……

西蒙　　什么压力？

保罗　　如果施特凡以前没和疾病结婚的话，就像您刚才所说的
　　　　那样，那他最终会是个非常棒的人。他不坏……

评论　　治疗师所采用的比喻手法，至少被弟弟接受了。这非常
　　　　好，因为全家人都很精通的是，应该如何与婚姻伴侣打
　　　　交道。当涉及应该如何恰当地对待丈夫和妻子的时候，
　　　　一般人都觉得自己是个专家。而当要处理某种疾病的
　　　　时候，只有医生才会被认为是专家。疾病所带有的深奥
　　　　费解、捉摸不透和神秘莫测，让每一位非专家都会感到
　　　　束手无策，也把每一位非专家都从责任当中推了出去。

西蒙　　那他会有什么样的行为？

保罗　　我无法准确地评价，因为我不知道，如果没有病，他当初会
　　　　怎么发展。他大概会和一个女人结婚，同样很恩爱……

98　评论　　一个好的回答，但是答非所问。治疗师的问题不是针对
　　　　过去的"如果……那么以前会如何"，而是指向未来的
　　　　"如果……那么将来会如何"。

西蒙　　不，这是另外一个问题，这完全是另外一个问题。我对这
　　　　个问题根本不感兴趣。这已经是过去了的事情。我想向
　　　　您解释一下，我为什么会提这个问题。我接触过非常多
　　　　的患者，他们带着某种诊断，到处都可以看到他们。我有

经验,所以我才会用"与疾病结婚"来形容这种情况——
我有过经验,看到离婚突然之间就发生了。以前大家认
为,离婚是被禁止的,这是不允许的。换成疾病也同样是
这样。今天,如果要和某种疾病分手,这明显要容易多
了。只需要说句"我走了!"在经历任何一场离婚的时候,
人们都必须要考虑:我真的能够得到什么吗?我大概会
一个人生活,我会找到一个新的伴侣,或者类似的……这
非常相似。所以,我的问题不是要问:以前会怎么样? 如
果某人在经历了十年的婚姻之后离了婚,那么说"如果我
们当初没结婚,那会如何如何"是没有任何意义的。重要
的问题是:我们将来会做什么? 所以我才会问:如果今天
夜里疾病突然消失了,在某种程度上,这是恶意的抛弃,
那么会怎么样呢?

保罗　　　我觉得,他很难分手。

西蒙　　　当然了,他很有可能一开始会很难过,就像任何一个被抛
弃的人那样。

保罗　　　他会自卫反抗。

西蒙　　　他会自卫反抗? 他试着去把它给找回来? 他会试着去把
它给找回来吗?

保罗　　　在特定的时候,当他有好处的时候,那是肯定的。

西蒙　　　啊,那他会怎么做呢?

保罗　　　他一直都只关注他自己的好处。

西蒙　　　噢,不过疾病也不会不加思索地立即就回来吧。

保罗　　　那他大概会说:外面下雪了,很冷,我应该怎么办呢? 啊,
我的状况也不好。然后他就会重新和他的疾病结婚。

西蒙　　　问题是:疾病是否会来?

吉尔薇　　他会让它来。

西蒙　　　他怎么做呢? 他怎么能做到这一点? 您相信他具有某种
让疾病来的能力吗?

吉尔薇	他只要对自己说谎就行了！
99 西蒙	有时候会这样：当一个人被他所爱的伴侣抛弃了的时候，他往往会发动所有的亲属。您会帮忙让那个抛弃了他的疾病重新回来吗？
保罗	我觉得不会，做不到的……
吉尔薇	（对保罗）你能还是不能？施加影响，把疾病给接回来？
保罗	我为了他？
吉尔薇	对。
保罗	不，不，我做不到。
西蒙	现在，我们假设，您要求他这么做。这会对疾病重新回到他身边有所帮助吗？
保罗	我觉得会的。
西蒙	如果您不向他提出要求呢？这会让疾病回来吗？还是不会？
保罗	我想说：不会。
西蒙	如果您说："你做什么，我无所谓"，这会让疾病回来吗？
保罗	不，我觉得不会。
库特	我认为，如果施特凡重新和父母住在一起，那他就会把疾病给接回来。
西蒙	是这样啊，怎么会呢？
库特	或者，我们假设，他没有像我刚才所说的那样，成为汽车代理，而是重新回到父母的企业里上班，那么，我觉得，与他独立在外面工作相比，他更会这么做。
西蒙	为什么？
库特	嗯，因为对他来说比较……
母亲	……习惯了。
库特	……也许已经成为习惯了，不过这也是个令人感到惬意的习惯。
西蒙	这就是说，在与家庭成员的关系方面，疾病对他最能有所帮助？

库特	是的。以前，当他还在我们这里上班的时候，有十次他自己退回去不干了，其中有三四次他退回去不干了的借口是：我病了。如果他独立在外面上班，他再这么做的话，这对他来说就会很困难，因为他赚不到钱了。但是，如果他在家里的话，那立刻就会没问题了。
西蒙	（转向父亲）您怎么想呢？作为这里的老板，可以这么说吧。如果所有的人都很清楚，他的病已经没有了，那么每一位家庭成员都会有什么不一样的行为？您自己、施特凡、所有其他的人，而且就是今天、明天、后天。
父亲	就像施特凡刚才所说的那样，我并不完全反对他和我们住在一起。不过我不认为这是个解决问题的办法。我也不能理解……
西蒙	请原谅我打断您。如果他健康了，那么他住在父母家里对您来说是不是更容易理解了呢？这会更简单吗？
父亲	是更简单了。他现在差不多都住了两年宿舍了，我感觉，他还没成熟。他不独立。他必须要变得更独立一些。他必须要有这样的意识：他现在已经和疾病分手了，他要更加努力，他要有更多的意志决心，他要学习。我感觉，是出于贪图安逸他才要重新回来住的。这不是个好的解决问题的办法。他回到家里来没问题。他对自己说：我回去，父母会照顾我。至于他以后会不会好好表现，那得以后再看。
西蒙	所以我才会问这个问题。大多数情况下是这样的：如果某人把自己描述成病人，其他人也把他描述成病人，那么父母永远都会说：你回到我们这里来吧。人们不会把一个病孩子置之门外。没有父母会这么做，尽管他们在理智上也对自己说：这样会更好一些。我几乎没遇到过能够做到这一点的父母。这是感情的问题。人们不能把一个病孩子扔到大街上去，对于兄弟姐妹们来说，这

100

就够难的了, 对于父母来说, 这还要更难。所以我才会
问这个问题。如果大家都很清楚: 他贪图安逸, 他很聪
明……——这两样经常是联系在一起的。因为聪明的
一个标志就是, 走最轻松的路。这是一个经济学原理,
在经济研究中也有相关的描述。走最难走的路, 这从经
济上看是荒唐愚蠢的。所以走最轻松的路, 就是聪明的
一个标志。好, 如果大家非常清楚了: 他很聪明, 他贪图
安逸, 如果可行的话, 他走了这条最舒服的路。但是, 他
已经没有病了。如果这所有的一切都很清楚了, 那你们
现在会怎么做? (把头转到母亲的方向, 点头)您会怎么
做? (向大儿子的方向点头)您会怎么做? (向小儿子的
方向点头)您, (吉尔薇的方向)您, (朝被认定的患者的
方向)您? 你们都是怎么认为的?

101 父亲　　我当然希望, 他能够重新正常思考和工作。

评论　　那些拥有自己的企业的家庭经常都会如此, 工作具有崇
　　　　高的价值, 只有病人才能够逃避工作。

西蒙　　如果您知道, 他很健康, 那您会做什么?

父亲　　那我就不反对。

西蒙　　那他就会被允许重新回家?

父亲　　是的, 条件是: 他要表现出好的意志决心, 他要乐于助人,
　　　　他要努力。

西蒙　　那您就会让他舒舒服服的吗?

父亲　　我反对他只想着舒服。

西蒙　　嗯, 要是他在家里, 把脚搁到桌子上, 母亲把早饭给他端
　　　　到床上呢?

父亲　　对, 这就是他的武器, 一直仗着父母替他说话。

西蒙　　(对吉尔薇)如果疾病不存在了, 父母会发挥他们的作用
　　　　吗? (对父亲)您太太会发挥作用吗? 她还会惯着他吗,
　　　　如果她知道病没了? 他是个和其他的儿子一样的儿子

吗?(对吉尔薇)您的父母会怎么做呢?

吉尔薇　从我自己的经验上看,我觉得,母亲不会再惯着他了。我
　　　　自己就亲身经历过:"你很健康,你年轻,你要努力,你不
　　　　可以感到厌烦。"这总是让我感到很痛苦。我不允许感到
　　　　厌烦。我一直都感觉得到,我有一个有病的哥哥,而你是
　　　　健康的,你就必须得这样或那样。

西蒙　　这就是说,您想到生病这个主意太晚了?

吉尔薇　很有可能,不过我不想生病,我这样挺幸福的。

西蒙　　这就是说,母亲从前对您很严厉,现在对他也会这么严
　　　　厉。

母亲　　我可以很严厉,我现在就要严厉吗?

库特　　您现在问的是关于明天的事情。就算是对我们这些人来
　　　　说,明天当然也是很难的。我们也必须要重新开始习惯
　　　　和学习。如果施特凡搬入一套新的房子里,他在父母家
　　　　住了 34 年了,那他必须也要学习,学习在新的情况下要
　　　　完全能够挺住。

吉尔薇　我们忘不了过去的事情。我们对他已经有过一些经验
　　　　了。我害怕,或者说,我担心。我不相信他,他说,我回
　　　　家,我会定期去上班。我一句话都不信他。他都说过那
　　　　么多遍了,都说了超过十年了。所以,我很怀疑。

102

西蒙　　这当然能够理解。我问问题的目的并不是想知道,您是
　　　　否相信他说的话。我们还是来假设,现在大家都很清楚
　　　　了:他很健康,他是个贪图安逸的人,他是个聪明的人,
　　　　他愿意让别人惯着他。你们必须得好好转换一下想法。

母亲　　如果他的病没了,如果我知道,他是个健康的人,那我就
　　　　会对他很严厉。就像我一直对待我的孩子们那样,当然
　　　　了,我也一直很谨慎。我要采取严厉的方式来帮助他,
　　　　为了他的将来。

评论　　母亲想立即承担起她的母亲角色,并且要重新试着好好

教育施特凡。疾病把她的权力给剥夺了,她的严厉不起作用了……

西蒙　　　这会让他感到惬意吗?

母亲　　　也许他会感觉到有些困难。

施特凡　　嗯,我会说:就让我母亲去说好了。我必须要工作,这一切都和我没关系。

父亲　　　施特凡从来都没有说话算数过。他经常说来说去:我从明天开始!但是第二天早上还是得我把他给叫起来,他记不得他说过的话了,或者他不想做了。我们没办法相信他,他太不独立了,太没有抱负了。

评论　　　施特凡早上不起床的事实,可以在几个方面进行解读:懒惰、贪图安逸、缺少抱负、进取心差、萎靡不振等等。解读的方式决定着,施特凡在家里是如何被看待的? 大家是如何与他交往的? 如果他被看作病人,那么冲突就会最少。对于施特凡自己来说,存在着一个短期及长期的"付出—收益—账单":如果他总是强调自己的疾病,那么从短期来看,他就会避免掉恼火麻烦;从长期来看,他就会给自己剥夺掉很多成年人的生活机会。

西蒙　　　(对施特凡)确实有很多不同的价值观。既然我们已经谈到了这件事,那么我们来做个小的思维试验吧。我特别喜欢做这一类的思维试验,通过思维试验我们就能知道,将来我们要从事什么。这样做可以避免很多浪费。很多事情人们都是先去试一试,然后才发现,这是错的。如果我们在此之前就好好地深思熟虑,那就可以让自己避免这些浪费。我们假设,疾病被发配到沙漠里去了,它不在了。您要怎么做,它才能重新回来呢? 您怎么能把它给接回来呢? 您怎么能邀请它来呢?

施特凡　　是疾病自己找到我头上的。

西蒙　　　对,根据经验来看,确实是这样的,疾病自己找到某个人头上。但是，人们也邀请了它，它不是从天而降的。它虽然在某个时间就来了，但是人们首先得把门打开，并且把邀请函寄走。然后，让人感到很吃惊的是：它不是一个人来的，而是还带了另外五个人一起来，差不多就是这样吧。您怎么能够重新对那个疾病发出邀请呢？我们假设，您过得很好，您变得非常健康。您怎么能够重新对那个疾病发出邀请呢？

施特凡　不，我不知道。我也不知道，它当初是怎么来的。

西蒙　哦，不过，在此期间您已经对它有一些经验了。您那么长的时间和它生活在一起，您肯定知道，怎么能够向它发出邀请。大多数人都知道。我无法想象，您会不知道该如何邀请它。

施特凡　我无法告诉您，我不知道。

评论　很显然，谈话里使用的措辞是施特凡所不喜欢的。他不愿意参与到这个问题里面，特别是不愿意认可此处所使用的比喻，即把疾病比喻成一个人（这也是他的权利）。几乎永远都是这样的：只要在提出假设性的问题或者在进行思维试验时得到的回答是"我不知道！"，那么就是出现了那个著名的"阻抗"现象。一般来说，阻抗都是由治疗师所引起的，此处也可以清楚地看到这一点。引发这类阻抗的方法比较简单：治疗师只要放弃中立、并且让自己偏向地站到"改变"这一边就行了。这样做的出发点在于：在每一个家庭里，都存在着针对"改变"而言的某种矛盾心理。如果治疗师把自己的分量加到矛盾秤盘的某一边，那么一般来说，某个或某几个家庭成员就会感觉到自己被召唤着走到秤盘的另一边。这个人不一定总是那个被认定的患者，不过此处就是他。在这种情况下，治疗师要穷追不舍，而且不能被轻易地吓倒（众所周知，他在后面也还是可以撤退的）。

104

西蒙　　我们来设想几种不同的可能性。什么时候可能性会更大一些呢：是您住在父母家里、在父母的企业里上班，还是您住在宿舍里呢？

施特凡　这很难说，我不知道。

西蒙　　您是不知道呢，还是不愿意说？

施特凡　我父亲刚才说了：我在生病之前也曾经工作过，我也曾是个好的或普通的上班族，能够完成自己的工作。后来，疾病就跑到我头上来了，我就在考虑：我到底怎么了？我有自杀的想法。我不知道我的未来在哪里。也许我会结束我的生命。不管我是住在家里，还是住在宿舍里，只要我决定了……我就有可能自杀。或者，我就这样活着，我去疗养，我会帮助我自己，也许五年以后我能重新生活得很好。我不知道会怎样，我没法告诉您。

（当施特凡谈到自杀的时候，母亲开始哭，所有的其他家庭成员都惊慌失措、一筹莫展地看着。）

评论　　因为治疗师对施特凡传递出来的比较明确的信号——他不准备继续合作了——置之不理，而且继续朝着把患者越来越逼进困境的方向问下去，所以施特凡转移了谈话的焦点。他选择了另一个话题，这个话题令在座的所有人都不知所措，而且还让刚刚谈到的那个话题变得不那么重要了。考虑到他的自杀危险，他不工作、早上七点不起床又算得了什么呢？他用比较得体或不那么得体的方式指出来，自杀的可能性总是存在的，于是，对所有的参与者来说，他们的解释以及评价的框架就都改变了。较高的价值——施特凡活着——使较低的价值——施特凡要让自己适应家里人对他的成就期望——变得无效了。从系统式治疗的角度来看，施特凡的这个策略非常有效，通过这一策略，施特凡取消了他的亲属们的辩论资格，让自己在所有的要求他改变的呼声面前得到了安静。从治

疗技术的层面上看,非常重要的一点是:治疗师要把施特
凡谈到自杀的"过错"归咎于施特凡自己。治疗师只有这
么做,他才能够发展出其他的干预策略。否则,他就会变
得没有行动能力,或者停留在没有行动能力的状态中。
因此,治疗师不仅要找出来,而且还要让大家都清楚明 105
了:他是如何引发了患者的自杀表述的? 一个首要的问
题是:此处所存在的游戏规则,是否在家庭的内部也行之
有效?

西蒙　　　　(对施特凡)如果您像这样谈论自杀的想法,这是不是会
更好地促使您母亲把您重新接回家去呢? 还是,您母亲
会说,他重新能够自立、不依靠别人了,这挺好的?

施特凡　　　嗯,我在家里的时候,也曾经考虑过,我是不是应该把自
己给了结了。

西蒙　　　　但是,这么做,根据经验来看,会让其他人很担心。

施特凡　　　当我有病的时候,如果我母亲早晨把咖啡准备好了端给
我,把面包和黄油拿给我,那我心里会感觉更轻松一些。
如果我被迫要独立生活,那我至少早上就得自己准备早
饭,中午还得到饭馆里去吃。后来会发生什么事情呢?
如果我晚上一个人待着,感觉很孤独的话。我会不会自
杀? 这是有可能的,或者这会导致我酗酒,我大概会变
成个酒鬼。我会一直喝,一直喝到我满意为止,实际上
就像个酒鬼那样。

评论　　　　在大多数家庭里,类似这样的自我毁灭的表述带来的结
果是:大家让病人得到安静,让他的被照顾的愿望得到
满足。而在大多数情况下,人们都不会去对这种交际模
式进行一番反思。

西蒙　　　　(对兄弟姐妹们)我们现在所经历的,是不是你们所熟悉
的? 他说,他在考虑自杀,母亲于是开始哭。这是不是你
们经常会经历得到的?

评论　如果人们把情感看作是交际系统中的信号，那么，从诊断的角度来看，一个具有重要意义的问题是：哪种互动模式与哪种情感表达是联系在一起的？提供给在座的人的哪种关系是与此相连的？对他们来说，哪种行动推动力被激发了或者被压制了？如果治疗师只是被自己所感觉到的行动推动力牵着走，那么他非常有可能在治疗上毫无作用。因为，在这种情况下，只是患者的那些在以往的家庭互动中积累起来的经验得到了证实，而治疗师对此起到了推波助澜的作用。由于人们已经在某个特定的文化圈内被社会化了，所以他们对某种情感表达的反应往往带有固定的套路和定势。哭的人会得到安慰，因为很显然，哭对其他人产生的作用就是邀请他们前来安慰。暴怒的人，也是在邀请别人来对他进行控制。如何处理此类的邀请，存在着几种不同的可能性：接受、不予理睬、表现出与所期待的相反的行为、对交际模式进行反思（还有其他的方式……）。此处采取的方式是：试着对交际模式进行反思。

（兄弟姐妹们点头）

西蒙　　那么，是在什么情况下呢？不会从早到晚一直都这样的。

保罗　　大多数是和母亲在一起。

西蒙　　是在告诉他应该独立的情况下呢？还是在对他说"你在这里真好"的情况下？

吉尔薇　当我们谈到他应该改变一下的时候，当我们说他不能再这个样子下去了，也就是说，当我们催促他或者逼迫他的时候。

西蒙　　这就是说，如果你们想让他更多地说出这类想法，你们是不是就必须得催促他要自立、不依靠别人？（对施特凡）这么说对吗？如果您感觉到被逼迫要自立，如果有人要把您从家里推出去，如果您觉得自己被推出去了，那这就可能是个好机会,这让您可以更多地谈到自杀的想法,是吗?

(施特凡点头)

西蒙　　　当您在家里谈到这类想法的时候,会怎么样呢?其他人会停止建议您变得独立吗?还是他们会继续下去?我们刚刚就正好有过这样的情况:我问您如何能够把疾病重新邀请回来,这个问题把您纠缠得够呛。我提了一些问题,在这些问题上看起来您好像可以施加影响似的。后来您就开始说起这一类的想法。我获得了这样的印象:这是个传播恐惧的东西。您是不是有这种感觉:我到目前为止和您谈的这些话,也是在想把您往独立上推?

施特凡　　是的。

西蒙　　　很好,您把这个信号给了我,告诉我走得太远了。

施特凡　　是这样的,我以前在医院里住院,后来又出来了,我也差不多恢复了健康,那就不会有这种念头。我有三四年都没有想到过自杀了。我还上班了。当我有母亲在身边的时候,也不会有这种念头。只有当疾病又来了、当我病得更厉害的时候,才有可能发生自杀的事,或者我会很高兴自己干脆死掉算了。

西蒙　　　我这么理解对吗?别人越多地催促您独立,就越会存在着把疾病邀请回来的可能性?

施特凡　　是的,有可能。

西蒙　　　哦。现在我的体会是,你们家里不是有六口人,而是有七口人。那个疾病……(治疗师站起来,拿了一把椅子放到圆圈里。除了施特凡所有人都笑了)……那个疾病就坐在这里。我在想,如果疾病一丁点儿好处也没有的话,你们早就把它从家里给撵出去了。对这一点我们大概还没有给予足够的关注。疾病可能对什么有好处呢?它确实有好的一面吗？我该先问你们其中的哪一位？

（两位女士不由自主地点头）

评论　如果治疗师由于无法区别"改变/坚持"的优劣（即无法对改变保持中立）而丢掉了中立的话，那么他就应该转换立场，站到现状的这一边。为此，最直接的方式就是去询问目前状况的好的那一面，即疾病、症状的好的那一面——不仅仅是对患者而言，而且还要针对其他人。我们无论如何都不能忘记：患者和他的家庭已经生存到现在这个时刻了。我们永远都不知道，这么说是不是更合适一些：尽管存在着这些症状，或者正因为存在着这些症状，他们才生存到现在。类似"现存的问题有什么好处"这一类的提问，可以把症状的适应功能——哪怕是最严重的症状——置于关注的焦点。此外，这一类提问也可以对有可能的改释构成一个好的基础（积极的含义）。

吉尔薇　它把我们紧紧捆绑在一起。

西蒙　它把你们紧紧捆绑在一起！这是好事吗？这么紧密地捆在一起，这不是很可怕吗？

吉尔薇　不，我觉得挺好的，尽管它并不好。

108　西蒙　哦，您认为，如果不是因为疾病的话，就不会是这种情况了？如果疾病不存在了，那么你们会如何捆在一起呢？

吉尔薇　我不知道还有什么东西能够让我们如此联系在一起。

保罗　那么我们对于紧急状态的戒备就会小多了。

（大家笑）

吉尔薇　这是一种可支配性，每个人都做好思想准备，等待呼救声。也许还有其他的什么东西，把我们联系在一起。

西蒙　会有另外的某个人也搞出一个问题来吗？

吉尔薇　没有其他别的问题了，只有这一个。

西蒙　这也是有可能的，另外的某个人对某种疾病敞开了大门。至于说对疾病邀请到何种程度，这肯定还需要再讨论。

但是,把门打开或关上,这是可以做到的。我们假设一下,施特凡下了决心,说:我对这个疾病再也没兴趣了。那么,另外的某个人要把自己给贡献出来吗? 目的是让大家捆绑在一起,同时也可以利用大家对紧急状态的戒备……对于一个救火队来说,如果不着火,这是很可怕的事情。众所周知,有些消防队员有时候要自己把房子点着,就是为了能有事情做。你们现在就差不多像个救火队。(对施特凡)您就是那个一直要操心着火的人,看看是不是着火着得足够多,好让他们,那些消防队员们,不至于退休。

吉尔薇　我不知道。

西蒙　您推测呢? 谁是最危险的人? 是父母中的某个人? 还是兄弟姐妹中的某个人?

吉尔薇　大概是母亲。

西蒙　母亲? 她会找出一个什么病来呢?

吉尔薇　她非常喜欢被人关心、被人关注。

西蒙　她得到这些难道不是毫无问题的吗?

吉尔薇　她把它们给引诱出来。

西蒙　她怎么做?

吉尔薇　间接地。

西蒙　间接地。请举个例子。

吉尔薇　她嘴里说着一件事,但是希望听到相反的东西,比如说:"啊,作为母亲,我对你来说不再重要了,你不再需要我了。"她想听到的是正相反的话。

西蒙　那么您就说:"不,不,妈妈,我需要你!"?

吉尔薇　不,不,我不这么说。

西蒙　您不这么说,但是您母亲还是可以察觉得到,其实就是这么回事。或者,不是这么回事? 您需要母亲吗?

吉尔薇　我需要她。

西蒙　您需要她,她察觉得到。

109

吉尔薇	我会表现给她看,当我愿意的时候。我不想让人教我说这些话,我想要自由地说。
西蒙	您的母亲是个热血母亲。
吉尔薇	是的,她特别愿意当母亲。
西蒙	(对母亲)当我刚才问到疾病有哪些好处的时候,您也点头了。
母亲	嗯,这个疾病……在家里它当然……对其他的孩子我经常有愧疚感。我一直在想,作为母亲我对其他孩子关心得太少了。所有的关心都只给了施特凡。所以,我会有一些愧疚感。吉尔薇就经常说:"你只有一个孩子,这就是施特凡。你没有别的孩子了。在我们这里所有的事情都是理所当然的,因为我们健康。"对您的问题的另外的一个回答是,我曾经想,在家里存在着一个疾病或者类似的情况——不管是疾病还是其他的什么——我们是一家人,我们都过得很好。我们的经济状况不错,在其他方面我们一直都很幸福。我们大家都很健康。我丈夫刚经历了一场手术,一切都进展得很顺利。后来我就想,如果亲爱的上帝把这个送给了我,那它也总会是有好处的。会变得更人性,所有其他的需求、所有其他的愿望,都是没有意义的,都给摒弃掉了;就是因为有一件要操心的事情。于是,就会理解外面的世界,理解别人,会变成一个更好的人,会乐于助人。这些都是我所认为的好处。我很高兴,我能成为现在的这个样子。通过这件事会成为更好的人。这也是个好处。

*　　　*　　　*

当治疗师转换了立场、把目光投向了"不作改变"的积极的那一面的时候,会谈的气氛一下子就改变了。施特凡停止了谈论自杀的事情,那种看起来让所有的家庭成员都瘫掉了的恐怖的压抑气氛,被轻松的愉悦气氛所取代。这是个很好的例子,它说明了治疗师能够 110 以及如何能够把在会谈中观察到的现象转化成它自身的好处。至少从注重实效的角度来看,在工作中进行这样的假设,总是最有益处的,因为它开启了最多的选择的可能性。

   (与卢卡斯一家会谈的后续内容——结尾干预——参见第 14 章。)

7. 过错的分解/具体化/ "奇特的结"

（迪茨一家）

卡拉是迪茨一家的女儿,21岁。她从18岁开始,由于偏执—幻觉的症状住院治疗过三次了。她的哥哥赫尔穆特,23岁,目前由于海洛因依赖正在接受住院治疗(他没有参加此次家庭治疗)。父亲,65岁,刚刚从高级公务员的岗位上退休;母亲是全职太太。父母二人是"严格的天主教徒",他们的道德标准非常高,而且是所有人都必须要遵从的。

女儿症状的第一次爆发,发生在她和母亲一起去里维拉度假期间。当时,某天夜里她喝多了酒,和一个有魅力的意大利年轻人"搞上了"。这件事的后果是,她开始产生犯罪的念头,于是总感觉到自己被人跟踪,总能听到别人说她坏话的声音。当天在两个年轻人之间是否真的发生过性关系,这个问题在访谈中没能得到澄清。对于这一点,无论是母亲还是父亲都不是很清楚,他们的推测每一分钟都在摇摆不定:如果父亲认为"发生了",母亲就会不这么认为;如果母亲认为确有其事,父亲就会觉得,"所有的事情都没什么大不了"。女儿在这个话题上的表述歧义很多,而且非常模糊不清,她只是说,她在酒精的作用下做了平时不会做的事情。在家庭的日常生活中,当涉及谁应该对孩子们的哪些行为方式负责、原因是什么等问题的时候,永远存在着含糊和混乱的状况。与此形成鲜明对照的是,父母,首先是母亲,看起来以一种荒唐过分的方式愿意把孩子们问题的所有过错都揽在自己身上。由于担心会做错什么,这对夫妻现在完全没有了方向。如果他们对孩子们表现得忧心忡忡、关怀备至,那么孩子们会指责父母剥夺了他们的"自主权"。如果他们把孩子们当作成年人那样来对待、只向他们提出符合他们年龄的要求,那么孩子们就会表现出自己是个病人,需要关心照顾,他们也由于自己生病这个不利条件让父母无法指责他们,做了什么或者不做什么。

从下文的会谈节选片断之前的故事里可以看出:症状的出现与个人的过错及责任是多么地息息相关。 112

哥哥正在医院里接受戒毒治疗,在这个框架下,医院利用几个周末举办了"多个—家庭—会谈"。在某次会谈当中,两个孩子指责父亲,说他要对儿子的毒瘾负责,因为他从来没真正关心过孩子们。那里的治疗师们看起来也支持这样的观点——至少女儿事后解释说,她在攻击父亲的时候,感觉受到了他们的鼓励。在那场攻击过后,父亲深受震动,他在回家的路上说,他再也不参加这一类的家庭治疗会谈了。在那次会谈之后的当天夜里,女儿又产生了犯罪的念头,于是感觉到被人跟踪,最终穿着睡衣神志不清地在城里跑。后来她被警察截住,并被送到了相关的精神病院里。

在医院里接受了八周的药物治疗之后,她获许出院了,但她同时得到的命令是:必须接受家庭治疗。第一次会谈的时候只来了母亲和女儿。四周以后,在第二次会谈的时候,父亲也来了。

母亲和女儿首先讲述了医院里的那次会谈的情况以及对父亲产生的影响。他"感觉受到了侮辱"。下面的内容就从这里开始……

* * *

西蒙　　（对母亲)在那种情况下,在那家医院里,什么事情让您先生感觉受到了侮辱?

母亲　　本来归到我身上的那些过错,突然之间一下子就转到他身上去了。和他相比,我感到有些解脱。当时是卡拉一时冲动,突然之间插话,她实际上是在带头谴责她父亲。

西蒙　　　就是说,那次会谈的目的是要找出来谁有过错?

母亲　　　对,对!

西蒙　　　(转向女儿)您也这么看吗?

卡拉　　　是的,是要找出来谁有过错。过错都被归到父母身上了!

西蒙　　　是这样啊。

113 父亲　　能允许我说一下吗? 当时的情况……那是一个家庭治疗,一共有——多少个来着?——一、二、三,有好几对家长和他们的孩子……

西蒙　　　也有其他的家长在场吗?

父亲　　　对,那是另外一种形式的会谈,什么都搞在一起。那不是单个的家庭!

西蒙　　　哦,是在其他人面前感觉受到侮辱……?

父亲　　　是的。

西蒙　　　……必须要面对那些指责。

父亲　　　(说话非常不清楚,咕哝着)对,对,后来另外的那个治疗师也跟着一起说,对我来说这就太过分了。

西蒙　　　(转向女儿)您父亲对当时那种情况是怎么反应的?

卡拉　　　他事后说:"我再也不去治疗了! 我再也不会跟你们一起去做这种事!"他很愤怒,也很沮丧。

西蒙　　　(转向父亲)您的女儿呢? 她是怎么反应的?

父亲　　　(几乎无法听懂)哦,我差不多认为:她的反应是积极的。她感觉到轻松了。紧接着她就有问题了。根本就用不着多说,她就是在谴责我。她也许有她的道理。但是现在的这个会谈必须得换个方式。

评论　　　父亲的话经常都是这样的,不仅在声音上,而且在内容上都让人难以理解。他时常变换注意的焦点,丢掉话里的主线,或者把话讲得模棱两可、含糊不清。

西蒙　　　嗯,嗯。在那种情况下,您的太太感觉如何? 您是怎么认为的? 她当时感到轻松了吗? 或者……

父亲　　　我觉得是的！这是把第二张牌给摊开了。

西蒙　　　也就是说，在此之前您太太一直都是一个人攥着那张"黑彼得"①的，现在，在某种程度上，过错被大家分摊了。

父亲　　　对，以前她一直是一个人拿着那张黑彼得的。

西蒙　　　就是说，如果我现在也想让您感到很愤怒，那我是不是也要看一看，可以尽可能地把过错往谁的身上推？

评论　　　因为父亲对家庭治疗已经有过不好的经验了，因此在这　114
　　　　　里首先应该界定一下：治疗师们的哪些措施让父亲感到
　　　　　"受侮辱"或者"愤怒"。只有这些方法手段都被澄清了，
　　　　　才有可能用其他的方式来使用它们。这么做的目的首
　　　　　先在于，不能把过错变成禁忌的话题，因为在一个产生
　　　　　精神分裂症状的家庭里，过错的话题应该具有核心的意
　　　　　义。尽管有时候也会把外部的因素纳入进来，但是最核
　　　　　心的问题永远都是：谁来承担过错？谁对每个人的所作
　　　　　所为及其结果负责？

父亲　　　我这次也跟着一起来了，因为我知道，您是不会采取那种
　　　　　方式的。在这里不会使用那种方法……

西蒙　　　是的，我不会这么做。不过，我当然也对过错的问题感兴
　　　　　趣，因为，如果发生了这样的事情：孩子被送到医院里，吸
　　　　　毒，诸如此类的，那么，家里人通常都要思考一下这个问
　　　　　题。大家都要问一问过错在哪里。（转向女儿）哪个人对
　　　　　哪件事情承担着多少过错？目前家里人的想法是什么样
　　　　　的？您怎么看？这个问题在大多数情况下都无法搞得清
　　　　　楚，但是尽管如此，我们还得思考一下。

评论　　　在后面的那句话里，治疗师把"谁确实有过错"这个问题
　　　　　描述成是"无法搞清楚的"。这个表述不应该仅仅被理解

---

①　黑彼得，儿童牌戏的一种，其中有一张牌叫做"黑彼得"。人们在日常用语里用
"黑彼得"来表示罪过。——译注

成是治疗师对自己观点的一种表白，它还包含了治疗的
目的：如果确定谁输谁赢的可能性不存在了，那就没必要
再玩黑彼得的纸牌游戏了。在通常情况下，这类重要的
信息如果只说上一遍，就不会得到关注。因此，如果想要
动摇来访家庭的世界观，就必须一遍一遍地重复它们，无
论是直截了当，还是委婉暗示。

卡拉 嗯，我哥哥昨天或者前天还说过，她（指向母亲）承担大部
分过错，而他（指向父亲）承担一小部分！

评论 所谓的"责备母亲（Mother Blaming）"，就是把孩子们在
生活里的所作所为都归罪于母亲，这种做法已经广为流
传了。当然了，父母对孩子们的发展永远都会产生很大
的影响，因为他们协同决定了孩子们生活环境中的很大
一部分内容。孩子们越小，影响就越大。但是——从系
统论的角度来看——父母仅仅能够"协同决定"而已，他
们无法控制孩子。每一个参与者——即便是最小的孩
子——对家庭里可能发生的一切都拥有某种形式的否决
权。每一位家庭成员都协同决定了其他家庭成员的生活
环境。虽然也存在着权力的差异，但是这种权力不会永
远都握在父母的手里，更不会永远都握在母亲的手里。
因此，把过错归咎于父母，这不仅从治疗的角度上看是无
益的，而且从理论的角度上看也是错误的。从治疗的角
度上看，最好的做法是：在第一个步骤里就把过错的归属
给具体化。只有这么做了，才能够看清楚，过错的归属有
的时候（这意味着：不是永远）是多么荒唐。在接下来的
一个步骤里，治疗师就要试着去彻底研究一下每个人施
加影响的可能性，并且从指向未来的角度令其对其他人
的行为负责，而其他人的这些行为恰恰就是他所不喜欢
的和批评的。

115

西蒙 他认为过错在哪里呢？

卡拉	嗯,她管他管得太多,不停地跟在他后面。
西蒙	您哥哥在哪件事情上把过错推给您母亲?
卡拉	是他染上毒瘾的事情,他认为过错在母亲身上。
西蒙	是这样啊。他把您母亲的哪些行为看作是有错的行为?
卡拉	嗯,他不断地得到母亲的过度照顾。她问他:"你还要面包吗?"就算是他说"不",她也会再给他拿来一个!
西蒙	他认为涂面包与染毒瘾之间有什么关系吗?
评论	只要治疗师询问一下:当事人对他所认为的那种过错行为的具体作用机制是怎么想的,就会非常清楚地看到:他们所建构的原因是多么奇怪。在大多数情况下,都存在一些或多或少带有抽象意味的标语,例如"关心过度"、"忽略",诸如此类,这些口号没有得到检验就立即被当作解释来使用着。通过对它们的具体化,即将其转换到互动背景下的个体行为之中,在大多数情况下,都能够清楚地看到:在当事人所提供的不由分说的解释里面,存在着逻辑上的漏洞。通过对作用机制进行仔细的询问,例如,涂好的面包如何能够导致染上毒瘾? 就可以清楚地看出来,这种指控是多么荒谬。
卡拉	(起劲地笑)噢,嗯! 也许在于,他从来都没能变得独立。
西蒙	他是这么看的吗? 您母亲阻止了他变得独立?
卡拉	是的,她是阻止了!
西蒙	那她是怎么阻止的? 是通过给他涂面包吗?
卡拉	(又笑,叹气)对,他不能自己来决定,什么时候饿了,什么时候要给自己涂一片面包。
评论	心理治疗师在处理过错问题的时候经常会遇到的困难是,他们过快地(或者完全地)"理解"了这些指控。他们也经常认为,涂好的面包确实妨碍了孩子们独立性的发展。这其中当然也有关系:谁如果有个给他涂面包的人,那他就没必要自己去涂了。如果他能依靠别人给他

116

涂面包，那他就根本不需要去学习如何涂面包。但是，
这并不等于说：如果他下了决心，他还是无法去学习。
如果他愿意的话，那么他还是能够自己去涂面包。把一
个片面的受害者的角色加到那个可怜的、被过度照顾的
孩子身上，这种做法非常成问题。特别是从治疗的角度
来看，这种做法没有什么好处，因为如果病人把自己看
作是他的家人的受害者，那么最终只会把那个被抱怨的
模式给继续下去。按照这样的观点，父母不仅承担着养
育孩子的责任，而且还对孩子的其他行为负有责任。谁
如果把自己看作是个受害者，那么他只能坐等其他人有
所改变。只有把自己看作是有责任的人，即看作是"行
为者"，那么他才能够去改变什么。只有把过错放到自
己身上的人，才能足够强大，才能把他的生活掌握在自
己手中。所以，会谈的目标之一就是，尽可能地让所有
的人都成为"行为者"，并且就他们的影响范围进行探
讨。

西蒙	如果母亲把面包涂好了，那他必须得把它吃掉吗？
卡拉	是这样的，她把面包拿给他，可他尽管如此还是不吃。
西蒙	嗯。他还是很独立的嘛，母亲帮他考虑好的事情他并没有去做。
117　卡拉	不过，她跟在他后面，这让他很生气。
西蒙	是这样啊。我们假设一下，您哥哥不认为您母亲或父亲有错，那他会怎么看这件事呢？这会不会对他看待自己的方式造成什么影响呢？
评论	假设性问题能够传递出这种想法：人们可以用不一样的观点来看待整个事件。此外，假设性问题还能把人们的视线引向每一个归因和评价的作用上面。每一个假设性问题都如同是一个思维试验。
卡拉	嗯，他会把自己看得更独立。

西蒙	他会承担过错吗？
卡拉	他会自己承担过错！
西蒙	他会乐意这么做吗？
卡拉	不会。如果他能把黑彼得推到母亲那儿去，他会很高兴的！
西蒙	这和涂面包是一回事儿。
卡拉	对,对。
西蒙	您让谁给涂面包呢？您让谁来承担过错呢？实际上！其他人是怎么看的？
卡拉	哪些其他人？
西蒙	您母亲,比如说。
卡拉	她不承认这一点。
西蒙	您母亲认为,她在某些事情上有过错吗？
评论	提表白类的问题总是很危险的,因为这类问题会对未来产生后果。所以,更好的办法是,先从外部视角开始。如果女儿被问到母亲是否觉得自己有过错,那么她的回答对母亲来说很有可能是个有意思的反馈。不过很显然,这仅仅只是一个位于局外的观察者的推测:是女儿的猜想而不是事实。如果被问的人是母亲,那么就会在某种程度上逼迫她承认"她的过错"("您承认吧,这是您的错,这……!"),或者否认。不管是承认还是否认,都会对家庭内部进一步的互动造成直接的后果。在最糟糕的情况下,家庭成员开始就谁占有真理的问题进行争吵。所以,只要是涉及过错的问题,建议治疗师要向当事人表明:治疗师感兴趣的是对观点进行澄清,而不是为了要找出事实真相。
卡拉	不,她一直说,她做的一切都是为了我们。
西蒙	嗯,嗯,这就是说,如果她不涂面包,那她就会于心不安。
评论	众所周知,"好"的反面有时是"好意"。家庭里大多数悲

118

剧性的纠缠,并不是由参与者的恶意引起的,而是由他们的好意引起的。如果治疗师在工作中能够带着这样的假设,即每一个家庭成员的行为都是以好的意图为基础的——或者说得稍微温和一些:至少不是以坏的意图为基础的——那么他就可以很容易地保持他的中立,或者赢得他的中立,从而能够与所有的参与者建立一种合作的关系。

卡拉　(点头)对,正是!

西蒙　那么父亲呢?

卡拉　他倒是觉得自己有些过错。

西蒙　怎么觉得? 他在哪些事情上责怪自己呢?

卡拉　他大概在那些我们在这里不能说的事情上责怪自己。

评论　在此次会谈之前,一家人就已经约定好,在那次具有破坏性的"多个—家庭—会谈"中所涉及的话题在这里就不再谈论了。在会谈的一开始治疗师就已经表示,对某些话题避而不谈,这对他来说没问题。不过,父亲自己就已经谈到过那次具有破坏性的会谈了。

父亲　我已经特别提到过了。

西蒙　(对女儿)他刚才就已经谈到过了。不过您尽管对此保持沉默好了。我对其中的细节根本不感兴趣。我更感兴趣的是,在座的每一个人都是如何来衡量自己的责任的?

父亲　我可以说几句吗? (对女儿)你刚才说到过错,这其实是和意识有关的。当我陷入到某种自卑情结中的时候,就能感觉到它。你就把过错意识给唤醒了,然后它就会变得越来越强。我就是这样子。然后就会感到一些压力在这里(掐住脖子)……你又做错了,你又做错了。后来我就躺在床上睡不着,想上一小时。于是,某些东西……自信之类的……就被摧毁了……

119　西蒙　这说明,您根本不是个自负的人,也不是个自信的人。如果人们如此指责某个人的话,那就是在质疑他。那他就必须得让心里面长出老茧,不把这些放到心里去,我认为。

父亲　呃,这我做不到。

西蒙　您的孩子们怎么看待这件事呢?比如说,您女儿认为您儿子的毒瘾是谁的过错呢?卡拉是怎么想的?

评论　如果在这里直接问卡拉,她认为谁有错?那么这就等于是邀请卡拉去把过错分配到人,并且进行谴责。这意味着,这么做会激起一番关于谁真的有错的争吵,其中充斥着所有的不可避免的控诉和道歉。如果向父亲询问女儿的想法,那么就会避免掉这一类的争吵。在女儿这方面,她还会得知,父亲知道她是怎么想的(如果父亲知道她是怎么想的的话……)。如果他说的话与女儿的自我描述不相吻合,那么这对女儿来说肯定也非常有意义,因为她得到了一个改正父亲对她的印象的机会。

父亲　我猜想……不,我认为,她多多少少把我们看成是协同的肇事者。

西蒙　她在哪些方面会认为你们是协同的肇事者呢?

父亲　嗯,在于我刚才已经说过的,即她的(朝母亲点头)过度的关心照顾,还在于我的过多的忍让,诸如此类。不过我认为,她不会把所有的过错都推到我们身上,还有其他的影响因素,比如说伙伴和朋友,他们也起到一定的作用。

西蒙　她会让她哥哥自己也来承担一部分责任吗?

父亲　我觉得她会这么做的。

西蒙　好吧,如果我们把所有的责任都放在一起,说这是百分之一百……您的女儿会怎么分配这些责任呢,对您儿子染上毒瘾的责任?

评论　百分比的问题,数量级的问题,或者涉及数量上的差别的一般性的问题,都会引入一个共同的、所有人都参与其中

120

的关联体系。没有人知道,"过错"或者"责任"对谁意味着什么。但是每个人却都知道,百分之百意味着什么。如果现在把"100％的责任"分配给所有的家庭成员,那么至少会搞清楚,每一种责任的归属都包含着哪些关系方面的含义:谁会被更多地看作是受害者,谁会被更多地看作是行为者,等等。

父亲　　这很难说。

西蒙　　嗯,请粗略估计一下。

评论　　这类问题经常都得不到回答,因为被问的人会以为,这关系到硬性的数据以及对此的精确说明。事实上,治疗师询问的目的只是为了能够把差异描述出来,所以估计出来的结果同样是有用的。因此,建议治疗师要鼓励当事人,即使是不那么准确的、"软性"的内容,也不妨把它们给说出来。重要的是,他们的回答里要包含着有差异的内容,这才是有价值的信息。

父亲　　嗯,如果粗略估计一下的话……我觉得(他用头做了一个指向母亲方向的姿势)35％,我大概 40％……

西蒙　　这已经是 75％ 了……

父亲　　剩下的就是那些特定的因素,我在这里没有一一列举它们。

西蒙　　这就是说,您儿子对这件事情一点儿责任都没有。

父亲　　对哪件事情的责任?

西蒙　　对他吸毒的责任!

父亲　　不,我认为他有!

西蒙　　您女儿会让他承担多少责任?

父亲　　啊,这件事,昨天晚上还谈起过,当时他说……差不多是这样:让我安静一下,我要和自己抗争,诸如此类的……我必须要看到,我现在不吸毒了,今后也远离毒品,诸如此类的,这样才能够克服困难,并且为我自己建设一个新生活。现在，呃，我能再问一下您提了什么问题吗？

评论　父亲经常会像这个样子丢掉谈话的主线。他自己表现得迷惘混乱，也因此让其他参与谈话的人同样感到迷惘混乱。

西蒙　（继续对着父亲）是这样的，卡拉怎么看？您儿子自己应 121
　　　　该为吸毒承担多少责任？母亲要为此承担多少责任？
　　　　卡拉多少？您多少？其他参与此事的人多少？

父亲　噢，天哪……差不多一分为三……（盯着母亲看）差不多
　　　　三分之一。

西蒙　差不多三分之一，您儿子也是吗？

父亲　我儿子也是的。我不认为，他在所有的其他人面前能够
　　　　为自己开脱责任。

西蒙　（转向女儿）您是怎么认为的？您会怎么分配对吸毒的责
　　　　任？

卡拉　嗯，我父亲差不多负 30％的责任，她（指向母亲）20％，他
　　　　自己 50％。

西蒙　您认为父母的责任在哪里呢？在他们的哪种行为上？

评论　治疗师在提问中一直不断地把注意力聚焦在行为与过错
　　　　或原因的联系上。因此，他首先是对事实——真实的事
　　　　实——感兴趣，而不会对某些神秘的或者含糊的日常心
　　　　理学的解释感到满意。

卡拉　他们从前大喊大叫得太多了，特别是我父亲。他们原本
　　　　应该制造出更多的和谐！

西蒙　您怎么看待大喊大叫和吸毒之间的关联呢？

卡拉　（挠头）嗯，因为这样一来，他就会陷入到内心的压力里
　　　　面。在家里有那么多的恐怖和混乱，以至于他没办法得
　　　　到安宁，为了保持平衡他就去吸毒了。

西蒙　您觉得，如果家里面混乱，那就必须得吸毒吗？

卡拉　不，但是这对他来说也是个办法。

西蒙	是，是，但是他也可以采取另外的办法，是不是？
卡拉	嗯……（思考）——我想，我也没吸毒。我觉得，他可以像我一样，逃到精神病里。
评论	借此我们来到了第二个重要的话题上，其实，这个话题一直都被隐约地谈论着。因为原来涉及的话题是父母对于儿子吸毒所要承担的过错，那么这个问题就不可避免地扩展到了对于女儿精神病的过错上面。女儿在此使用的表述"逃到精神病里……"，暗示了她自己对所发生的事情也拥有一部分的主动权。至于说，这部分主动权有多大，或者逃避是否只是作为一句空话来使用，这还有待于检验。
西蒙	他至少也有选择，也可以患上精神病，是吗？
卡拉	对（点头）。
西蒙	……可以把某种精神病据为己有……
卡拉	（点头）对！
西蒙	您把这看作是类似的事情？
卡拉	对，两者都是逃避的方法……！
西蒙	嗯，那么逃避什么呢？这是我还没搞清楚的。我想，在很多家庭里都会有大喊大叫，这不仅仅是在你们家，这是很普遍的。所以我不明白……
评论	治疗师再一次表示出他的疑惑。他从来都不会过快地表现出共情……
卡拉	嗯，我觉得，在我们家里大喊大叫得特别多。
西蒙	好吧，不过我想，就算是有很多大喊大叫，那么大家也会对此习惯的。所以，在这种情况下，根本就不需要逃避。因此，我不明白，您是怎么看待其中的关联的？您是怎么解释的？我想，也许您有道理，这个道理是我所不知道的。很有可能我们永远都没办法搞清楚，您是否真的有道理。我感兴趣的只是，您是怎么看的？就是说，到底在逃

122

避什么呢？必须要逃避掉的那个东西是什么呢？——您的哥哥在逃避什么呢？——在您看来？

卡拉　逃避过多的压力，过大的音量！

西蒙　好吧，可是他还可以离开家啊，比如说。那他就根本不会有压力了。

卡拉　可是住在家里更划算。

评论　此处清楚地表明：所有的东西都有自己的代价。谁如果想贪图便宜住在家里，而不需要去支付租一间房的费用，那他就必须要付出另外的代价：他必须要忍受他的母亲作为母亲的所作所为……即她对孩子们表现出的操心以及相应的行为。但是尽管如此，孩子们还是经常希望他们能够保有作为孩子的好处，同时也不必放弃作为成年人的好处。这只是个幻想——在大多数情况下…… 123

西蒙　哦，那么这是他自己做出的决定。遵循着这样的说法：房租太贵，房租加上毒品的钱更贵……也就是说，这是他自己做出的决定。

卡拉　是的（有些犹豫）。

西蒙　他其实也是可以离开家的，为了逃避您所说的那个压力。他其实也是可以搬出去的。

卡拉　但是他的工资对于搬出去来说太低了、太少了。

西蒙　是的，但是毒品也不是最便宜的东西！

卡拉　对，对。

西蒙　好吧，您觉得，您父亲的哪些行为方式把压力加到您哥哥身上了？是大喊大叫吗？

卡拉　是的！

西蒙　还有什么？

卡拉　共同的兴趣爱好太少了。他对他关心得太少了。

西蒙　嗯，但是 90％的父亲都不关心他们的儿子。

（女儿笑）

西蒙　　　很有可能是99％！

卡拉　　　您只想知道父亲的过错吗？

西蒙　　　不，不，我也想知道母亲的。别担心。

卡拉　　　嗯，那么，她对他关心照顾得过度了。

西蒙　　　哦，您的意思是，母亲对他关心得太多了，而父亲对他关心得太少了，您认为这有关联。

卡拉　　　是的。

西蒙　　　嗯，对于家里的日常运转，人们总是会有很多的想法。但是，我仍然一直都没弄明白……这所有的一切都不会构成他吸毒的原因。就是说，如果您父亲给他压力，您母亲对他关心照顾得过度，就像您所说的那样，这难道不是减轻压力的做法吗？或者……

卡拉　　　这会给他更多的压力！

西蒙　　　怎么会呢？

卡拉　　　因为他就没有自我发展的自由了！

124　西蒙　　　我不明白，这怎么就把自由给剥夺了呢？或者有可能把自由给剥夺了？

卡拉　　　当母亲问他："你想要个面包吗？"他说"不！"但是尽管如此，她还是拿着个面包站在那儿，然后……（心烦意乱地耸了耸肩膀）

西蒙　　　但是尽管如此，他还是拥有吃面包还是不吃面包的自由。

卡拉　　　对，是的！但是如果他只说一遍"不"，这是不够的！

西蒙　　　不过，很多人都非常有礼貌。他们要说上三遍"不"，别人必须得请求他。在第四遍的时候他们才接受下来，在此之前都是扭扭捏捏的。

卡拉　　　但是在我们家里没必要扭扭捏捏！

西蒙　　　您是怎么想的？为什么您母亲尽管在儿子说了一遍"不"之后还要说第二遍"你吃个面包吧！"？

卡拉　　　纯粹是出于母爱！

西蒙	她担心什么呢？
卡拉	担心他太瘦了。他最近一段时间变得特别瘦，当他开始吸毒以后。
西蒙	啊，这么说她完全有理由去看一看，他是不是吃得够多。
卡拉	对的。
评论	从涂面包这个奇怪的故事里可以清楚地看到，父母经常被他们的孩子置于双重束缚的境地。如果儿子展现给母亲一个变瘦了的身体状况，那么他就是在用非语言的方式不断地说："关心我一下吧，看我是不是吃得够多！"如果母亲真的这么做了，那他又有足够的理由对她说："我是成年人了，我自己可以承担起吃饭的责任。"
父亲	我可以问个问题吗？……那个女人米切利希①，您知道她吧？
西蒙	我知道，是的。
父亲	我曾经……（咳嗽得很厉害，还用手捂在嘴前）她有一次在收音机里谈到过这一类的女人……我不确定。谈到过这一类的女人……关心照顾得过分的这一类的……她进行了一个谈话。
母亲	真应该把这个人撵得远远的……
父亲	我正想说的是，这会导致……比如说这会导致，某人感觉自己被束缚住了，在某些情况下，他还会变得具有攻击性。
西蒙	对，对，但是为什么他不离开呢？这才是问题所在。如果有人被照顾得过度了，那他还是可以从中得到些什么。他不需要自己给自己涂面包了，比如说。 （对母亲）您觉得对您的这个描述贴切吗？或者，您是怎么看这个问题的？

① 玛格丽特·米切利希：德国著名心理分析家。——译注

母亲	噢,天哪,非常贴切! 对于两个孩子来说,我就是个无所事事的人。我自己想了很多,因为我也有这种感觉,我其实相当多的时候都很孤立无援。我丈夫虽然也很担心,担心孩子们,但是我觉得,如果他当初能够和孩子们谈一谈就好了,我真希望能这样。比如说,到底是什么时候染上毒瘾的? 关于这一点,根本就什么都没谈过。我猜,他大概在寄宿学校的那段时间里第一次对致幻剂有了依赖。在治疗的时候,赫尔穆特也承认了这一点。我只是不知道,我怎么才能查得出,他是有毒瘾的? 我丈夫说:"天哪,你疯了,赫尔穆特,你的母亲疯了! 她在你的房间里到处找毒品。"我想让我的房子里没有毒品。我把我能找到的所有的东西都扔了,无所谓的……
西蒙	让我们还是谈谈过错的问题……
母亲	好! 好!
西蒙	您对此是怎么看的? 您会如何分配过错呢?
母亲	嗯,过错……我觉得,我是……我很有可能把孩子们的自主权给剥夺了,在非常简单的事情上。
西蒙	通过什么?
母亲	这完全是有可能的。通过我对他们的关心照顾。当他下班回来,很累了,我就会把面包给他拿过来,这些面包也总是都给吃光了,是的!
西蒙	为什么您因此就把他的自主权给剥夺了呢? 如果他去饭店吃饭,那也会有人把饭菜给他拿过来。如果去"老妈妈"饭店吃饭,没有人会冒出这样的想法,会认为,他的自主权被剥夺了。
母亲	(笑)不过……我总是要照顾家、要抚养孩子们的。
西蒙	是的。
母亲	尽最大的力量,尽我所能。包括给他们洗衣烧饭……
西蒙	是的,我也这么认为! 不过,您做的这些事情,并没有把

自主权给剥夺掉。嗯,比如说,我有个秘书,她替我接电
话,替我复印,替我写信。这并没有剥夺掉我的自主权。
如果您的儿子在某种程度上把您看作是保姆,您给他涂
面包,您给他收拾房间,这怎么就会把他的自主权给剥夺
了呢? 我根本不能理解。

母亲　　　是的,我也根本不能理解! 但是他们就这样把过错推给
我。我也想理解。其他的母亲们都是这么做的! 其他
的母亲们都关心孩子的功课做了还是没做。当我丈夫
急着要带我儿子去滑冰,而他的功课还没做完的时候,
那我就要反对了! 我会说:儿子必须先把作业做完……

西蒙　　　在家里是怎么样的? 他们三个人——您丈夫、您儿子和
您女儿——是同样的看法吗? 都认为您把孩子们的自主
权给剥夺了吗? 他们都是这么认为的吗?

母亲　　　是的,他们都是这么认为的!

西蒙　　　所有的三个人? 或者,其中还是有些区别的? 谁最会这
么认为呢? 谁把最多的过错推给您?

母亲　　　嗯,我觉得,大概所有的人都有一点点——我也不知道,
这个比例是多少——他们直到今天还坚持这么认为,我
给予我自己的太少了,我放弃的太多了。

西蒙　　　他们把对于您女儿精神病的过错也推给您吗?

评论　　　就海洛因成瘾的过错所谈论到的那些内容,有可能也适
用于女儿的精神病。因此,在这里有必要非常具体地去
检查一下,在家庭内部,原因机制是如何被建构的。只
有这样,才能够证明有关过错的看法是荒谬的,才能够
剥夺过错在家庭中的权力。至少这是会谈的目标。

母亲　　　嗯,也有个比例。

西蒙　　　谁把百分之多少的过错推给您?

母亲　　　嗯,我女儿! 她也有一部分道理。因为我总是说:你要这
样穿衣服,或者,你要梳这样或那样的发型。因为我做了

127

这些事情,所以她根本不能独立地发展自我,根据我的理解。

西蒙　您女儿把对于自己精神病的过错推给您百分之多少?

母亲　这我不知道,大概 50%。

西蒙　这么多!(转向女儿)是吗?

卡拉　是的,差不多!

西蒙　哦,您就您母亲和您哥哥之间的事情所说的那些话,是不是也适用于您自己和您母亲之间的事情?

卡拉　是自主权的事情吗?还是别的?

西蒙　是的!

卡拉　对,也适用!

西蒙　您认为您母亲的过错在哪里呢?

卡拉　嗯,她以前从来不让我成为我自己。如果我穿了件什么衣服,那她就会跟在我后面对我说:"不行,这不好看,你必须得穿别的!"或者:"你今天的头发不好看!"就是说,她过多地干涉我的外表了,而这正好就是在我需要自我发展的时候!

评论　很长时间以来,在心理学的精神病理论框架内,一直都在讨论关于"自我—客体—划分界限"的问题。每个人在他成长的过程中,都必须要划分他自己与他周围人之间的界限,这样他才能够把自己看作是一个有行动能力的、能够自己负责的生存个体。在这一过程中,孩子与父母之间的界限划分是特别重要也是特别困难的,因为在孩子的最初的生命里,是父母替他们承担了生存的功能。一般来说,孩子把这些功能据为己有的过程都非常缓慢。孩子开始自己承担责任的方式和速度,在不同的家庭之间、在不同的亲子关系之间,都存在着巨大的差异。如果父母心甘情愿替孩子完成很多任务,那么孩子就不需要/不能够自己去承担这么多的任务。这种关系的转变,不

论对孩子来说还是对父母来说,都总是充满矛盾的。像
孩子一样被对待,这当然很舒服;但是另一方面,这会限
制孩子的自我决定的自由,影响他们的自我塑造。在父
母这里,感觉到自己对于孩子来说仍然还是那么重要,这
有时候也是件很令人惬意的事情;但是另一方面,他们也
愿意把对孩子的责任给摆脱掉。在这里,女儿的表达和
描述非常好地符合了这些通用的理论。不过,这些理论
得到了证实,这也有可能仅仅意味着,她对这些理论非常
熟悉。在这里,把指责给具体化,即把指责转换到具体的
互动场景里,至少可以让情况变得更加清楚。

128

西蒙　嗯,这怎么就导致了精神病呢?

卡拉　嗯,因为我把我的自我意识全部丢掉了,而且还逃避!

西蒙　是这样啊! 您说,您逃避,这是不是意味着,您也认为您
　　　自己对此起到过一些作用?

卡拉　噢! 我觉得我自己根本没有错!

西蒙　嗯,我只是问一问而已。

卡拉　不,我觉得我自己根本没有过错。

西蒙　"过错"大概不是一个正确的表达方式。我之所以对过错
　　　问题感兴趣,是因为它对家庭来说是有意义的。大多数
　　　人都在思考:"我有错吗?"或者:"我当时是不是能有另外
　　　的做法?"我其实并不是对过错的问题非常感兴趣,我更
　　　感兴趣的是:每个人将来都会做什么? 正因为如此,我才
　　　不是很关心:您到底有错还是没错。道德的那一方面对
　　　我来说无所谓。我感兴趣的是:您有哪些施加影响的可
　　　能性。这个问题就是:您在什么地方施加了影响? 您当
　　　时也许能有另外的做法。也许……我不知道,我也不在
　　　场。您当时也许能有另外的做法。您认为您过去和现在
　　　所拥有的影响力表现在哪里呢,那种影响您"患精神病"
　　　和"不患精神病"的影响力?

卡拉	也许我在某个时间不应该喝那么多的酒。但是,这个过错也是我母亲推给我的,因为她说:"你喝酒喝得太多了,所以才会得精神病!"
西蒙	您也认为这其中有关联吗?
卡拉	是的,因为她对我这么苦口婆心地说,所以我也这么看!
评论	很显然,女儿认为,不把过错归咎于自己,这很重要。这当然是可以理解的。但是其中有个问题——这应该被反复强调——"不承担过错"悄无声息传递出来的一个含义是:有所作为是不可能的。所以关键要把注意力集中在这一点上:谁在什么地方能够施加什么影响。

129

西蒙	我的问题是:酒精把您怎么了?
卡拉	酒精改变了神经突触,所以就变得有精神病了!
评论	酒精以及它的作用,为有关影响力的讨论提供了一个很好的妥协。酒精具有生理学效应,就是说,机体被影响了。如果酒精把神经突触——连接神经细胞的东西——改变了,那么患上精神病的"原因"就成了生物学上的了,那么谁都不必为此承担过错。但是另一方面,酒精不会是完全偶然地进入到血液里的,因此在这里,还是显示出了施加影响的可能性,以及应该由自己来负责的行动的可能性。不容忽视的是,有些解释模式,如此处所表述的"神经突触的改变",其实无非就是一种人为的想象,因为神经突触的改变无论是患者自己还是她的家人都无法直接观察得到。这一类的构想会带来深远的结果,因为每一个解决方案都是从相关的解释里面引发出来的。因此,在系统式治疗的框架下,一个重要的干预方法是,引入不同的、能够开启新的行动空间的解释。
西蒙	啊……如果您能少一点谈论生物学上的问题。它,那个酒精,对您心理上有什么影响吗?您看不见神经突触,您只能感受到它在心理上的作用。精神病也差不多就是心

理方面的问题。

卡拉　　　对,对。

西蒙　　　您是怎么认为的? 当您喝了酒之后,这对您的行为会产
　　　　　生什么样的作用呢? 您会有哪些与不喝酒时不一样的
　　　　　行为?

卡拉　　　嗯,我会更放松!

西蒙　　　然后呢?

卡拉　　　那我大概会比平时说更多的话,说更多的蠢话!

西蒙　　　那么然后呢?

评论　　　"然后呢?"可以说是最重要的问题之一。凭借自己的推
　　　　　动力,绝大部分人仅仅能够跟随他们思路很短的一段。[130]
　　　　　因此,一些决定的结果很少能够被想到最终的一步。所
　　　　　以,询问事情接下来会如何进展,这会开启一个新的视
　　　　　角,它往往会彻底改变事件的意义。

卡拉　　　然后呢? 我就和我男朋友做了我平时不会做的事情!

西蒙　　　然后呢?

卡拉　　　嗯,没什么了。

评论　　　这当然有什么。她和她的男朋友究竟做了什么样的事
　　　　　情,对这些事情不是她自己、而是酒精要承担过错呢? 考
　　　　　虑到父母都在场的事实,建议放弃对这个问题进行具体
　　　　　的询问。不过,治疗师并不需要知道具体的内容,这并不
　　　　　影响他就她的所作所为的意义做进一步的询问。

西蒙　　　好吧,如果您没喝酒,你们仍然做了这些事情,那您会患
　　　　　上精神病吗?

卡拉　　　不,那就不会!

西蒙　　　如果您当时表现出了一模一样的行为,如果您做了所有
　　　　　您在平时不会做的事情,就像您刚才所说的那样,如果您
　　　　　没喝酒也允许自己做所有的这些事情,那么您认为……?

卡拉　　　(疑惑地,不知所措)啊,不,不喝酒……?

西蒙	对，不喝酒您很有可能不会允许自己这么做。不过有些人不喝酒也会允许自己做一些其他人喝了酒之后才会允许自己做的事情。我们假设，您一夜之间突然被允许做所有的这些事情了……您认为，您患上精神病的可能性是变大了呢？还是变小了？还是和原来一模一样？
卡拉	变小了！
西蒙	要比喝酒之后的可能性小，啊，是这样。不过，您认为这是酒精的生物学效应。
卡拉	（点头）是的。
西蒙	（转向母亲）您是怎么认为的？对于她患上精神病的责任，在家里是怎么分配的？
母亲	嗯，我觉得，我会直接把它分成三份。不，分成四份，因为赫尔穆特通过他的行为也造成了过错！
西蒙	通过什么样的行为？
母亲	嗯，通过他染上了毒瘾，而我们必须得承受……
西蒙	嗯，不过在行为的层面上是什么样子的？他做了什么？有什么地方做得不一样吗？我认为，他是染上了毒瘾还是没染上，这是能够从他的行为上看出来的。
母亲	他做了什么？他让我们所有人都陷进了深深的担忧之中。特别是那个卡拉……非常担忧！
西蒙	他让她非常担忧，通过这个他促使……？
母亲	对！对！
西蒙	他给她提供了担忧的理由……如果让她担忧了，那么这就是把她往精神病的方向推的东西吗？
母亲	呃……是，是。
西蒙	这样的过错只是您儿子才有的吗？还是家里的其他人也有？
母亲	对于其他人，不……对于我们……噢，她自己肯定对此也是有一些过错的，因为她是在自寻烦恼……她确实是在

131

	自寻烦恼！
西蒙	这是不是意味着,她也关心得过度了?
母亲	什么?
西蒙	这是不是意味着,她也关心得过度了? 因为我们刚刚在前面使用过这个词……如果她对她哥哥有那么多的担忧,那么她是不是也限制了他的自主权?
母亲	嗯。这我不知道,我还没这么想! 不过也可以这么认为,是的。
西蒙	她限制了其他家庭成员的自主权。
母亲	对,我们反过来又要担心她,担心她是否应付得了。
西蒙	可以这么说:您丈夫今天根本不想到这里来。卡拉希望他能一起来,因为她认为,您作为母亲想让一家人一起做家庭治疗。在这种情况下,你们两个互相关心照顾得很好。是这种意义上的关心照顾:她来决定,你们两个人应该做什么……可以这么说吗?
评论	在会谈的开始,在澄清背景的时候就已经弄清楚了,是卡拉促使父亲来参加这次会谈的。她之所以这么做,是因为她感觉到,母亲是很愿意让父亲一起来的。但是,母亲并没有这么说过,这是卡拉凭借自己的体会能力去感受到的母亲的想法。体会别人永远都是一件非常危险的事情,因为它会带来混淆彼此界限的风险。
母亲	她并没有意识到,这是她做出的决定。
父亲	我也正想这么说。
西蒙	嗯,这是另外的问题。
母亲	对,这是另外的问题。
西蒙	还有待搞清楚的是:这是有意识的还是无意识的?
母亲	对,对,她确实能够做决定! 她还能为我们打电话到饭店去订个位子,诸如此类的,嗯……
西蒙	尽管你们不想去?

132

| 母亲 | 在某些情况下……是的，至少她会强行这么做。她也会想方设法做成这件事，直到我们都感到高兴，直到她自己也感到高兴，然后我们也就想去了。 |

| 西蒙 | 哦，如果她高兴，那么您就会高兴；如果她担忧，那么您也会担忧；如果您担忧，那么她也会担忧？ |

| 评论 | 看起来，在这个家庭里好像不是完全清楚：谁是出于谁的动机来行事的。在"父母—孩子—关系"中经常会是这个样子。然而，大多数的情况只是：父母做或者不做某件事情，其动机是因为他们认为，这么做对孩子是好的或者坏的。如果这种做法是相互的，如果每一个人都试着按照自己想象中的其他人所希望的那样去行事，那么就会产生无休无止的补偿，在交际中就会出现一个"奇特的结"。这样一来，"自我—客体—界限"就会充满矛盾，并进一步导致再也没有办法能够区分：谁到底想的是什么，每个人做的事情都是他所认为的别人想让他做的事情，或者是他所认为的对别人好的事情。于是，每个人都会感觉到，他在关系中所拥有的是一个依赖的地位，没有人会觉得自己处于一个独立自主的地位。 |

| 母亲 | 对，对！ |

| 西蒙 | （做一个打结的动作） |

| 卡拉 | 对，就是这样！ |

| 西蒙 | 这就是说，您根本就不知道，您是因为自己高兴才感到高兴呢，还是因为别人高兴才感到高兴？ |

| 133 卡拉 | （承认地点头）嗯。 |

| 西蒙 | （转向女儿）您知道吗？您做某件事情是因为自己想还是因为别人想？ |

| 卡拉 | 不，我在大多数情况下做某件事情，是因为她（指向母亲）想！我很少出于自己的意愿来做事情！ |

| 西蒙 | 啊，怎么会的？ |

卡拉	因为她总是要求我那么多!
西蒙	如果她现在突然,就在一秒钟之间,停止要求您了呢?
卡拉	啊,那我就会感到非常孤立无援。
评论	此处显示出追求独立的愿望的不利一面。
西蒙	您能想得出来,您会做什么吗?
卡拉	我似乎必须得想出来。
西蒙	您会形成自己的想法和愿望吗?
卡拉	一开始不会,但是随着时间的推移也许会的。
西蒙	这要过多久?
评论	如果治疗师让当事人对这类不确定的时间表述进行准确定义的话,那么它就会变得更小、更一目了然。
卡拉	噢,一个月。
西蒙	嗯,这就行了!
卡拉	对!
西蒙	不过您从哪里能够得知,您所想的东西不是您母亲告诉您的?
卡拉	哦,如果她想要我做什么,那么这也就成了我的意愿!
西蒙	嗯,那么您做的事情就是您所想的。您根本不需要考虑,您想要什么……!
卡拉	(笑)但是这首先是她的主意。我现在根本不再能够决定,我自己想要什么!
西蒙	不过,您已经做过决定了,只要是她愿意的,您就全部去做……
卡拉	对,对。
西蒙	……"她所想的一切都是我所想的!"这就意味着,您必须照单全收,在某种程度上。您就像是在做预订。您母亲把愿望提供给您,您就必须把它们全部收下。
卡拉	是的。
西蒙	嗯,不过您是什么时候下决心要做这个预订的?

卡拉　　　嗯，这从我很早的童年时期就开始了。我并没有下决心去这么做，这是他们强加给我的。

西蒙　　　嗯，我想停留在"下决心"这个词上，因为就算是小孩子也还是可以做决定的。人们不会只是被动地得到一些强加给他们的东西！您这么做的好处是什么呢？

卡拉　　　我按照她的想法去做吗？还是……

西蒙　　　对，您这么做，就像您现在所做的那样：您做的事情，都是您母亲告诉给您的。

卡拉　　　哦，我不需要形成自己的想法。我得到的所有想法，都是别人给我准备好了的。这就是好处。

西蒙　　　这很经济划算！还有其他的好处吗？

卡拉　　　我同时也会让她满意。

西蒙　　　是这样啊。如果您不让她满意，那会怎么样呢？

卡拉　　　那就会吵闹成一团，然后我就会很内疚，为什么我不曾让她满意呢？

评论　　　如果卡拉——从她的角度看——去满足母亲所有的愿望，那么她就把她自己的行动动机根植到了母亲那里。这样一来，她又把与此相连的行为责任也归到了母亲身上。因此，满足母亲的愿望便拥有了抵御负罪感之类的想法的安全保障功能。

西蒙　　　哦，也就是说，您要避免内疚。

卡拉　　　是的！

西蒙　　　不感到内疚，这是个很大的好处吗？这对您来说很重要吗？

卡拉　　　这很重要，是的！

西蒙　　　您是那种很容易有负罪感的人吗？

卡拉　　　哦，是的！

西蒙　　　我们又重新回到了过错的话题上。

卡拉　　　（点头）嗯。

西蒙　　这就是说，只要您照着您母亲说的去做，您就永远都不会
　　　　产生负罪感，这倒是一个非常安全的策略。

卡拉　　对。

西蒙　　特别是因为您母亲根本不会指责您……

卡拉　　可她还是指责我！

西蒙　　什么时候？一直吗？

卡拉　　(用食指威胁)一直，只要我没按照她要求的去做！

西蒙　　在所有的事情上？

卡拉　　对，在所有的事情上！

西蒙　　那她必须要明察秋毫。

卡拉　　她确实明察秋毫！

评论　　治疗师当然无法估计，母亲的控制活动究竟厉害到了何
　　　　种程度。所以，继续就下面这个问题进行讨论也没有什
　　　　么益处：如果患者愿意尝试的话，那么她是否拥有划清
　　　　界限的机会？由此说来，更容易一些的做法是，就女儿
　　　　离开家的这段时间来进行谈论。她曾因为上大学离开
　　　　家到了另外一个城市。众所周知，空间的距离让每一位
　　　　母亲都难以做到每天 24 小时实施她的关心照顾。

西蒙　　在您不在家住的那段时间里，情况是怎么样的？

卡拉　　嗯，她从我这里什么都得不到了。

西蒙　　嗯，确实，她还指责您吗？

卡拉　　不，她从我这里什么都得不到了！

西蒙　　确实，我也这么认为！

卡拉　　她也没办法指责我了。

西蒙　　既然有人指责您，那您怎么就又回到家里了呢？

卡拉　　因为我当时觉得，我不再能一个人生活了。

西蒙　　为什么？我不明白！

卡拉　　我需要持续不断地有人待在我周围。

评论　　"我需要"、"我必须"、"我不能"这一类的表述永远都蕴涵

着一个解释模式。按照这种解释模式,相关的人不是一个具有行动能力的主体。他通过这类表述给别人造成了一个印象,好像他没有自己做决定的余地。通过实施"把受害者变为行为者"策略,将新的选择机会呈现出来,这对治疗是很有益处的。

136 西蒙　这个人告诉您,您应该有什么愿望吗?

卡拉　不,不是这样的……我只要能感觉到有人在那儿……

西蒙　为什么呢? 如果没有人在那儿,会怎么样呢?

卡拉　我会觉得孤独!

西蒙　那又怎么样呢? 我的意思是,那会发生什么事呢? 如果您感到孤独,会有什么样的后果?

卡拉　什么都不会发生……

西蒙　这么说您能一个人生活!

卡拉　(怀疑地)呢?

西蒙　但是您不想!

卡拉　对,有可能是这样。

西蒙　这就是区别。如果您说:"我不能!",这看起来好像是什么东西被截去了,就好像是您说:"我不能走路! 我不能跑开!"但是,如果您说:"我不想!",那么这就是一个决定了,是一个应该予以尊重的决定。我觉得,很多人都更喜欢和其他人待在一起。很显然,您也决定了走这条路。

卡拉　目前是这样的,不过我希望,以后能够变得不一样!

西蒙　(转向父亲)您是怎么想的? 为什么您女儿会那么心甘情愿地做您太太想要的事情?

父亲　您刚才对她讲到了担忧的事情……(抓着额头)啊,是这样,我想得太远了,我现在回想起……嗯,现在,为什么她……这已经过去了。您刚才问的是什么?

西蒙　是这样的,您对此是怎么想的? 为什么您女儿那么听您太太的话?

父亲	这是害怕,依赖的感觉,缺少独立性,她也不会拍桌子。我不知道了,嗯。
西蒙	为什么呢?为什么她不这么做?
父亲	因为在母亲面前,女儿在所有的方面都更弱一些。
西蒙	更弱是什么意思?会发生什么事情?
父亲	我根本就不认为会发生什么事情!我是这么想的,她……这差不多就是某种怕她的感觉。是的,她说,我就是这么长大的,我就是这么被教育的,我必须要听话。在她面前,永远都不能够说什么的,不是吗?
西蒙	这么说,您女儿是个非常有责任感的人?

137

评论	虽然父亲没有这么说,但是在这个时候,把他所认为的女儿对母亲的害怕改释为具有责任感的标志,要比探寻母女关系会更有用一些。女儿害怕的原因可以归咎于母亲(她必须得改变),但是女儿的责任感却能够得到积极的评价,其中并没有暗含任何改变的要求——既没有要求母亲,也没有要求女儿。
父亲	(咕哝着)嗯,在最近一段时间里,她也不总是这样,因为她……躲开(咕哝着)了……她是这样的!
西蒙	这是不是说,如果她让自己患上精神病,那她就不需要这么有责任感了?可以这么说吗?精神病给责任感放了一个假?
父亲	不久之前,她整天都躺在床上。有时候她也做一些让她做的事情,但是然后她就又逃回床上去了。
西蒙	(转向母亲)可以这么说吗?精神病给责任感放了一个假?
母亲	对,对!嗯,她一直都是很有责任感的!
西蒙	给负罪感放了个假吗?给有可能产生的负罪感?
母亲	对,对,负罪感,她不停地这么说!
西蒙	有了精神病,她就可以做一些平时不允许做的事情?

母亲	没错！没错！
西蒙	如果她做了所有的这些事情,如果她被别人——有可能也被她自己——看作是有精神病的话,那她会怎么想她自己呢？
母亲	我感觉到,她有精神病的时候,就像是一个处于固执期的四岁孩子。经常性的！我想说的是,在精神病刚出现的时候,我确实很喜欢她,也接受了这件事,因为她在开始的时候反抗得很厉害！她反抗我,(她的声音变得响了很多)她很放肆,很不听话。不过我喜欢这样,因为她终于摆脱我了。我根本不想把她拴在我身上。我希望她能离开！我只是不知道,要怎么做才行。
西蒙	(转向父亲,他正在椅子上左右蹭来蹭去)您想说些什么吗？
138　父亲	我想说,不完全是这样的！
西蒙	您怎么看呢？
父亲	直到今天都一直是:拴得很紧！
西蒙	您有不一样的看法是吗？
父亲	对,对。
西蒙	我们无法澄清,事实到底是怎么样的。我真正感兴趣的只是,您是怎么看待这一切的？您女儿的表现是什么样的？当别人说她有精神病的时候,她的表现是什么样的？
父亲	这有不同的阶段。一开始的时候出现的是抑郁……
母亲	嗯,她也很放肆,一开始的时候！
父亲	(咕哝着)失去了自我控制。嗯,我想说,那时候她几乎是很没规矩的。
母亲	好斗,尖刻！
父亲	她是在宣泄某种情绪,以前没有流露出来的、不能流露出来的情绪,诸如此类,直到后来出现了一段时间的抑郁。

西蒙	（对卡拉）当您让自己患上精神病的时候，您有哪些行为？
卡拉	嗯，我对父母很放肆，我会反抗！
西蒙	外人也会发现吗？
卡拉	对！
西蒙	您是对父母放肆，还是对外人也放肆？
父亲	不，这她不会。
卡拉	不，对外人我还是能够克制的。对父母……我说：你们让我有压力，我现在终于要自由了！
西蒙	您表现得就像个青少年！
卡拉	是，是，有些晚了！
西蒙	青少年期！
卡拉	对！
母亲	（用力点头）对！
西蒙	我们来假设一下，您表现出所有这些行为，这些放肆的、带有攻击性的行为，所有人都知道，您完全是健康的。您做了个血液测试——我们假设，有这类的东西——您没有精神病了！这会带来什么结果呢？
卡拉	我母亲大概会很高兴，她会看到，我终于变得独立了。
西蒙	她会高兴多久？还是她会无休止地高兴下去？
卡拉	她会一直高兴，直到重新停止，直到我重新……
西蒙	直到您重新什么？接下来会如何发展？
卡拉	我总有一天会重新安静下来的！
西蒙	就像以前那样？
卡拉	是的，我总有一天会重新变得和从前一样听话。
西蒙	没有了精神病也会吗？还是，会有什么改变吗？
卡拉	也许最终总会有什么改变的吧，我长大成人了。
西蒙	你们之间会有什么改变吗？
卡拉	我要从家里搬出去。
西蒙	哦，请等一等……这对我来说是个非常有意思的关键点！

139

所以我要重新询问一下。好吧,我们假设,您表现出来的
行为很放肆,界限分明、带有攻击性,就像人们通常所说
的那样,对您的父母,父亲和母亲;不过所有人都知道,您
是健康的,没病了。那么,下一步会如何发展呢? 您的父
母会表现出什么样的行为? 您父亲的行为是什么样的?
您母亲的行为是什么样的? 他们会高兴吗?

卡拉　　父亲不会高兴的,他会觉得很痛苦。

西蒙　　他怎么表现出来?

卡拉　　他会很伤心,情绪低落,嗯。

西蒙　　那么然后会怎么样呢? 您很放肆,但是健康……

卡拉　　嗯,那么放肆的阶段总有一天会变成成熟的阶段。

西蒙　　那是什么样子的? 您会表现出什么样的行为?

卡拉　　我会第一次拥有了自己的想法。我会知道我想要什么,
　　　　因为我到目前为止从来都不知道我想要什么。

西蒙　　这就是说,在放肆的阶段里,您没有机会去满足母亲或父
　　　　亲的愿望了,而是您必须得想出自己的愿望来。

卡拉　　对,对,我会自己找到的。这样我就进入了一个成熟的阶
　　　　段。

西蒙　　然后您会怎么做呢?

卡拉　　我每天早晨会早早起床,做一些事情,找个工作,赚些钱。
　　　　我会给我自己买辆汽车,会搬出去,会按照我自己的品味
　　　　来穿衣服,会变得自信。

140　西蒙　　我们假设,您现在重新又开始表现出那种青少年的放肆
　　　　行为,谁会想:"这是精神病!"? 谁会最先这么想?

卡拉　　母亲!

西蒙　　第二个呢?

卡拉　　父亲!

西蒙　　第三个呢?

卡拉　　哥哥!

西蒙　　　第四个呢？

卡拉　　　（询问地笑）

西蒙　　　您会把自己怎么归类呢——您会怎么看您自己？

卡拉　　　嗯，我是最后一个这么认为的。一开始的时候我根本就
　　　　　不会发现，这是种精神病。

西蒙　　　嗯，我也根本就没有断言，这是种精神病。有可能这根本
　　　　　就不是！

卡拉　　　对。

西蒙　　　当您放肆的时候，从哪里能够区别出来，这到底是种精神
　　　　　病呢，还是正常的放肆？

卡拉　　　嗯，到目前为止，只要我这么放肆，那就一定是有精神病！

西蒙　　　是的！不过总是会有第一次。

卡拉　　　没有精神病的放肆？

西蒙　　　对！这有可能是个圈套，所以我才这么问。根据经验，根
　　　　　据我的经验，这也不仅仅是我个人的经验，在成长的过程
　　　　　中有一个发展阶段，在这个阶段里人会变得放肆——对
　　　　　父母也是这样。有的时候多一些，有的时候少一些。但
　　　　　是无论如何，他都会把界限划分得比较清楚，会说："不，
　　　　　你虽然想这样，但是我自己不想！"但是，如果某个时候有
　　　　　了精神病这个诊断，那就会形成一个圈套，没有人会发
　　　　　现，这是成长过程中的一个正常的步骤，而是立刻就把这
　　　　　当作是病态。在您那里也可能是这种情况，您自己以为
　　　　　这是病，您母亲也这么想，您父亲也这么想，您哥哥也这
　　　　　么想，我所知道的所有的人都这么想：这是病！如果大家
　　　　　认为这是病，那么他们就会采取不一样的方式来对待它。
　　　　　如果您母亲认为：这是病！那她会怎么做？如果她认为：
　　　　　很健康！那她又会怎么做？区别在哪里？

卡拉　　　如果她认为这是病，那她就会把我生拉硬拽到医生那里
　　　　　去，让我能够拿到药。如果她认为这是健康，那她就会

很高兴,并且随便我怎么样。

141　西蒙　　即使您对她放肆地大骂,她也会吗?

卡拉　　是的,她会把这些都给忍下去。

西蒙　　不过,父母经常都会感到很受伤,如果正在长大的孩子对他们肆无忌惮地胡闹、界限分明地对他们激烈地顶撞。

卡拉　　不过,她知道,我很健康,总有一天会停止的。

西蒙　　如果您很健康,那么就会让人感到非常受伤,意思是:"噢,她现在这么说,她真的就是这么想的。"与此相反,如果她把您看作病人,那么她就可以一直都这么认为:"啊,她根本就不会真的这么想,现在她这么放肆,这根本就不是她,而是病!"

卡拉　　那么,她大概有时也会反抗一下,而且会和我对着喊,不过这一次她不会硬拖着我去看医生了,也不会不断地威胁我说:"你又要犯病了!"

西蒙　　(对母亲)我们假设,她做了个血液测试,结果表明,您女儿没病了,也不会再得病了,她突然之间会对您表现得很放肆……您女儿会怎么想她自己? 她会有负罪感吗?

母亲　　是的,有可能会的。因为负罪感,所以她会掉进一个进退两难的境地,我就是这么觉得的。

西蒙　　这就是说,如果她把自己看成是个精神病人,那她就不会有那么多的负罪感了?

母亲　　这我不知道。我只知道,一开始的时候她曾说:"我有病! 我有病!"我说:"你根本没病,你根本就什么都没有!"

西蒙　　我想讲一下,我脑子里是怎么想的。是这样的,按照我现在的理解,如果她把自己看作精神病人,那么这就可以解除她的负罪感。对于一个有责任感的人来说,知道这些会让他感到非常轻松:我原来根本就不是这样的,我自己不需要为这些事情承担责任,这原本是精神病造成的,所有的都是精神病的错。

母亲　　(把头摆来摆去)嗯,有可能的,有可能的,看起来是这个样子的。

西蒙　　那么,根据您对您女儿的了解,您认为,这符合她的情况吗?

母亲　　是的,有可能符合她的情况。

西蒙　　(对父亲)您怎么认为? 符合吗?

父亲　　确实是这样,就是说,如果她觉得自己有病,她把这…… 142
　　　　表示成是某种形式的道歉。不过,有……我在此之前也
　　　　考虑……如果她能够确定,根据一个所谓的虚拟测试,
　　　　情况是健康的……她是健康的,她在这种健康的状态下
　　　　继续表现得很具有攻击性,诸如此类,那么这也许是个
　　　　可能性,可以对她所有的做法都听之任之,不去施加影
　　　　响(看了一眼母亲),那她就可以获得一种新的生存方
　　　　式,就像她刚才正面描述的那样,她能够自己做决定,而
　　　　不用吃药……
　　　　(……)

*　　　*　　　*

卡拉的例子表明:把"患有精神病"的标签贴到青少年身上,会产生什么样的作用。青少年期是个自我认知从"孩子"转变为"成人"的过渡阶段。因为在我们的西方社会里没有一个正式的过渡仪式,所以也就无法清楚地确定:对于一个正在成长的人来说,什么时候过渡到了哪种状态。所以,每个家庭大概都必须要经历一个较长的不确定和混乱的阶段。父母不知道:他们到底应该如何来更恰当地行使他们的责任。是去插手孩子们的生活呢,还是让自己置之度外? 孩子们也不知道:他们到底应该希望这样,还是希望那样。一般来说,这个过渡阶段的时间总是有限的。但是,如果把孩子诊断成精神病人,那么就会导致人们无法决定:是应该把孩子仍然当作孩子来对待呢,还是当作成人? 诊断带来的后果,就是这种悬而未决状况的慢性化。

8. 精神病院的作用/机构的
帮助导致的慢性化

（弗洛林先生）

如果机构成了一个人的生活世界，那么原来的家庭动力就会被机构动力所替代。精神病院构成了一个社会系统，它成为了很多人的生存空间，是他们的"生态小生境"。不仅对于在那里工作的人来说是这样，对于很多患者来说也是如此。

因此就会出现这样的情况：对于某些患者来说，随着几年时间的流逝，他们与精神病院这个机构以及它的工作人员的关系要比他们与各自的家庭以及家庭成员的关系还要重要。

在精神病院内部所形成的交际模式，经常表现出与家庭内部的交际模式在结构上的相似性。在这种情况下，交际模式通常就拥有了一个慢性化的功能，因为在日常的交际中，患者的期望得到了证实。他的世界观并没有受到扰动，他能够保持原样，他完美地适应了他的"生态小生境"。

如同在家里一样，通过把患者奇怪的行为解释成是疾病，这就产生了一个"去交际"的过程，这就是说，患者的行为被认定为是疾病的症状，于是，它所拥有的交际的意义就被剥夺了。因为患者的行为不能总是，并且百分之百地被看作是某种疾病的结果，所以在治疗师和患者之间就产生了一种关系模式，它与青少年期的少年与他们的父母之间的关系模式有很多的相似之处。它导致了这种悬而未决状况的慢性化：人们无法决定，在解释患者行为的时候，必须要考虑到哪个背景，应该使用哪些游戏规则。他是一个能够自己负责的、有行动能力的、能够自己承担过错的主体呢，还是一个作为某种疾病的牺牲者、孩子般无助的、需要别人关心照顾的客体？

下面的这个案例描述的，是精神病院以及精神科医生所发挥的作用的矛盾性：他们的作用被看作是帮助，但是接受这种帮助却经常让患者感觉受到了侮辱。医患关系的不对等令患者的自尊心受到了挑战。此外，这种关系还包含着一个荒谬的内涵：如果它是成功的，那么它也就结束了；如果想保持这种关系，那么它就永远都不能成功。

弗洛林先生 34 岁，十五年来他一直受到了某家社会精神病学专 144
科医院的照管。他定期到医院附属的咨询点去，让人给他注射长效的抗精神病药。他还不时地参加集体的、为实施劳动疗法而组织的活动。医院的工作人员，从主任医生到清洁女工，都认识了他很多年。他非常受人欢迎，所有的人都在考虑，如何能够帮助他摆脱疾病。下面的谈话是医生的会诊，是在一个研究项目的框架下进行的。这个项目研究的是慢性化的条件问题。医院治疗人员中的绝大部分都到场了。尽管谈话的目标非常明确，即关注于医院的工作人员与弗洛林先生之间的交际模式，但是，在短暂的时间过后，此次会谈的采访者就把自己的工作集中在，并且局限在与弗洛林先生的对话上。其背后的原因是：他向医院的治疗人员提出的几乎所有的问题，都被他们以"治疗的方式"来回答。这就是说，当他们被问到自己作为局外观察者有什么看法的时候，很显然，由于患者在场，他们都变得吞吞吐吐的。他们没有描述能够被观察得到的现象和行为方式，而是试着去正确行使他们的治疗责任，他们说的只是他们认为对弗洛林先生的治疗有益处的那些东西（鼓励他，增强他的自信，等等）。正因为如此，医院的治疗师们才会被从谈话中排除出去，他们被置于观众的角色中。这么做的目的，是为了让患者能够免于被好心好意的宣言所淹没。

下面的节选是从弗洛林先生对这个问题的回答开始的：根据他的看法，医院的治疗师们对此次谈话抱有什么样的期望。

*　　　*　　　*

弗洛林	治疗师们对此次谈话抱有什么样的期望？……出于职业的原因,他们致力于让患者的状况变得更好。对于他们来说,如果他们能够看到,某个患者或某个人,他原本是有些障碍的,或者是患病的,现在他重新回归生活了,那么他们就会感到特别满意。
西蒙	这是非常泛泛的说法。我想具体到您身上,我把这个问题重新问一遍:他们每个人对您都有什么期望？

145 弗洛林　　（长时间思考）……嗯,我不知道,这是否是个好的愿望,嗯……我把这些关系,这些我整整保持了这么多年的关系,给中断……

西蒙	这是医院工作人员的愿望吗？您把这些关系给中断？
弗洛林	我不再扮演我的角色了。
西蒙	什么角色？
弗洛林	病人的角色。
西蒙	这是否意味着,他们想把您从这个角色里给抛出来？
弗洛林	不,是从这幢房子里。
西蒙	这是有关联的:没有这个角色您也不会到这幢房子里来……不过……您是怎么想到这一点的？
弗洛林	嗯,我只是觉得,那些交往和关系,就是在这家医院里建立起来的、被悉心维持的那些交往和关系,只不过就是个补偿,补偿那些……在医院以外不那么好的交往和关系……
西蒙	您自己是这么认为的？还是您觉得,这幢房子里的工作人员是这么认为的？
弗洛林	我不知道,他们是不是这么想的。

西蒙　　　您估计呢？

弗洛林　　嗯，他们最多会说："这确实是个不错的家伙，他已经来了好几年了，我们现在给他颁发忠诚大奖……"

西蒙　　　但是，原本的目的……和您建立关系的原本的目的不就是把关系给结束吗？我理解得对吗？

弗洛林　　或者从另一个方面来认识我。

西蒙　　　您能够想象吗？这间屋子里的某个人说："好吧，在未来的三十年里他尽可以到我们这里来，我们让他自己来决定。"让您待在医院里，没有任何目标，也不会把您给抛出去。按照这样的说法："您有居住权。只要您愿意，您就可以来。我们不会用什么中断关系的愿望来骚扰您。您可以相信这一点，可以一百年甚至更久……"，您能够想象吗？

弗洛林　　嗯，能。

西蒙　　　您能够想象吗？您可以毫无限制地想来就来、想待就待？

弗洛林　　嗯，我觉得这是个不错的姿态，这个……

西蒙　　　什么？

弗洛林　　这完全有可能。我真的这么认为，我对其他人……（长时间沉默，思考）146

西蒙　　　我还是没明白。

弗洛林　　这……我觉得，我没有权利占用他们的时间，让他们为我服务，或者……

西蒙　　　嗯。

弗洛林　　……或者我用某种方式来要求他们帮助我。

西蒙　　　如果您是这么认为的，那么这会给您造成什么结果吗？我们假设，您觉得，您有要求他们帮助的权利，那么您会有什么样的行为？

弗洛林　　我觉得，我受我自己的那些问题的威胁会少一些。

西蒙　　　那么然后呢？您然后会怎么做？

弗洛林	我会高抬着头，趾高气昂、笔挺地穿过大街。
西蒙	其他人会怎么想您呢，如果您高抬着头、趾高气昂、笔挺地穿过大街？
弗洛林	无论如何我都会觉得，他们肯定不会认为，这是个需要精神科医生的人，或者这是个接受精神病院治疗的人。
西蒙	如果确实没有人这么认为，这会对您造成什么影响？
弗洛林	……（长时间沉默）
西蒙	好吧，我们假设，没有任何一个人会想到，您需要精神科医生或者需要精神病院的治疗，那么您会如何安排您的生活呢？
弗洛林	有可能我会移民。
西蒙	去哪里？
弗洛林	去澳大利亚。
西蒙	您在那里做什么？
弗洛林	我也不知道。辅助工。
西蒙	这听起来不是很吸引人。
弗洛林	对于我来说总好过什么都不是。
评论	在这个询问环节中，治疗师要探讨的是患者的生病状态对患者的生活安排所产生的影响。患者对这个问题的回答让人产生这样的印象：他不喜欢这个提问的方向。他利用有关移民的想象来逃避对这个问题的回答。这一切都表明，他感觉到自己被牢牢地缠住了。在这种情况下，治疗师就面临着过分倾向于改变的危险，所以建议治疗师——就像已经提及的那样——转到另外的一个方面去，自动"刹车"。
西蒙	我现在有点儿逼迫您了……如果这有些过分，您必须要告诉我。我老是缠着您……
弗洛林	是的，已经谈得非常详细了。
西蒙	如果我纠缠您太多了，您必须给我一个停止的信号，不论

147

用什么方式。我现在想重新问问其他人,从他们的角度
看,什么是此次谈话最好的结果。我想分别问问弗洛林
先生右边的一位同事和左边的一位同事。你们的位置是
由弗洛林先生给安排在右边或左边的。我也不是很清楚,
这里面有什么含义。我就当成这里面有什么含义吧……

评论　　弗洛林先生在会谈开始的时候得到一项任务,即确定医
院工作人员的座位顺序。他看起来像是有目的地把某
些护士和治疗师安排在了自己的左边和右边。

护士甲　（对弗洛林先生)嗯,我也不知道,你把我安排得离你这么
近,这是什么意思。不过这让我本人非常高兴,因为我们
的关系在最近的几年里一直都是零零散散的。我们经常
在城里遇到,很偶然,我们互相打招呼,有时还谈上几句。
这次谈话最好的结果,我觉得,对于我来说,是在不远的
将来,或者在很远的将来也一样,你的状况会变得更好。

评论　　护士甲没有去回答采访者的问题,而是对着患者在讲话。
这表明,他并没有不由分说地就把责任交给采访者,他也
不承认采访者有资格来决定,谈话应该按照什么样的游
戏规则来进行。在会谈当中,采访者一直都是对着某个
具体的参与者在讲话,这就含蓄地传递出来一个呈放射
状进行交际的游戏规则。这个游戏规则并没有被护士甲
所采纳,因为他直接就转向了患者说话。护士甲的做法,
可以被理解成是用一种温和的方式来取消采访者的资
格:护士甲自己占有了治疗师的角色,所以他没有毫不犹
豫地就允许弗里茨·西蒙来确定会谈的游戏规则。

148

西蒙　　什么叫做"更好"?

护士甲　（对弗洛林先生)你不再需要精神病院了,这是最好的。

西蒙　　您从哪里能够发现,他不再需要精神病院了呢?

护士甲　（对弗洛林先生)我想,我能够从走路上看出来。我很喜
欢这个画面。因为我对你的印象,经常是来自我在街上

看见你的时候,你这么向前弯着腰快步走。你自己刚才说出来的那个画面,笔挺地往前走,让我非常喜欢。对我来说这就是个标志,我能感受到的一个标志……我觉得,这样的话你的状况就变得更好了。

评论   "更好",这又是一句套话,用这句套话治疗师很容易就会被敷衍搪塞过去,虽然他根本就不知道,这是什么意思。所以,建议治疗师在这里进行详细的询问。从护士甲的回答上可以明显地看出来,他正在努力地向患者表示,他对表明私人关系感到很高兴。很显然,他在努力地给出治疗上的"正确"的回答。

西蒙   他还会有其他的改变吗……? 如果您没看见他走路,而是看见他坐着,那您从哪里可以发现呢?

护士甲   我不知道,我想象不出来从哪里可以发现。我们的交往太松散了。不过,从活动上,我觉得……我还能够记起来,你在我们的日间医院里一直都非常喜欢画画,你也画得很好。

弗洛林   我在日间医院里待的时间本来就比在康复部待的时间要长。正因为如此,我才对别人提供给我的帮助有完全不一样的态度。在那里,我觉得,我得到的收获要比在其他地方多。

西蒙   通过什么呢? 怎么会呢?

弗洛林   是这样的,我讨厌治疗。

西蒙   治疗对您有帮助吗?

弗洛林   治疗对我有帮助。

西蒙   所有的都一样? 还是有区别?

弗洛林   (长时间思考)区别是有的,不过从本质上看不是那么大……

149 西蒙   这是一个非常关键的问题,对您关键,对我们也关键:对于您来说,过去的什么是有帮助的? 现在的什么是有帮助的? 将来的什么是有帮助的?

弗洛林　　有帮助的首先是,日间医院是为了让患者能够活动而设立的。

西蒙　　　您在那里可以活动?

弗洛林　　我在那里可以做一些活动,是的……

西蒙　　　活动本身对您来说就是有帮助的吗? 每一种活动都对您有帮助吗?

弗洛林　　不是每一种都……

西蒙　　　如果您回头看看,哪一种活动到目前为止对您最有帮助?

弗洛林　　有很多,我说不出来。

(弗洛林先生思考了很长时间,不过没有给出回答)

西蒙　　　(过了一阵子,对没有得到回答也感到满意了,转向了护士乙)我也想问问您的期望……

护士乙　　在我看来,好心的仙女已经来过了。我感觉到,这半年多来他的状况比以前好多了,也健康多了。如果我不认识他,我们在城里随便什么地方喝杯咖啡,面对面地,我就根本不会发现你和其他人之间有任何区别。对于我来说这根本不是个问题。从这个意义上讲,我对今天的谈话根本没有期望,我也不认为,现在必须要变得更好。已经都好得不得了了,这是第一点。我还听到,嗯,你说,在日间医院里进展得不错。这就是我们这些人的工作。我觉得,你也曾经说过,你愿意更人性地、更友好地和大家一起做点儿什么,比如说一起度过业余时间。在日间医院里,我也不觉得自己在你面前是个治疗师,我感觉我自己就像是你的弟弟。我在你面前的角色看起来就是这样的。

评论　　　护士乙的这段陈述,显示了精神疾病患者与他的护理人员之间以及与负责照管他的机构之间的关系的矛盾性。随着交往时间的增多,这会变得非常不清不楚:患者和治疗师(或者叫护理人员之类的——不同的机构之间有

所差别——总之是这类的称呼)之间的关系究竟是职业
上的关系呢,还是私人的关系?交往的时间越长,共同
的生活越日常化,彼此的关系就越含有家庭的意味。如
果机构里的交际模式的特点与患者所在家庭里的交际
模式的特点很接近,那么症状的慢性化也就没有什么好
令人吃惊的了。精神疾病的治疗机构没有给患者提供
一个新型的体验空间,只是证实了患者原来在家里获得
的以往感受。一般来说,就算是在家里,人们也会试着
用"人性的"方式,即遵循着所谓的"健康的人的理解",
来解决患者的问题。

西蒙　　　(对弗洛林先生)他刚刚描述了你们的关系,也描述了您。
　　　　　您认为他描述得贴切吗?从您的角度看,这是怎么样的?

弗洛林　　嗯,他是怎么理解"更人性"的?对此我无法形成一个恰
　　　　　当的看法。更人性(对护士乙),你指的是什么?

护士乙　　嗯,你知道的,你到我们的日间医院来,是作为……在一
　　　　　定程度上是作为患者,比如说,或者作为当事人或者作
　　　　　为来访者,或者……我们有一个所谓的治疗任务,就是
　　　　　要帮助你,帮助你更好地适应生活。为了能够帮助你,
　　　　　我们有一个治疗计划:使用药物,每周一起会谈两次,等
　　　　　等。这是一个计划……我觉得我自己不属于其中,因为
　　　　　主要是彼得在和你一起做,大概还有医生,或者我也不
　　　　　知道,还有其他人……我有些处于局外。我对这事不是
　　　　　那么在乎,我只是为你感到高兴。你做的运动,你画的
　　　　　那些画,你讲的那些故事……这些都让我感到很高兴。
　　　　　你排列了我的位置,你也排列了其他人的位置①。这就
　　　　　是我所认为的、在我对你的工作中更人性的东西。
　　　　　(……)

----

① 护士乙此处所说的"排列位置"是指"家庭系统排列"方法。——译注

150

评论　　接下来的一段内容没有被再现。在此期间,采访者试着
　　　　去挖掘,不同的治疗团队成员现在或过去对下面的问题
　　　　都是怎么看的:对于弗洛林先生来说,什么是有所帮助
　　　　的? 在他和他们之间都发展了一种什么样的关系? 在
　　　　这一过程中,采访者绝大部分都是向第三方来询问弗洛
　　　　林先生与某一位团队成员的关系。无论是关于关系的
　　　　模式还是关于帮助的想法及方案,都没有呈现出统一的
　　　　内容。在这么多年的时间里,很显然已经形成了一个由　151
　　　　各种不同的关系编织而成的纱网,患者根据自己的需要
　　　　去抓紧它。每个护理人员对患者所采取的做法,看起来
　　　　都更像是取决于他们当时的直觉,而不是取决于一个共
　　　　同的治疗理念。至于说为什么会这样,对于这个问题,
　　　　团队没能予以理解。

西蒙　　(对弗洛林先生)我愿意给您解释一下,我为什么提这么
　　　　多的问题。我问过您,也问过其他的几个人,像这样的一
　　　　个谈话的目标是什么? 我想给您解释一下,我的目标是
　　　　什么。我听说,您已经和精神科医生及精神病院打了很
　　　　长时间的交道了,于是我就在思考:精神病院为您提供的
　　　　那些东西,对您是不是真的能够有所帮助?

弗洛林　　它让人感到很有压力。

西蒙　　这正是这个问题。它确实有所帮助吗? 还是有可能恰恰
　　　　相反? 在这间屋子里坐着的所有人都有最好的意图,对
　　　　于这一点我毫不怀疑。我自己也是精神科医生,我曾经
　　　　有足够长的时间做着和这里的同事们做的一模一样的事
　　　　情。现在我处于不一样的岗位,就做着不一样的事情……
　　　　但是我发现,我的基本想法一直都是同样的那些。治疗师
　　　　对此总是有一些想法,看看如何能够帮助患者。但是,这
　　　　是否真的能有所帮助,一定得让患者自己来决定。我们
　　　　必须要听听他的意见,他的感受。您自己知道,什么对您

才是有所帮助的。所以我们才想看一看,到底什么才是有所帮助的? 是的,您是最好的专家,您能够评判,什么对您是有所帮助的或没有帮助的? 所以我现在才会问,就"什么是有帮助的"这个问题,谁是怎么想的? 因为在意图——包括思考——和结果之间,并不总是存在着一致性。

我有很多的问题,这些问题现在有些杂乱地冒出来。您刚才说了,您感觉到很有压力。您能详细解释一下吗,您的意思是什么?

弗洛林　　是这样的,我之所以会感到很有压力,是因为其他人用他们所关心的事情和他们的难题来打扰我,这就要求我必须把那些我根本不懂的东西塞进我的一部分脑子里。

西蒙　　您能讲得更具体些吗? 哪些其他人? 是这里的团队中的人吗?

弗洛林　　是的,现在是您,在座的人。

西蒙　　这是些什么样的难题? 他们,我们让您感到厌烦的难题是什么呢?

152 弗洛林　　嗯,你们很愿意我变成这样或那样,但是这却不一定是我原本的样子。另外,你们还想彻底改造我,因为你们以为这对我是最好的做法。

评论　　这当然是所有的关心照顾都具有的基本问题,无论这关心照顾是来自父母还是来自精神病院:谁来决定,什么对于谁是好的? 我们能够容忍一个病人/一个孩子想方设法步入不幸吗? 容忍他们不去做他们应该做的事情? 或者去做他们最好别去做的事情? 这里所展现的是在自我责任与他人责任、自我控制和他人控制之间划分界限时的矛盾心理。这是精神病院所拥有的原则上的——同时也是不可避免的——两难处境。

西蒙　　他们是不是一直都是这样在帮助您,就像是帮助一位根

	本不想过马路的老妇人过马路？
弗洛林	嗯……在某种程度上是的。
西蒙	这就是说,您必须得让自己不辜负他们。其他人的意图是好的,所以您不能让他们失望？
弗洛林	不过,我不能让他们失望,这种想法也可能是错的。
西蒙	是的,当然了,没人会知道。如果我理解正确了的话,您现在面临着这样的困难:您必须要让自己去迎合别人,他们对您有某种设想。您必须要让自己去满足这种设想,好让别人能够满意。尽管如此,您同时又必须得觉得:您自己也过得很愉快,是这样吗？
弗洛林	完全正确。
西蒙	这很难。您是怎么做的？您是怎么做到的？
弗洛林	(长时间沉默,没有回答)
西蒙	我还想说一点……
弗洛林	(打断)我不能向您保证,我做得到。我从过去到现在都认为,我做得到,但是肯定做到我可不敢说……
西蒙	这里的同事们想让您变成什么样呢？所有人的想法都一样吗？还是他们对您有不同的设想？……不同的构思,在某种程度上,弗洛林先生版本 1、版本 2、版本 3……这和做父母的有些相像。父母对孩子有时也有设想。当孩子出生以后,刚过了两个小时,他们就知道了,孩子以后会成为律师。确实有这种事。有的时候孩子也做了让父母高兴的事情,真的成为了律师。但是,也有人说:我对此不屑一顾,我想都不去想！在治疗师们那里也差不多是这个样子的——大概没这么极端。不同的治疗师都对您有什么样的愿望？他们想让您变成什么样子？您知道吗？
弗洛林	嗯,对我来说本来就存在着这样的危险……如果我不加思考,那我很容易就认为:我在那里或者不在,这对他们

153

来说根本就无所谓。在他们认识我之前,他们就已经作为治疗师在工作了。我根本不觉得,他们会想念我。

西蒙　　嗯,这有可能……如果您加以思考呢?

弗洛林　　我现在也还是要说,我根本不觉得,我……通过我的存在……能够让他们的生活变得充实,或者……

西蒙　　嗯,您愿意这样吗……? 您愿意拥有把生活变得充实的感觉吗? 如果有人把其他人的生活变得充实了,这也并不一定总是好事情。这样一来,其他人对他就会有所期待了。这是一柄双刃剑。

弗洛林　　嗯,无论如何……我觉得,每个人都很想让自己能够做得到。谁会不愿意看到自己能够做得到呢,在这种关系当中?

西蒙　　我没明白。就是说:每个人都很想让自己能够做得到,在哪种关系当中?

弗洛林　　就是通过他的存在让其他人更充实。

西蒙　　是这样啊。您也觉得这很重要吧? 我理解您理解得对吗?

弗洛林　　嗯,对的……在某种程度上这肯定是重要的。

西蒙　　对谁而言呢? 有特定的一些人吗,对他们而言您觉得这很重要?

弗洛林　　我觉得,我很好奇地想知道,我对别人意味着什么。

西蒙　　噢……您指的是现在吗? 还是泛泛而谈?

弗洛林　　对,现在也是。其实是这样的,我……我不可能仅仅就是个精神病院的病人,有些错乱的病人。我同时也是,呃……噢,我不觉得,我能够自认为,我会成为社会的一部分。

西蒙　　如果您想让自己对治疗团队中的每一位成员而言都很重要,那么,这会影响到您对待他们用来让您感到厌烦的那些愿望和难题的方式吗? 您会试着去满足他们每个人对您提出的设想和未来规划吗?

154

弗洛林	我在医院这个环境中本来就很活跃。碰巧的是,我现在和所有在这里的人都有关系。
西蒙	我想再重新回到我的问题上来。他们每个人都对您有什么样的设想? 精神病院想把您塑造成什么样子?
弗洛林	是这样的,我最最担心的,即我在精神病院里最害怕的,就是我被强求统一①了……
西蒙	这是什么意思? 您从哪里可以发现,您被强求统一了? 或者,您从哪里可以发现,有人试图强求您统一? 强求统一对您来说意味着什么?
弗洛林	嗯,比方说,就是老是有人挑我的毛病找岔子,我只能绞尽脑汁冥思苦想。我是个怪癖的人,被盖上了图章,不允许对生活提出别的要求,因为这根本就与之格格不入。
西蒙	如果您感到自己被强求统一了,您会如何走路呢? 挺直、笔直、躬身? 还是?
弗洛林	我觉得,我有……我会死于某种形式的厌世,随便用什么方法……
西蒙	这是什么意思?
弗洛林	我可能会使用武力设法搞到一些通过规规矩矩的……通过一本正经的生活转变而无法搞到手的东西。
西蒙	比如说……? 您试图搞到什么呢?
弗洛林	很有可能是很多的钱。
西蒙	您已经看中某家银行了吗……?
弗洛林	还没有……
西蒙	我还在思考强求统一的事情。我在考虑:在精神病院里,人们能够做哪些有意义的事情? 哪些事情不是那么有意

---

① "强求统一"(gleichschalten)原为纳粹用语,意为强迫组织、机构、人的思想等一体化,强使一致。此处指统一人的思想、情感、行为等,使人丧失个性。

义？就是说：强求您统一，这并没有什么意义。我理解得
对吗？

弗洛林　是的，我之所以很害怕被强求统一，是因为我在此之后就
没有发言权了……我不是那个建立联系的人……不是那
个寻找机会与别人交往的人，不是那个维持交往的人……
而是由其他人替我做了这些事情。我因为被强求统一了，
所以就不再能够做这些事情了……

155　西蒙　这就是说，您不再能够说不了……？

弗洛林　对。

西蒙　……当有人对您摇铃的时候，比如说。

弗洛林　对。

西蒙　我们假设一下，那位著名的好心仙女来了，她让您一下子
变得活力四射——就像运动鞋一样有活力，正如同人们
所说的那样——您可以轻松自如地从事您的兴趣爱好，
笔挺地穿过大街。所有人都认为："这个人很健康，他不
需要精神病院了！"好吗？

弗洛林　好吧。

西蒙　这是一个思维试验。在做思维试验的时候非常好的地方
是：我们可以改变所有的条件。您怎么能够邀请精神科
医生重新变得积极起来呢？您必须要做些什么，他们才
能够想到："啊，他还没变得那么好，我们不能不管他！"？

弗洛林　我必须故意去毁坏些东西。

西蒙　什么样的东西特别适合让精神科医生把注意力投到您身
上？

弗洛林　我觉得，我必须故意去毁坏些东西，或者……或者去骗人……
或者，对，骗人，如果我……如果其他人想从我这里知道，
我为什么会这么做，那我就保持沉默。

西蒙　我觉得，这好极了。是的，这很可能会成功。您能……

弗洛林　（打断）哦，不，不保持沉默，就说：我不知道。

西蒙	说"我不知道"要比保持沉默更好吗……？这意味着：您要装傻？是不是？
弗洛林	是装傻。在某种程度上，是的，肯定。
西蒙	您做得到吗？装傻可得有一定的能力。并不是每个人都能做到。装傻，这也是某种形式的智慧。
弗洛林	嗯，我觉得，我到这里来，这已经是某种形式的装傻了。
西蒙	现在，在我折腾了您一个小时之后，您还想继续下去吗？
弗洛林	想。
西蒙	请您给我个印象：到目前为止您觉得怎么样？我本来是想和所有的人都谈谈的，但是后来只是我们两个在一起聊。
弗洛林	嗯……我之所以到这里来，是因为……因为我的加入就能多一个人，一个可以从自身来谈谈的人，这样就能对精神科医生……嗯……进行支持，是不是？
西蒙	对，正确！
弗洛林	……此外还可以说明：他把治愈的可能性……他把还不太明朗的治愈的前景变得明朗了。他也许还可以鼓励其他的患者，来和精神科医生谈谈，并找出一条可行的路，也许……我参加到这个回合的谈话当中来，并不是想特别和某个人谈谈。我只不过把这看作是种鼓励，也许……
西蒙	鼓励谁？
弗洛林	嗯，鼓励那些他不知道应该怎么做的人，比如说。
西蒙	此次谈话对您的作用又如何呢？
评论	建议治疗师随时去询问他的谈话对象：他们对谈话的感受如何？任何一个交谈都是某种形式的合作。因此，只有经常让谈话对象进行反馈：他们是否认为这所有的一切是有意义的、有好处的。这才是妥当的做法。
弗洛林	嗯，您当然想知道很多东西。您认为，我这个样子来谈谈……

156

	您把这看作是其他人的功劳。您想看一看，他们是怎么 工作的。
西蒙	您怎么会想到，我会把这看作是其他人的功劳？不过您 把这个告诉我，这很好……您这个样子来谈谈，其他人 会把这看作是他们的功劳吗？您是这么认为的吗？
评论	人们在精神病院里所面临的很多问题，其实都涉及个人 的自主权。这一谈话环节中，显示的就是这个内容。这 次谈话对患者来说是非常费力的事情，采访者没有体谅 他，而是在谈话中向他提出了很多的要求。他证明了自 己是具有承受压力的能力和反思的能力的。这看起来 是个不小的成绩，弗洛林先生很是为此感到自豪。但 是，这个成绩是被算作他本人的功劳呢？还是被算作他 的治疗师们的功劳？只要患者取得了让治疗师们高兴 的进步，那么他就会遇到这个问题……
弗洛林	嗯，我觉得这很难说。
157　西蒙	您把这看作是其他人的功劳还是您自己的功劳？我没有 想过，这是其他人的功劳。我也没有思考过，这是谁的功 劳。所以我问您：您自己怎么看这件事？
弗洛林	……我认为……我觉得……我，比如说，借助于宗教的精 神辅导，我很有可能会比借助于精神病院的治疗要进展 得更好一些……我是这么想的……我现在把它说出来， 是因为您想知道，其他人是怎么工作的……
西蒙	这正是我感兴趣的问题……如果您当初没有接受精神病 院的治疗，而是接受了宗教的精神辅导，您认为，会发生 什么呢？您认为事情会如何进展？会有什么不同？
弗洛林	……我想，我绝对会为了自己生活中的进步更加全力以 赴。
评论	在这里，弗洛林先生提到了一个在人们的共同生活中大 概不可避免的两难处境：如果有人承担了对其他人的照

顾和责任,那么就存在着这样的风险:无论他是否有意
为之,他都会在事实上危害到其他人的自主权。如果有
别人来操心我的幸福,那我就不需要自己再去操心;如
果有别人替我完成工作,那我就不需要自己再去完成;
如果有别人把我作为一个独立的个体应该自行承担的
功能给承担了,那我就不再需要这些功能了。不仅在父
母与子女的关系中会出现这样的情况,在精神病院和它
的患者的关系中也会出现这样的情况。但是,并不是说
要从中得出这样的结论:对患者听之任之就更好;只不
过,反过来的想法,即对患者表现出关心和照顾永远都
是有意义的,这同样也是不合适的。

西蒙　　　这就是说,您会自己承担对自己的责任?

弗洛林　　对,我承担对自己的责任。

西蒙　　　但是,为什么您认为,要是您接受了宗教的精神辅导,您
　　　　　才会更加全力以赴呢?

弗洛林　　在现在这种情况下就有些无所谓了……

西蒙　　　您无所谓吗? 还是谁无所谓……?

弗洛林　　嗯,是这样的,我的……(微笑)不一定总是其他人……　　158

西蒙　　　我对此非常感兴趣……如果您在若干年之前——我不知
　　　　　道,第一次是什么时候——没有遇到精神科医生,而是有
　　　　　人给您做了宗教的精神辅导,那么会有什么差别呢? 您
　　　　　自己会做哪些不一样的事情?

弗洛林　　在所有的这些年里?

西蒙　　　是的。

弗洛林　　……我认为,我会更好地认识自己。

西蒙　　　精神病院如何阻碍您认识自己了? 或者说,精神病院怎
　　　　　么导致您不认识自己了?

弗洛林　　就是因为精神病院不是个集体。

西蒙　　　这是什么意思? 我没明白。

弗洛林　我们不是一个团体。

西蒙　　（思考）我一直都没有明白这其中的关联：认识自己与精神病院之间的关联，或者不认识自己与来自精神科医生及精神病院工作人员的照顾之间的关联……我想再说得尖锐些：我们假设，精神病院还没有被发明出来，或者它现在转眼之间就被解散了。那位好心的仙女不仅满足了您的愿望，而且还把精神病院给解散了。那么，您会如何继续生活呢？您在您的生活当中会有哪些不一样的举动？宗教的精神辅导师还在，其他所有的东西都还在，就是没有以此为业的精神科医生了。那么您会做什么呢？

弗洛林　……我会去休假，我会很享受，终于没有人不停地找我的茬儿了。

西蒙　　您会休多长时间的假……

弗洛林　（思考）……或者对我刨根问底。

西蒙　　您会休多长时间的假……？

　　　　（停顿）

西蒙　　我现在刺痛您了吗？

弗洛林　没有。那我就不必总是感觉到自己受到威胁。

西蒙　　这就是说，精神病院威胁到您了？或者，您感觉到自己受到精神病院的威胁了，不管它是不是真的这么做了？

弗洛林　不是的，不过，它在慢慢逼近真相。

159　西蒙　　精神病院？

弗洛林　是的。

西蒙　　什么真相？

弗洛林　嗯，关于我的真相。

西蒙　　这是……？您愿意说说吗……？

弗洛林　最好不。

西蒙　　那好吧。我们还是停留在思维试验上面：威胁您或者去查找真相的精神病院不存在了。那么您会做什么呢？度假？

多长时间？完全放松，不受到威胁，然后呢？

弗洛林　……如果我能有份职员的工作来做……那我很有可能会更好地履行我的工作职责……我会更好地履行它……要我去听从别人的指挥，这也没什么问题。

西蒙　您必须得给我解释一下，精神病院，就是现在存在着的这个精神病院，它没有被解散，它已经被发明出来了，精神病院怎么阻止您这么做了呢？……尽管如此您还是可以这么做。我还是没明白。

弗洛林　比如说，我也很想对他们做的那些好事表示感激，这些事情让我的状况变得更好，让我的感觉更好，让我也能够做成一些事情。但是我不认为，精神病院因此就能够自夸炫耀，说他们在我身上创造了奇迹……我觉得，如果要我感谢精神病院的话，那我就必须得不诚实。

西蒙　这就是说，如果您现在发挥了您的能力、把您的生活掌握在自己手里、充分运用了您的天分，那么，精神病院就有可能认为，是他们为您做了好事情。是精神病院做成的，而不是您自己做成的？

弗洛林　嗯，是的，这就是我刚才所说的意思……我作为他们的寄宿生做成了事情，这是他们的功劳。

西蒙　我对您的理解正确吗？与其让精神病院感到满意，您宁可放弃让自己做成事情……

弗洛林　正是！

西蒙　啊，现在我们更清楚一些了……我看了看表，我们的谈话已经进行了相当长的时间。我把您折腾得也够久了……那么，下一步将会如何发展呢？您是怎么想的？如果我们比如说在五年之后重逢了……我们在一间咖啡馆里相遇了，我会遇到一个发挥了他的才能并且赚了钱的人呢，还是会遇到一个精神病院的病人？

弗洛林　嗯，就我这方面来讲，我认为，对您来说，我永远都不会终止精神病院病人的这个身份。

西蒙　　　您怎么会想到这个呢？根据那句老话：一朝……千古……？

弗洛林　　（长时间沉默）

西蒙　　　请您让我提另外的一个问题，这个问题在我脑子里转了半天了……一方面我相信，您宁可一直当个病人，也不愿意给精神病院造成这样的印象，是他们成功地把您变成了某种"不一般"的人。但是我也在思考，作为一个精神病院的病人，这对您来说是不是也有其他的好处？嗯……是不是对您来说有其他的什么好处，促使您决定宁可一直当个精神病院的病人？

评论　　　每个症状的形成，每个发展道路的选择（也包括生病道路的选择），如果从适应的角度去看，都可以被看作是一种选择的结果——一种成功的生存策略的选择。拥有了这样的视角，治疗师和患者就不会把患者迄今为止的生活看成是没有价值的——即使这是一个精神病院病人的生活。事实上，没有哪个患者能够心安理得地宣称，即使没有生病的状态以及与此相连的各种好处和坏处，他也能够生存下去。把注意力聚焦在生病状况的功能性方面，可以保护治疗师，让他在变与不变的交锋中免于失去中立。

弗洛林　　这本来就不是一份职业，这是一种……这就是一种状态。

西蒙　　　嗯，还是有这样的一些人，他们曾经是精神病院的病人，他们突然自己都忘了这回事儿，其他人也忘了。我觉得您讲得有道理：这不是一份职业，但是这也不是一种状态。这什么都不是，这不能填进护照里，作为一个一成不变的标签。这就是说，他们必须得不断地提醒其他人，自己是个精神病院的病人。否则大家就会忘记。有些人会忘记，他们曾经参加过教会；有些人会忘记，他们曾经上过某所学校。所以我才会想：您已经在精神病院里很长时间了,您已经用一种缜密的方式深入研究分析过它了。我很难想象,您没有自己研究过,而且也不是很清楚,作为一个精神病院的患者您都有哪些好处——除了您不愿意看到,其他人大言不惭地就把成功的金贴在了自己的脸上……让一切都维持原状的好处是什么呢? 是怎么样的?

弗洛林　我可以把事情搞错,我想什么时候就什么时候,我想怎样就怎样。这也就是说,嗯……谁也不能把他怎么样,如果他把事情搞错了……

西蒙　您就拥有一个硕大无比的自由空间……嗯……我明白了……这是不是意味着,如果不是在这种状况下,您把事情搞错了,那对您来说就会很糟糕……? 或者,这会带来糟糕的后果……?

弗洛林　嗯,这……是这样的,在这个过程中自我评价肯定会发挥着作用。为什么我原本……想,精神病院会带给我一些东西,是因为……精神病院对我来说是很重要的……那个自我评价,如果它是错的,当发生了什么事情的时候,那总是某人的错……或者某人有错,这样一来,精神科医生就会……就会去澄清过错的问题,然后就……

西蒙　……认定没有过错……

弗洛林　……认定我对此没有过错。

评论　根据患者的感受,精神病院所具有的一个积极的功能是认定他没有过错。这就开启了一个自由空间——“愚蠢的自由”的范围空间。患者为此要付出的代价就是放弃自我的责任——不仅仅是针对那些有过错的行为,那些“坏的”事情,而且还针对那些值得认可的行为、成绩,那些“好的”事情。在此;这个关系也可以被这样逆转过来:患者认定精神病院对其状况的好转“没有”“过错”。他拒绝承认精神病院的成绩,因为这与抹杀他自己的成绩联系在一起。患者宁可保持着他的症状,并且将其慢性化,直到自己变成一个长期的病号,也不愿意让医院感到心满意足,感到他们的工作做得很好……

西蒙　　　(点头)……我不再有其他的问题了。您对我有什么要问的吗?

弗洛林　　不,眼下没有了。

西蒙　　　当我和几个人进行谈话的时候,在一般情况下,我都会做个暂停,让我自己把所有的东西都在脑子里再过一遍。这次只是我们两个人在谈。所以我不觉得,我有必要对我们所谈论的内容再说些什么。

弗洛林　　我非常想把所有的这些内容都通过书面的形式看一看。

西蒙　　　这里的这些,全部?

162　弗洛林　　对。

西蒙　　　嗯,录像上的内容肯定可以用文字记录下来。只不过这是特别累的苦活儿。不过,我也非常想拥有书面的东西。如果您能够做这件事情,或者您能够说服某人来做这件事情,那我将非常感谢您。您大概也可以让别人相信,您自己做不了这件事情……无论如何我都很感谢您和我进行了这场谈话。我从中学到了很多东西。

弗洛林　　您从中都学到了哪些东西? 我对此很感兴趣。

西蒙　　　我学到了,在精神病院里,拥有好的意图与达到好的效果并不能相提并论。治疗师这方面认为好的意图,并不一定能够被患者感受成好的意图。作为一个患者,如果他看到某个人有好的意图并且想帮助他,那么当他不想辜负这个人的时候,他就非常容易陷入困境……患者必须要让自己符合别人的愿望,那么他就会陷入不得不放弃自己观点的危险之中。这就是我对强求统一这件事情的理解。精神病院里的工作人员,在他们向患者提供的关系中,存在着问题和陷阱。在某种程度上,他们是说:我给你提供某种关系，目的是结束这种关系。这是件非常困难的事情。精神病院的另一个功能是：那些对自己有很高要求的人，或者那些面对着很高要求的人，如果他们没能满足这些要求——不论是自己的还是别人的——那么他们对此的反应就非常容易带有负罪感；但是精神病院却给他们提供了一个很大的自由空间，因此能够减轻他们的过错。这就是我所学到的所有的东西。噢，还有，有的时候很有可能还会更好一些——我不知道，是不是总是这样——如果病人没有落入精神病院的手中，没有落入助人为乐者的手中的话。虽然病人必须得与负罪感进行抗衡，但是有了负罪感，这也可以推动他继续前进。如果他有了负罪感，那这也有可能是个机会。这就是我从中学到的所有的东西。我不知道，这是不是确实就是您所讲的内容，因为有些内容是我自己解读出来的。所以每句话还都值得再去推敲。但是，这对我来说是些非常重要的东西……这么回答够了吗？

弗洛林　　够了。

西蒙　　　够了？那我们现在结束好吗？我们能结束了吗？

弗洛林　　请吧。

＊　　　＊　　　＊

　　在家庭治疗中，如果家庭中的某位成员已经很长时间以来就是精神病院的患者，那么家庭会谈经常会演变成二人之间的对话。此处也是一样，此次谈话——与计划的完全不同——变成了外来的咨询师与患者之间的二人对话。这是否能对患者有治疗的效果，还很值得怀疑，因为对患者来说，此次谈话最终只产生了很少的新的视角。但是，对于那些护理人员来说，情况却完全是另外的样子。他们能够，而且必须要进一步修正他们对患者的看法以及他们对自己行为的评价。他们应该看到，与最近几年时间里的表现相比，患者实际上所具有的自我意识和能力要强得多，他"对自己的命运的责任感"也要大得多。在谈话中，"疾病"的问题变得无关紧要。与患者的日常交往中所发生的一切，都可以被理解成是一种与疾病无关的解释模式。这又一次为若干个天经地义的治疗信条刻上了"划痕"。对于在场的那些消极参与谈话的医院工作人员来说，这至少是一个反馈。如果患者能够不仅仅只是被看作是某种疾病的受害者，而同时也被看作是一个具有行动能力的主体的话，那么在理想的状态下，就会产生长远的影响。在与拥有精神病院病人的家庭所进行的谈话中，也会发生同样的事情，病人的家属有时也会同样被置于听众的位置。通过观察治疗师和病人之间的对话，家属们终于可以在很长时间之后第一次发现，他们的那位被标注为"有些障碍的"、被剥夺了交际资格的家庭成员还具备有能力的一面。

9. 个别治疗的问题/治疗师的帮助导致的慢性化

（比格女士）

一句古老的单身格言说："所谓婚姻，就是两个人尝试着共同去解决那些单身时不会出现的问题。"与此类似，进行个别治疗的治疗师与他的患者之间的二人关系也可以进行如下的定义：所谓个别治疗，就是两个人尝试着共同去解决那些在家庭治疗（或者夫妻治疗）中不会出现的问题。

尽管绝大多数的心理治疗师都在进行个别治疗的会谈，但是如果从系统式治疗的角度看，我们就可以确定，个别治疗是那个最困难、最复杂的治疗形式。其背后的原因是，有关治疗关系的交际——这在二人关系中是不可避免的——具有自身相关性。治疗师或患者所谈论到的有关他们之间关系的内容，以及他们共同做的事情，永远都是关系的一部分。这同样也适用于元交际——即有关交际的交际——的内容。如果想用一种最简单的方式把交际的自身相关性描画出来，那么就可以借助于下面这个陈腐的例子，它取自另外一种夫妻关系，而不是治疗中遇到的夫妻关系：

有个女人要求他的先生和她就夫妻关系来谈一谈（＝元交际）。他作为——正如同他自己所认为的那样——一个好的伴侣当然立即就同意了。他太太的不满意之处源于夫妻双方交际中的一个令她忍无可忍的方面，对此她是这样来描述的："总是由你来决定，所有的事情到底是怎么样的！"先生的回答是："不，我的宝贝儿，根本就不是这样的！"

从中可以很清楚地看到：在这场有关夫妻关系（至少从太太的角

度来看是这样)的交际中,太太所抱怨的交际模式恰恰是真实地发生了。元交际的内容也要遵循交际的规则。两个人分别提供的外部视角,即关于夫妻关系的看法,正是内部视角——即夫妻关系——的一个方面。交际的这种自身相关性,应该就是使夫妻关系陷入困境的罪魁祸首。夫妻中的一方所讲的话,恰恰证实了另一方之前的看法和感受。其结果有可能是一个稳定的、双方都感到满意的夫妻关系,在这种关系中,夫妻二人拥有共同的世界观,他们互相被对方所证实。但是,其结果也可能是一场关于事实的争斗,一场旷日持久的讨论,讨论谁拥有的事实才是真正的事实。如果是这种情况,那么夫妻双方从逻辑上看都不可能从自我证实的环路中逃脱,这个自我证实的环路就会导致交际模式的慢性化。所以,只有一个真正处于夫妻二人关系之外的第三方,才可能在交际中引入一些新的东西。

任何一个二人关系都带有这种逻辑上的陷阱,它也威胁到个别治疗(这当然不是说,每一个个别治疗都一定因此而失败)。自从西格蒙德·弗洛伊德有关移情和反移情现象的著作问世以来,人们就意识到了在心理治疗领域里的这个危险。精神分析的结果是,把坏事变成了好事,把对移情和反移情的分析升格成精神分析的一个基本组成部分。从系统式治疗的角度看,避免让治疗师在这种模式中陷于混乱纠纷,这要比精神分析简单得多,从经济上看也划算得多。治疗师只要和夫妻双方或家庭一起工作,那么他面对原有的交际系统——导致当事人前来进行治疗的问题就是从这个系统里产生的——就能从一开始就拥有一个外部的视角。他的所作所言,在这种情况下虽然也总是治疗系统的一个组成部分,但是却无论如何都不会成为家庭日常交际系统的一个组成部分,而家庭日常交际系统才是问题或症状滋生或存在的温床。

从事个别治疗的治疗师永远都只拥有一个社会观察领域,即他自己与他的患者之间的交际,他自己对交际的形式也起到了决定性的作用。与此相反,与几个人共同进行会谈的治疗师却开启了几个观察领域,即夫妻双方之间的以及/或者家庭成员之间的交际,对这些观察领域他能够部分地赢得外部的视角。他能够直接观察他们的互动和交际。当然也必须要考虑到,这些可以被如此这般来描述的互动模式,是发生在有一个外来的观察者在场的情况下的。但是,尽管如此还是可以通过相应的询问来检查一下,在参与者看来,这些互动模式在家庭日常生活中是否是以类似的方式来运转的,还是它们在此是第一次出现。

由此可以确定,从系统式治疗的角度来看,针对单个当事人的工作是最困难的。它能否成功取决于,两个人——即治疗师和当事人——是否有能力,或者在治疗的进展过程中是否变得有能力,给共同创造的交际模式引入一个双方都认可的外部视角(精神分析的"工作关系")。由于我们的健康体系的结构问题,疾病的模式是根据医学来确定的,因此绝大多数的心理治疗仍然还一直都是以个别会谈的形式来进行的。下面的这个案例要说明的是:这有可能带来哪些——有时具有慢性化功能的——后果;为了将目光投射到治疗师与患者之间的关系上,都有哪些系统式的访问技术可以得到应用。

比格女士打电话来预约一个会谈的时间。一开始的时候她就说,她已经看过了七位精神科医生。此次她被转到这里,是通过一位在加利福尼亚生活和工作的同行给介绍的。该同行因为写了一些科普读物,所以变得非常有名。患者也是通过打电话找到他的。因为他觉得跨越大洋的治疗没有什么意义,所以他让患者来找弗里茨·西蒙。在电话里,没有就澄清背景而进行详细的询问和说明。

＊　　　　＊　　　　＊

比格　　嗯,是什么促使我到这里来的? 我是怎么到这里来的? (唉声叹气)我对您讲过,我已经看过七位精神科医生了。

西蒙　　什么样的精神科医生? 是自己开诊所的精神科医生还是心理治疗师?

比格	各种各样的都有。
西蒙	您都尝试了些什么？
比格	在过去的十年里——我必须要说明，我是从十年前开始的——我曾经看过不同的精神科医生。不过经常都很短。只要我觉得有些东西对我来说不太合适了，我就会离开。我也曾经去过医院——不过，只是在门诊——还一起参加过两次小组治疗。在一两个月前，我完成了一场心理治疗及精神分析。
西蒙	完成了？
比格	完成了！那是个别治疗……
西蒙	这就是说，你们两人商量好，现在结束？
比格	是的！这本来是最后一次……（停顿）我本来在想，我的状况已经相当稳定了。后来有一段时间我又重新开始勤奋地工作了，不过现在已经停止了。我再一次发现，我又有了这一类的紊乱，我也许可以……
西蒙	呃，对不起，我要打断您。我有时候会插问一些傻问题。请您给我讲一讲，十年前怎么了？您第一次是因为什么去看治疗师的？
评论	患者对"紊乱"的讲述立即被打断了。其背后的原因是，通过她的介绍，根本无法指望产生一些对她来说新的东西。她已经把自己的症状很多次讲给很多位治疗师听了。这些治疗师们极有可能具备足够的能力，他们大概也一直在努力去理解症状的形成（四年的精神分析），所以在此就存在着把同样的事情再做一遍的危险。因此，治疗师的注意力聚集在了"紊乱"的作用上面：它促成了与治疗师的关系。因此，治疗师在形成自己的假设以及提出与此相关的问题的时候，遵循的主线都是治疗及治疗师的功能，即治疗和治疗师在患者现实的关系网内部具有什么样的功能。"治疗是个需要得到处理的难题"，

167

这就是最初试着提出的假设。因此,治疗师的兴趣在于——完全是传统型的——诱发症状产生(即治疗)的情况。

比格　(笑)嗯,这大概是个关键事件。我先生那个时候在慕尼黑,我住在卡尔斯鲁厄,没有跟他一起去慕尼黑,出于某些原因……

西蒙　他在那儿工作吗?

比格　是的,他后来去了慕尼黑。我一个人在卡尔斯鲁厄生活了一年,在这段时间里我爱上了另一个男人。然后我先生又回来了。我把这件事对我先生说了,我想搬走。我先生就打了我,那个时候我们之间的状况相当糟糕。我拿了一把刀,把自己锁在房间里,为的是避免自己的攻击性爆发。在此之后,我们谈了次话。他对此感到无比的遗憾,我也一样。我突然之间变得很迷乱……我们也就没有分开。我得了很严重的抑郁,我再也起不来床了……

西蒙　为什么你们不分手呢?您对此有什么解释吗?您不是还有一个男人嘛。

比格　嗯,我不能,我根本就不能。我不知道。我后来回到了卡尔斯鲁厄,在那里住下去。

西蒙　和您先生一起?

比格　和我先生一起。我后来又开始上班了。

评论　从关于十年前所发生事件的叙述中可以看出,症状的形成以及与此相连的向治疗师求助,从一开始就被纳入到了夫妻的动力之中。分手的愿望与攻击性紧密联系在一起。先生对太太分手意图的反应是诉诸暴力,太太控制自己对先生的攻击性的方法是把自己给锁起来,从而让攻击针对的是自己而不是先生。分手的想法并没有付诸实施,患者变得抑郁,她没有了行动能力,她也就不再能

168

够与先生分手了,即使她愿意这样。第一位治疗师作为一名"第三者",来到了情人的位置,进入了游戏之中。

西蒙　如果你们当初分手了,那么会发生什么事情? 您是怎么想的? 您的想象是什么?

比格　当时是这样的:我那时感兴趣的那个男人,是属于一见钟情。那时候是这样……我和他是在汽车里搞到一起去的,那是一件极其难堪的事情,我必须得对您说。但是尽管如此,我还是感觉到自己被吸引,嗯……不过这……

西蒙　他不是个值得信任的伴侣吗?

比格　对,不是!

西蒙　您先生是个您可以信任的人吗?

比格　是的。

西蒙　后来您就去看了治疗师? 那时候是第一次吗?

比格　是的。

西蒙　然后您的状况变得好些了吗?

比格　没有。后来我又去了一次医院。治疗师是个父亲的角色,主持小组治疗。不过我当时想,我根本就没有沟通的问题,我做了几个月。当时他也给我开了药,不过我没吃……

西蒙　您那时候去了七次,一共是七次在同一位治疗师那里。您在最后一位治疗师那里待的时间要更长一些。您最后一次去看治疗师是因为什么呢?

169　比格　因为……我工作劳累过度了。我父亲去世了,我必须要特别照顾我的母亲。我有一个十八岁的女儿,她在学校里也有问题。我还要照顾我的九十岁高龄的奶奶,就是我父亲的母亲……然后我就垮掉了。

西蒙　您那时去看治疗师最主要的问题是什么?

比格　嗯,我只能躺在我那漂亮的位于森林深处的二层小公寓里,我感到很害怕,我再也不能出门了,我再也不能到停车楼里去了,再也不能了。

西蒙　随着治疗的进展,情况变得好些了吗?

比格　是,是! 我只是躺在家里,读了多得不得了的书。我一辈子都在读心理学方面的书。所有可能的书,从童话故事到其他的五花八门的书,我都读过。

西蒙　现在,您在两个月前结束了治疗之后,又怎么想起来要去找一位新的治疗师呢? 起因是什么?

评论　这个问题再一次针对治疗的功能,也就是说,"症状"目前出现(即治疗的愿望)的起因是什么?

比格　我的分析师对我说:"您还没有找到您的导师!"

西蒙　您现在就在找吗?

比格　(笑)也许! 是的。

西蒙　您从哪里可以发现,您找到他了呢?

评论　如果治疗就是需要处理的"症状",那么找到导师——不论对此是如何理解的——就是治疗的目标。

比格　(耸了耸肩)我不知道。我大概太善于随机应变了,所以我总是能找到避风港,不管在什么地方。

西蒙　为什么您不应该拥有避风港呢?

比格　对! 我对我自己也这么说。

西蒙　嗯,您认为,您是应该拥有它呢? 还是认为,您不应该拥有它?

比格　嗯,无论如何都要有!!

西蒙　嗯,我也这么认为! 如果有了避风港,那就非常让人安心。

比格　我感到很高兴,我能够逃离某些人。

西蒙　嗯,嗯,您现在……您又急急忙忙在找一位新的治疗师。这次的起因是什么呢? 是您上一位治疗师所说的,您还没有找到自己的导师吗?

比格　也许是这样……我相信上帝给我的命运安排……我也相信,在此之前在我的生活中所发生的一切,都有各自的意

	义。您大概可以看看,我有时候会遵循着什么东西。(给治疗师看一个香烟盒,牌子是"精选,西蒙医生")
西蒙	西蒙医生?
比格	对。
西蒙	我就是因此才想到要从事这个职业的,不过这是另外的故事。
比格	(笑)嗯,也许这就是个笑话而已,不过就是这类关键的东西,也许只是记忆中的片段……
西蒙	这香烟您以前就抽了。您是怎么想到"我要去找一位新的治疗师"的?从上一次治疗结束到您冒出这个想法有多长的时间?
比格	到现在差不多有三四个礼拜了。
西蒙	我们在三四个礼拜前打的电话。
比格	对,没错!在八个礼拜之前结束了上一次治疗。
西蒙	您说:"我现在需要一位新的治疗师。"您认为,这次的起因是什么呢?
比格	我想这么对您说吧。在我的脑子里一直都有一个固定的想法,就是我自己要成为一名治疗师。我从来都不敢问一问我的分析师……哦,不,我曾经有一次问过了。他说:"狂妄自大!"嗯……我现在仍然一直都在寻找,并且考虑:我大概是要继续进行治疗的培训呢,还是转向一些比较具有操作性的东西……我也许应该少做一些精神上的思考,而不是像前几年那样,那时候我的脑子都被各种各样的想法塞满了。
西蒙	哦,"塞满了"是什么意思?
比格	我……我把我自己吸得满满的,用……我生活在一个精神世界里,不是吗?
171 西蒙	嗯,对,很多人都是这样。我在想,这有什么糟糕的?
比格	因为这个,我把现实都给忘了。

西蒙　　嗯,现在您在这里……不过,您眼下的问题是什么呢? 是您无法决定,您是否想或者能够成为治疗师吗? 我想,您已经训练了好几年了,是不是?

比格　　对,确实。

西蒙　　治疗是一种不能从书本上学来的东西,而是要跟从某位导师或者某位老师来学习,您已经见过几位老师了。您对此已经有了一个很好的了解。您大概已经可以写一本关于心理治疗的书了,或者至少是关于心理治疗师的。

比格　　(笑)对,我也这么想。

西蒙　　治疗师们看到了哪些避风港? 哪些他们没看到? 哪些避风港是他们为自己准备的……您想从我这里得到什么呢?

评论　　每一位治疗师都应该试着去挖掘,他的患者都给予了他哪些功能? 只有当治疗师对此获得了想法,他才能够决定,他是否愿意接受这样的任务以及与此相连的患者提供给他的关系。

比格　　呃,什么? 当我在家里的时候,我一直都是这样的(用手掌在脸前做来去的动作):来来去去,想来想去。什么是对的? 什么是错的? 如果我和一位治疗师在一起,我觉得,这对我来说就是消遣聊天,是吧?

评论　　治疗师令人感到轻松愉快,这毫无疑问是对他们的恭维。不过这很有可能不属于惯例……

西蒙　　嗯,我也完全有同感。这些治疗师们,他们根本就不是乏味的人。他们总是有一些别人自己想不到的新的想法。

比格　　对。

西蒙　　别人也可以带给他们一些新的想法……

比格　　对,这是建立在相互的基础上的。

西蒙　　……相互关系,这有可能是非常令人满意的。

比格　　对! 也不一定永远都是这样。我已经认识太多的治疗师172

了,是吧? 不过……

西蒙　嗯,是可以给他们分分类。

比格　这……我必须得告诉您,我特别喜欢聊天。但是对我先生在生意上认识的那些人,和他们在一起时我却有特别大的障碍……我对此不感兴趣……另一方面,我也不能总是在这个圈子里活动!

西蒙　您去看治疗师,您先生对此怎么说?

评论　治疗师不仅为他直接治疗的患者承担了某些功能,此外也总是为患者的家庭以及夫妻关系承担了某些功能。治疗师作为第三方居然在一个二人关系的内部可以发挥作用,这是他做梦也没有想到的。在拿不准的时候,就应该直接发问,直接的问题会得到最直接的回答。

比格　(唉声叹气)唉,是这样……(犹豫)我先生走到另外的一面去。就是说,我越往里走,他就越往外走。

西蒙　嗯,对他来说这是怎么样的? 对于很多男人来说这都是个问题,他们会说:“我太太去看治疗师了,她在那里讲一些非常私密的事情,也讲我的事情。我不得不和别人一些分享这些东西。”对他来说这是怎么样的?

比格　嗯,对他来说这很糟糕。他虽然没说什么,但是他到外面去为自己也找相应的替代。

西蒙　这是什么意思?

比格　他和女人们去吃大餐。他去年还和一个非常年轻的女人有关系。这当然就会让我出现倒退。

评论　也许根本不需要经过深入的精神分析的训练,就能够推出假设:(男性的)治疗师对这名女患者具有什么样的功能,如果她把她先生的情人描述成为一个“替代”的话。然而,不容忽视的是,这位患者已经经历过了长期的精神分析治疗,因此有可能已经具备了非常好的体会能力,知道心理治疗师们都喜欢听什么话,也就是说,她知道哪种形式的假设是他们更喜欢的……

西蒙　　对他来说哪种情况是更容易忍受的？是您去看治疗师 173
　　　　呢，还是您为自己找个男朋友？

比格　　我不知道。

西蒙　　如果您为自己找个男朋友，他会容忍吗？还是会分手？

评论　　这是个尝试，就假定的前提所引发的假定的结果进行询
　　　　问。

比格　　我不知道。

西蒙　　您估计呢？您已经认识他这么久了！

比格　　有时候认识了但是却并不了解！

西蒙　　嗯，不过请您猜想一下。您先生并不一定非得照您想的
　　　　去做。

比格　　每次当我要走的时候……因为……这……对于我来说这
　　　　总是……和彻底分手联系在一起的……那么就会有特别
　　　　大的问题。

西蒙　　什么样的？

比格　　嗯，就像我所说的，他那时候打了我。

西蒙　　因为您想离开他。

比格　　对。

西蒙　　那他就试着把您给留住。我们假设，您就找了个男朋友，
　　　　说："这是我的婚姻。我做早饭洗衣服，操心女儿的学业。
　　　　除此之外我有个男朋友！"

比格　　（会心地抿嘴一笑）我以前有。

西蒙　　您先生会对此做出什么样的反应呢？

比格　　我当时就是这么经历的，就是因为我有个男朋友……

西蒙　　我现在感兴趣的，不是您现在或过去经历到了什么，这虽
　　　　然也很重要……

比格　　我有什么样的想象……？

西蒙　　您先生会做什么？您对这个有什么样的想象？我们假设

一下,您今天没去看治疗师,而是您找了个男朋友。

评论	患者——很有可能就像她在以往的治疗中所学到的那样——开始对治疗师敞开心扉,她讲述她正在经历的事情或者曾经经历过的事情。但是,此处的问题所关注的却是有关互动和关系的看法。这个问题要求患者做个思维试验,在这个试验里她要想象出来,他先生对她找个男朋友的反应与对她把治疗师拉进游戏里来的反应会有什么不同。作为这个问题的基础的背后假设是:治疗师的功能与男朋友的功能既有相似之处又有所不同。找到了共同点和差异,就能够澄清心理治疗的慢性化的作用何在。
比格	我一直对自己说,我先生通过他的工作也有很多……
西蒙	这是个好回答,但不是针对我的问题。
比格	(笑)对。
西蒙	他会说什么呢？他会做什么呢？如果他发现了这件事。
比格	那好吧,如果我对我先生说:"我爱上了一位精神科医生",那……那他就会无所不用其极地对我施加压力,向外到处散布这件事……(笑)以至于除了这件精神上的事情之外其余的什么都不可能。
评论	如果一个妻子打算和另一个男人(他可以是治疗师也可以不是)发展一段桃色事件,那么根据经验她最好不要把这个打算告诉自己的先生。因为她还不是很肯定,她是不是真的想要这段桃色事件……如果她确实想这样,那么把自己的想法告诉先生,这就非常巧妙了。这样一来,他就会操心不要让婚姻走向破裂。于是,矛盾的一个方面(热恋)被感受着,而矛盾的另一个方面被外部化了(先生承担了保卫婚姻的任务)。这是处理内部心理冲突的一个完美的、分工明确的做法。要想让它行之有效,先生必须得参与进来一起玩。
西蒙	那他就会试着……

174

比格	他向四面八方搞阴谋诡计。
西蒙	如果您有一个男朋友,那他是更愿意试着留住您呢,还是会力求分手?
比格	我觉得,他更愿意试着留住我。
西蒙	如果您有一个男朋友,您是力求分手呢,还是更愿意试着维持婚姻?
比格	那要看这是一种什么样的关系!
西蒙	是的。您认为有哪些不同的可能性呢?
比格	嗯,如果只是个谈话的朋友,那对我来说就没有理由要放弃婚姻。
西蒙	是的。
比格	如果我和某人有很私密的关系,这对我来说就构成理由了。这大概就是我的难处……
西蒙	那么……如果您的女儿现在也在这里,如果我问她:什么会带给您的母亲更多的担忧?是与另外一个男人有种私密的关系呢?还是有一个谈话的朋友?您的女儿会怎么回答?
评论	把不在场的女儿引进来,让她作为一个虚拟的旁观者,其作用是:试着把患者带入一个针对不同的三角关系的外部视角。
比格	从良知的角度?
西蒙	从良知的角度,或者从这可能引发的后果的角度。他们两个是否说:"我让所有的事情顺其自然,或者……",这是有差别的。
比格	我女儿肯定会说,一种私密的关系会让我有更多的担忧。
西蒙	您都有哪些担忧和问题?她会怎么认为呢?
比格	因为这给我带来的就是破裂。
西蒙	您女儿是把您看成这样一个人吗:维持现状——包括现状的好处和坏处——是很重要的?还是,她更愿意把您

175

看成是这样的一个人：向新的彼岸进军并把旧的桥拆掉，这是很重要的？

比格　我拆掉的那些桥——我女儿也会这么说——是与人联系的桥，我和那些人都不来往了。我会更看中家庭的方面。

西蒙　这意味着，家庭是岛屿，是堡垒，您时不时也会架起一座通向外界的桥？于是您就也会有一些亲密的关系——然后您再把它们给断掉？

比格　（赞同地点头）嗯，它们又被断掉了。

176　西蒙　如果您在外面拥有一个比较亲密的关系，这会对您与您先生的关系产生什么影响？你们会因此而疏远吗？还是会……

评论　三角关系非常适用于进行亲疏的调节。至少这在治疗中是个很好用的假设。

比格　我先生会宁可让关系疏远，因为我说话总是非常开诚布公——对自己非常诚实——只有在我真正想离开的时候，只有当事态对他和对我升级扩大了的时候，才会出现暴力……

西蒙　这个暴力，它会把你们联系得更紧呢，还是会让你们彼此疏离？

比格　（唉声叹气）部分部分。有些时候，我发现了这事对他的触动有多大。如果我要离开，他有多痛苦。然后我就突然发现，他有多受伤。然后我就说："所有的一切都是胡闹！外面也不是那么有吸引力，那个男人根本也没有那么好……"然后我就又回来了。

西蒙　请您假设一下，您现在有一个很亲密的外部关系。那么您在婚姻里会怎么做呢？您会把它告诉您先生吗？

比格　会！

西蒙　这会促使他与您保持距离吗？还是会促使他和您走得更近？

比格	我觉得,他会和我走得更近。他会为我做所有的事情。他会说:"来吧,我们去度假! 我们去好好吃一顿。或者我给你买点儿什么!"我所关心的一直都是内在的状况,即我内心的感受或者我们婚姻里的状况,所以,当他说:"来吧,我们去度假吧!"的时候,更会让我感到心情压抑。因为我想的是不一样的事情,对吧? 然后我也对自己说:除了去度假之类的,他大概也根本说不出别的内容了……
西蒙	您必须要怎么做才能与您先生保持距离呢?
比格	我觉得,他现在自己保持距离保持得够多了(笑),他拼命工作,出差……
西蒙	哦,如果您什么特别的事情都不做,那他就更愿意保持距离? 那么在你们的关系中就会有疏远——距离?
比格	从时间上看,是的!
西蒙	在情感上呢?
比格	(唉声叹气)我一直有这种感觉,当他在我身边的时候,我所有的烦恼都烟消云散了。我的紧张也消除了,然后我就经常不能理解我的行为。我有一个非常温柔细心的男人,他为我做了很多事情。我有时候会……我在此之后就会开始疑惑,然后经常有这种感觉:也许我根本不爱他,是吗?
评论	这段话可以这样来理解:比格太太借此确认,她与她先生的二人关系是由亲近、疏远之间的抗衡来决定的。如果她先生在她身边并且对她关心照顾,那么对于比格太太来说就万事大吉。但是如果这种状况持续的时间长了,那么这种亲近就会导致比格太太的疑问:她爱他吗? 这就可以被理解成是一种疏远的愿望。在这样的背景下,治疗师的促进稳定的功能就可以被看作是亲疏的调节器。
西蒙	请随着我来想象:如果在这个世界上没有精神科医生,那

177

么您的婚姻会是什么样的？您的婚姻会有什么不一样的
地方？

比格　　（笑）如果没有了精神科医生？嗯，从前我有父亲！我父
亲，他每周有三个上午到我这里来，我先生晚上回来！

西蒙　　这倒是很平衡！

比格　　是的！

西蒙　　您是说，您和您父亲的关系很亲近？

比格　　对！在两年前，随着治疗的进展，当所有的问题都从我身边
消失了的时候，我感到自己特别特别的孤独，我就想象……
我想象不出别的情人了，除了我先生……呃……除了我父
亲。我当然被这个念头吓到了，为此感到特别羞愧。

西蒙　　真正的冒险者是在头脑里。

比格　　（笑）是的。

评论　　丈夫、父亲、精神科医生……他们被排列成一个有趣的顺
序。对于每一位心理治疗师来说，这肯定都是一个邀请，
邀请他演练一下自己的解释说明的艺术。至于说那个问
题，即如果没有治疗师了，一切会有什么不一样以及将会
有什么不一样，这个问题要问的是：治疗师要承担谁的功
能？他把谁给解雇掉？他让谁失业？对于这个问题，患
者只是间接并且隐喻地作了回答。

西蒙　　现在我们再重新回到我的问题上来。这就是：您的父亲
现在已经不在了。如果没有了精神科医生，那么在您的
婚姻中会发生什么呢？

比格　　嗯，我可以告诉您，在我们一起辛辛苦苦上班的那三个月
里，我又崩溃了好几次。我们高声怒骂，大发脾气，夜里
不睡觉。我之所以对他高声怒骂，是因为他一直都有那
么年轻的女同事，他就能拥有一种精神上的私密关系或
工作关系。我必须得把这些关系给打破，才能够找出事
情的真相。我感到我自己被如此摆布和欺骗，有时候就

178

像是个傀儡。我当然对这件事异常激动,因为,当我做一件事情的时候,我就要知道,我做了什么,我要得到相关的信息。于是我们就大喊大骂得很可怕,然后就在要爆发的那一刻,我们又对彼此说:我们是相爱的……这本来就是个非常不寻常的情况。

西蒙　　对于一个局外人来说,这听起来好像当时的关系非常紧密。

比格　　一直都是! 我和我先生之间的关系一直都非常紧密。

西蒙　　如果在这个世界上没有精神科医生了,您与您先生的关系会变得更紧密吗? 会更热乎吗? 会有更多的吸引力吗?

比格　　只是现在的情况是这样的,我再也不能和我先生一起上班了。

西蒙　　问题是,这场争论是不是在其他的领域也会发生?

比格　　也会发生,是的!

西蒙　　我的问题是:如果世界上没有治疗师了,没有精神科医生了,没有心理治疗师了,那么会发生什么?

比格　　嗯,我原本一直都在上班,通过工作我总是能找到一些父亲的角色,对吧?

西蒙　　这就是说,您将会找份工作?

比格　　无论如何都会的!

西蒙　　……在工作中您就会找到某种形式的精神上的谈话伴侣或者引导者、导师?

179

比格　　(笑)嗯,现在的问题是:我再也没兴趣在银行里工作了。

西蒙　　好,您打算拿您的没兴趣怎么办呢? 治疗师已经不能供您使用了……

比格　　嗯,我正在寻找一个新的职业,我在思考……

西蒙　　您会找到一个让您满意的职业吗?

比格　　我这样对您说吧,我不会再去上一次学了。

西蒙	如果您的女儿从家里搬出去,那会怎么样呢? 她现在十八岁了,可以预见,她随便哪一天就会收拾起箱子说:"我觉得自己长大了! 你们是不是也这么认为,这无所谓。再见了! 我要去走我自己的路。"那么这会对你们的婚姻造成什么影响呢?
比格	嗯,如果我女儿不在家,我一直都会很高兴! 因为我非常愿意和我先生单独去度假。我们也一直都是这么做的。我们和女儿的关系很松散。她愿意待在家里,她也愿意离开。
西蒙	您觉得会有什么影响吗……?
比格	我觉得会有影响,因为我和我女儿在谈话方面的关系要比和我先生更紧密……都好几年了。
西蒙	那么寻找新的谈话伴侣的需求就会变得更大了?
比格	对!
西蒙	那么您需要两个治疗师!
比格	(笑)嗯,有时候我对自己说,为什么我就不能像……我得告诉您,我没兴趣去认识其他的女人。我有一个很大的女性熟人圈。为什么我就不能像一个普通人那样去结识其他的男人呢? 对我来说这就是不可能!
西蒙	为什么不呢?
比格	我不知道为什么!
西蒙	您是怎么做到不去结识其他男人的? 我想,对于您来说,不去结识其他男人根本不是件容易的事情。您是个有魅力的女人! 您是怎么做到不去结识其他男人的?
比格	嗯,我也不明白!
西蒙	嗯,您总得做些事情,才能让自己不去结识其他的男人! 您把他们都赶跑? 还是把他们都吓走……?
比格	肯定的!
西蒙	我在想,您一定有这么做的理由! 如果您认识了某个男

180

人,那会怎么样? 您假设一下,您认识了一个有魅力的男人……

比格　我害怕会继续发展下去,所以我会立即就与之保持距离。

西蒙　继续发展下去是什么意思?

比格　就是说,会变成一种私密的关系或者从中会滋生出一种爱情关系。

西蒙　那然后呢? 会有什么样的后果?

评论　提醒一下:最重要的问题之一是:"然后呢?"这个问题把未来的阴暗面、令人担心的后果置于注意的焦点,也就是说,让人注意到有可能带来害怕和担忧的所有的东西,从而去避免它。

比格　嗯,我会分手。

西蒙　然后呢?

比格　(胆怯地)然后呢? 嗯,我根本就没想到那么远……(犹豫,思考性暂停)只要一想到危险的地方,我这里就已经中断了思考,是吧?(笑)

西蒙　在想象的时候又不会有那么的危险。让我们把想象继续下去。您会分手……是吧? 那么然后呢? 接下来会怎样? 会很糟糕吗? 什么是有可能发生的最糟糕的事情? 您可以放任自流地发挥自己的黑色想象!

评论　发挥最糟糕的想象,这是抵御"躲避倾向"的一个好办法。在大多数情况下,黑色想象所展现出来的一切,并没有原来私底下假设的那么危险。从治疗上看,对于现在以及未来的改变(即未来视角的改变)而言,没有什么能够像黑色想象一样带来如此深远的结果。

比格　我也害怕,有朝一日得一个人生活。

西蒙　这意味着,您不确定,您能一个人生活多久?

比格　(点头)

西蒙　那么您会中断与您先生的关系,这个值得信任的人,或者

181

	他对您……
比格	嗯，是的……
西蒙	另外的那个人会……这样看来，您及时给抵挡住了，这还是很有意义的。
比格	是的，对，我对自己也这么说，不过……
西蒙	这样看来，您去找那些男性的谈话伴侣也是很有意义的，这是指那些不会带来外遇危险的人，意思是：他们不会导致婚姻的破裂。您有过女性的精神科医生吗？
比格	有过，一次。
西蒙	一次。然后呢？您和这位女医生都有哪些经历？
比格	她给我开了利眠灵，我说："不，我不想吃药，我不想让自己依赖药物。"
西蒙	我现在想做个暂停。您还要说一些我应该知道的事情吗？一些重要的事情？我不想让您有这种感觉："最重要的事情我还没说呢！"
比格	这对我……这大概也就是些琐碎的小事，就像"西蒙医生"一样，唤起了我的记忆。曾经在一条街上，就像是卡尔斯鲁厄这里这样的街，我和我的父亲学骑自行车（笑）。因为他不够快，所以我从自行车上飞了出去。我当然把我的膝盖给跌破了，自行车上也有了一道划痕。自行车上有了一道划痕，这当然很可怕，是不是？而不是我发生了什么……就只是这样……好！
评论	这大概是对治疗师的最后提醒，提醒他不要行事过快，不要把他自行车上的划痕看得比他的患者的安康更重要！

＊　　　＊　　　＊

这段谈话表明：可以如何利用个别治疗（或者说得更确切些：个

别治疗的结果)来稳定二人关系。作为一名治疗师,他总是要插手到他的患者的家庭里去。这意味着,他承担了那些在没有治疗师的情况下由家庭成员或患者自己来承担的任务。在前面的这个案例中也许可以看出,夫妻二人之间有关"亲近—疏远"的冲突是通过治疗师的帮助来调节的。除此之外,先生还委派给治疗师关心他太太的任务,并让他成为她的谈话伴侣(他也因此支付治疗师的账单)。如果与治疗师的关系有变亲密的危险,那么太太就会及时向先生报警,于是,私密关系的火热情绪就会停留在想象的范围内,而不必真的变为现实。通过这样的方式,婚姻的稳定性就能够得到保证。不过,这个方法只有在治疗持续进行的情况下才会行之有效。个别治疗的一个荒谬的效果是:通过这样的方式,每一个改变的必要性都被消除了——无论是在关系的层面上,还是在患者内部心理机制的层面上。在这种情况下,治疗不仅是寻找一个可行的解决办法的手段,而且本身就是个解决办法:道路即是目标。不过道路是否应该就是目标,这当然还有待商榷。

10. 医生会诊/陷入
僵局的个别治疗

（福克斯女士）

个别治疗会谈所具有的一个根本性的困难是：治疗师的工作能力有相当大的一部分要依赖于患者的表现。特别是那些首先对患者的内在生活感兴趣的治疗师，他们更要听命于患者的合作。只有唯一的一个观察者能够直接进入患者的心理过程，进入他的体验、他的思想和他的感觉。这个高高在上的观察者就是患者自己。在个别治疗中，由于患者占据了这个享有特权的观察者的位置，患者的权力也就因此而产生了。

任何一个人在某种程度上都是可以被揣度的，如果他向其他人吐露心事的话。正是因为如此，一般来说，某个个体敞开心扉或者不敞开心扉的权力就变得更大了。如果他吐露心声，那么在他和其他人之间无法穿越的那个界限就被打破了。因为他的反应能够被别人估计出来，所以他就牺牲了他的一部分自主权。这样一来，他就把自己引渡给了别人。因为，比如说，别人可以估计出他有可能在某件事情上会遭受痛苦，于是，他们就会利用自己对这一反应的认知而真的让他受到伤害……（正如那句民间老话所说：总是敞开心扉的人，是不够明智的！）

就"敞开"/"关闭"而言，普遍存在着矛盾性，这个矛盾性也同样适用于治疗师和患者之间的关系。这种关系对患者来说始终都与冲突相关联：一方面，他必须要让治疗师能够进入他的思想和感觉，如果他想被人理解的话；另一方面，他用这样的方式放弃了自己的控制力，让自己屈服于治疗师的权力。在多数情况下，其结果都是患者的振荡：他在"敞开自己"和"关闭自己"之间进行摇摆。治疗师为"进入"患者所做的努力越多，患者就越把自己给"关闭"。有的时候，个别治疗就变成了权力斗争的竞技场。

在治疗关系中，有时会形成一种陷入僵局的交际模式——在其他的二人关系中也是一样：发展停滞不前，治疗陷入一个死胡同。在这种情况下，建议在所有的二人关系中都引入一个位于局外的第三方，这个第三方能够把注意力投在共同创造的交际模式上，而不是投在个别的心理动力上。

这里展现的是一个医生会诊的片断，来参加会谈的是一个女患 184 者以及她的女治疗师。这个会谈可以作为一个案例，从中可以看出：在一个三人会谈里，如何能够克服那些存在于二人会谈中的困难。

患者是福克斯女士，26 岁，已婚，有一个孩子（4 岁）。她目前住在一家专科医院里，接受住院的心理治疗。她的治疗师是一位 35 岁的女医生，和福克斯女士做定期的个别谈话，也主持小组治疗会谈，福克斯女士也参与其中。福克斯女士是因为酗酒问题以及定期发作的"暴食—呕吐"被接收进来予以治疗的。

在会诊之前的一个预备性谈话里，女治疗师介绍了她对患者的问题的看法以及自己在与患者的治疗工作中所遭遇到的困难。她认为，患者童年时期（12 岁）所遭受的性侵害（至少据说是遭受过的）与患者在治疗中的表现息息相关。无论是在个别治疗中还是在小组治疗中，总是一再发生这样的情况：患者出现了她的"状况"，这就是说，她沉默不语，把目光垂下来投到地板上，让别人无法与之讲话。在这段时间（几分钟）里，女治疗师束手无策，她试着重新恢复与患者的交谈。她讲一讲，根据她自己的看法，患者此时此刻是怎么了，但这一切都是徒劳。过了一段时间以后，对话可以重新进行。女治疗师和患者都拥有这样的观点：患者在这段时间里进入了一个分裂状态，并且具有了那个 12 岁女孩的人格。

这个想法，即福克斯女士遭受着双重人格的痛苦，最初是从哪里来的？对此没有再去探究。不过，通过预备性会谈可以清楚地看到，女治疗师看起来主要感兴趣的是患者的心理动力,特别是她的分裂过程。至于说患者所展现出来的行为对交际的影响,则基本上被置之一旁。

　　因此,在下面的这段节选中,关注的焦点首先被投向了应对患者的"状况"以及对"状况"的改释上。

*　　*　　*

185　评论　　　在澄清背景的时候了解到：患者对在这样的一个谈话中会发生什么知之甚少,对此也少有自己的看法。她来参加会谈——据她说——是因为这是女治疗师的愿望,而她比较看重后者的意见。女治疗师肯定知道,为什么她自己把这样的一个谈话看成是有意义的。而患者本人对此却"没有概念",不知道这里会发生什么,也不知道这一切为什么会是有好处的。

西蒙　　　　（转向女治疗师）你认为,福克斯女士会对这个谈话有所期待吗？

女治疗师　　我想,她是会有所期待的。

西蒙　　　　嗯,那她期待什么呢？

女治疗师　　在这里能够有所进展,她能够得到帮助……我感觉,福克斯女士非常投入,她特别希望,自己的情况能够好转,她也想利用这次谈话来实现她的目标。

西蒙　　　　您同意吗？是这样的吗？她的看法对吗？

福克斯　　　（突然变得呆滞）有可能对。是的！虽然我自己没这么想过,但这是有可能的。

西蒙　　　　（对女治疗师）你觉得,她对这次谈话有什么要担心的吗？我的意思是,所有能产生好作用的东西,也有可能产生坏的作用！

女治疗师　是这样的,我有个建议,这个建议是源自我对福克斯女士的事情的了解。我没有把个别谈话算进去,不过我们现在也已经认识了差不多十周了。也许她会担心,在这里会谈到一些对她来说极容易感到受伤害的事情。在这里大概会谈到一些让她感到不舒服的事情。我觉得,对于福克斯女士来说很重要的是,她能说"停!",然后避开这些话题。我发现,在这些话题上我也有些走投无路。

西蒙　(对福克斯女士)您觉得这段描述贴切吗?

福克斯　一部分,嗯。

西蒙　对我来说非常重要的是,我们在一开始就把事情说清楚:如果我提了一个您不想回答的问题——我想到什么就问什么——如果您不想回答这些问题,或者如果我触碰到了某个您想避而不谈的话题,那么请您就告诉我!

福克斯　我试试。

西蒙　您就直接说:我不想! 或者:这对我来说过于私密了! 或者用其他的什么方式,好吗? 只有这样您才能够对这里所发生的事情进行控制。这是您的责任! 我不想您因为这里所发生的事情在事后想揍我。我愿意服从您的意愿,我是个非常顺从的人。如果您说,某个话题您不想触及,那我就尊重您的意见。

评论　在每一个心理治疗的会谈中,只要患者敞开心扉,在某种程度上这就是界限的侵犯。根据在预备性会谈中获得的信息,可以推测,福克斯女士很不情愿放弃自己的控制力,向一个外人吐露心声。正因为如此,同时也是为了避免对回答所提问题进行权力之争,在会谈的一开始就立刻把责任归到了患者的身上,她要对自己在谈话中所说的一切负责。同时,治疗师的责任就被限制了。他提问题,而且是他能想到的全部的问题,但是他不会为了保护患者而进行自我审查。患者是否要对问题做出回答,这

必须由她自己来决定。所以，患者是否允许把某个话题
拿来谈论，这完全要听任于患者自己的决定。她被明确
地允许"拒绝开口"。因此（本来就应该是这样），患者不
需要去动用什么症状，如果她不想开口的话。于是，关于
沉默的另一个解释的框架就出现了：是她自己决定不说
话，而不是症状的出现妨碍她说话。

福克斯　　好的。

西蒙　　　（对女治疗师）好吧！嗯，我们假设，这次谈话进展得非常
顺利，就如同你发挥最大胆的想象所能想出来的那样（不
过我不认为，你会梦想着医生的会诊），我们就先这样假
设一下，那么会怎么样呢？你从哪里可以发现，这是一次
成功的谈话？

女治疗师　我能够心情轻松地从这里走出去；我可以感觉到，我能够
预见到治疗的结束了……我知道，接下来的步骤是什么；
我可以感觉很好地让福克斯女士出院；我不再感到自己
很不确定，很摇摆，晃来晃去……我感到，如果福克斯女
士再次陷入了她的"状况"，那么她能更好地应付……她
能更好地应付，能更好地对此负起责任来，她不再那么需
要我们的帮助了；我想得到一些支持，关于她或者我们应
该如何来应付这件事……她能够更好地应付。

西蒙　　　好，那我就马上再询问一下。（转向女患者）对于您来说
什么是此次谈话的好结果？

福克斯　　（微笑，耸了耸肩）我不知道。

西蒙　　　我们假设，您可以许愿。有时候会有许愿机，我们假设，
这里有一个大大的许愿机，您可以说："我想要这个，我想
要那个！"

福克斯　　哦……（沉默）……我，当我从医院回到家的时候，我大概
会更好地理解我自己，或者我可以在……我能够带着更
好的感觉回家，比我昨天晚上离开医院时的感觉要好。

　　　　　　　我不知道……

西蒙　　　如果您有更好的感觉,当您从医院离开的时候,就是说:如果所有的一切都进展顺利,是不是会产生一些从外部就能看得到的结果? 比如说,从您的所作所为上? 您会做一些与从前不一样的事情吗?

评论　　　这是一个在行为层面上具体化的尝试。对于一次成功的谈话来说,什么才是——这特别重要——能够被其他人观察得到的差异特征呢? 在这个问题里,包含着对与采访者的关系进行明确定义的要求,即关系的确定。如果患者给出了此类特征,那么这些特征就是"客观的",即涉及几个人的,可以用来检验一下,目标是否已经达到。于是,评价这次谈话是否在朝着目的地的方向前进,这就不再由福克斯女士来随意决定了。会谈是否成功,这要看患者的行为,而不是看患者的感觉和想法,因此她就失去了作为一个拥有特权的、高高在上的观察者的地位。

福克斯　　当然了!

西蒙　　　比如说是什么?

福克斯　　我会享受生活!

评论　　　这是一个不太具体的回答,也就是说,患者并没有描述出有显著特征的行为。她是否在"享受生活",这只能由她自己来决定。

西蒙　　　为了能够"享受生活",什么是必要的呢?

评论　　　这个追问可以被理解成是促使事态升级的一个步骤:患者对确定关系的要求给予了偏离的回答,治疗师再一次要求她进行确定……

福克斯　　(目光呆滞地投向地板,沉默不语;很显然她又进入了她的"状况")

西蒙　　　我想把这个问题再换个方式问一下,也许它能更容易回答一些。我们假设,我们实现了目标,嗯,您以某种方式回

	家，您有不一样的感觉，您在享受生活。谁会觉得这不同寻常？谁会第一个觉得这不同寻常？
福克斯	（没有反应，根本搞不清楚，她是听见了问题还是没听见，她目光呆滞地盯着地板，沉默不语）
西蒙	（过了几分钟）或者根本没有人会这么觉得？
福克斯	（"状况"没有改变，沉默了几分钟）
评论	在这里，患者的权力可以被有形地察觉到和感受到。事实上，是她在决定该谈论哪些话题。通过她的沉默，她给和她一起坐在房间里的人施加了巨大的压力——无论她是有意识还是无意识。不管通过什么方式都要把她从这种沉默中拉出来，这种行动的冲动很难抵挡得住。在个别治疗会谈的框架下，对于治疗师来说，只存在着很少的选择：他要么进入一个消极的角色中，也保持沉默，要么就试着积极地把患者从沉默中拉出来。这两种模式对患者来说都有可能非常熟悉了，没有什么新意。此次的三人会谈却带来了一个新的可能性：可以谈论患者。
西蒙	（对女治疗师）我做错了什么吗？为什么她现在不回答我？你怎么看？
女治疗师	我的想象是：你大概问了一些她不想回答的问题。我的想象……
西蒙	嗯……
女治疗师	您在听我们吗？福克斯女士？
福克斯	（把手放在紧闭的眼睛前，沉默不语）
西蒙	她为什么不听我们？
女治疗师	她关闭了……
西蒙	但是耳朵却是很难被关闭的。眼睛可以被挡上，也许……（对治疗师）嗯，这种情况，即她不想回答某个问题或者想缩退在后面，你在和福克斯女士的治疗工作中已经熟悉了吧？

189

女治疗师	是的！
西蒙	她更愿意表现出这个思考的样子吗？
评论	患者的沉默并没有被定义为是一种神秘莫测的或者病理学的"状况"，而完全是日常生活中的事情：思考。表现出思考的样子是对难以回答的问题的一种恰当的反应。
女治疗师	对，在个别治疗以及小组治疗中都是如此。
西蒙	哦，在小组中也这样？！她这么做一般都是在什么样的情况下？是谈到某些特定的话题吗？还是其他人做了什么？
评论	女治疗师在这里被当作是一个局外的观察者，目的是为了能把患者的这种行为归入到特定的情况之下以及互动和交际的模式之中。
女治疗师	我并没有看出来有什么特殊的话题。
西蒙	你觉得这是突然发生的？
女治疗师	对！
西蒙	你能确保吗？
女治疗师	不，我不能。我也不能引发它。
西蒙	是怎么样的呢？当她被要求回答问题的时候……或者表明立场的时候……或者，是怎么样的呢？
女治疗师	两种情况都有可能发生。
西蒙	这是随着你们治疗的进展才出现的吗？
女治疗师	不，从一开始就这样了。
西蒙	从一开始就这样……当她表现出这个思考的样子的时候，其他人一般情况下会怎么对待她？
女治疗师	你指的是其他的患者还是护士？
西蒙	所有人：患者，护士，你。
女治疗师	我会试着问她，她在里，处于哪里，在想什么，她的内心在哪里，她是否还在这里……
西蒙	这就是说，你试着用某种方式走进她的内心，去理解在她

190

那里发生了什么？

女治疗师　正是！

西蒙　啊。这个策略成功吗？

女治疗师　在某些阶段我觉得这是有帮助的，因为我又能联系上她了。在某些阶段我也想，我们离开了现实、此处、此时。

西蒙　嗯，你们两个一起在某种程度上……

女治疗师　……漂移。

西蒙　如果你试着评价一下这个策略：100％是最好的、最正确的策略，0％是最差的，那么你会怎么评价自己为应付这种情况所做出的努力？

评价　量化是快速获取信息的一种办法，可以搞清楚差别在哪里。

女治疗师　50％到60％。

西蒙　是指成功的50％到60％吗？

女治疗师　是指成功的50％到60％。

西蒙　你曾经观察过，其他人，其他患者比如说在这种情况下是如何对待她的吗？

女治疗师　没有。

西蒙　根据你的想象或者你知道，她在家里也这样吗？

女治疗师　就我知道的情况看，这件事情还没那么久，只是几个星期以来才这样的。

西蒙　你认为，在治疗前就这样了，还是在治疗期间才出现的？

女治疗师　我认为，在治疗前就这样了。

西蒙　（对福克斯女士）您想发表评论吗？在这种情况下……当您表现出思考的样子时，什么是有所帮助的？其他人应该走近您吗？什么对您是有用的？

福克斯　（耸了耸肩）

191　西蒙　您耸了耸肩。这就是说，您……您曾经有过这方面的经验了……在这种情况下，什么是让您感到最不舒服的？是有人攻击您,说"现在说话!"吗?还是任凭您这个样子……让您坐着,然后等您自己重新开口说话呢?什么对您来说是最有用的?什么是最没用的?您怎么评价?

评论　　　这是个尝试,要和患者一起对她的行为的影响以及她的互动伙伴的行为的影响进行评论,即进行元交际。她虽然没有用语言来回答,但是却通过身体姿势传递出信号,她是在听着谈话,她就在"那里"。(除此之外她还能在哪儿呢?)

福克斯　　(耸了耸肩,沉默不语)

西蒙　　　我应该如何理解您现在的耸肩呢?您是不能回答还是不愿意回答?(对女治疗师)你怎么认为?

女治疗师　根据我的想象:是不愿意。

西蒙　　　不愿意?

女治疗师　我现在不知道:确实是这样的,还是这只是我的想象。

西蒙　　　哦,哦。一开始的时候确实只有想象,没人能够确切地知道。她现在希望从我这里得到什么呢?你是怎么认为的?我应该任凭她这么坐着,还是应该试着撬开她的嘴?

评论　　　在这里女治疗师所起的作用是,从外部的视角来看一看西蒙与患者之间的关系。

女治疗师　我无法回答。我只是发现,我的紧张程度在加剧,我变得很不安,我想,我现在应该……

西蒙　　　嗯,我们就停留在这里。你了解这种情况,我们就利用这一点。你了解这种情况,当你在进行二人谈话的时候,你一般会怎么样?

女治疗师　就像现在这样。我感到有压力,我变得紧张,我想,我怎么也要把她给拉出来,让她和我交流。我有这样的需求,我要和她交流。

西蒙　　　这就是说,你承担了让谈话继续下去的责任?

女治疗师　对,正是!无论是在小组中还是在个别谈话中。

192

西蒙	这就是说,你会强烈地专注于她?
女治疗师	在个别谈话中要比在小组中更专注,在小组中不怎么专注。我让她就这样,只是问一问她怎么了。然后……我也会给出一些反馈,我说:那好吧,然后我就又随她去。
西蒙	小组里的其他人怎么做?
女治疗师	我感觉,其他人也顺其自然。在个别谈话中我就会干预。
西蒙	我们再在小组中停留一会儿。她在小组中什么时候会重新开口说话?
女治疗师	她根本就不再开口说话了。不过尽管如此,她还在那里,重新盯着其他人看。
评论	因此,在不积极地去拉她的情况下,还是存在着把她从"状况"中拉出来的办法……
西蒙	这在时间上持续多久?
女治疗师	这我很难说。差不多十分钟,就这样。
西蒙	然后她会重新说话吗?
女治疗师	嗯,也有这种情况,当她感到有兴趣了,她也会给个反馈。不过这是近来才出现的情况。一开始的时候,在个别治疗中,在小组治疗中也一样,当其他人给出反馈的时候,她根本就很难再开口说话,坐在房间里对她来说很困难。这对她来说很困难……
西蒙	小组里的其他人是怎么想她的?其他人是怎么想她的?
女治疗师	我觉得,更多的是同情和担忧……他们也会询问。我还记得在上个星期的小组会谈里,根据我的感觉,福克斯女士谈得非常多。她讲了很多事情,非常积极,这在以前的时间里从来没有过。当时她只是含糊地在说,拐弯抹角地讲,我们也跟着绕圈子,整个小组都很感兴趣,都想帮她,不过后来注意力就转移了。我们当时把话题兜来兜去的,不过她开口说话了。
西蒙	当她就像现在这样坐着的时候,你觉得,其他人会有负罪

感吗？其他人感觉到自己被邀请去做些什么吗？

评论　众所周知，没有作为是不可能的。如果在其他人在场的 193
情况下这么做，那么与此相连的，就是在向其他人提供个关系，邀请他们，让他们得到某种感觉，对他们提出行动的要求。问题是：哪些……？

女治疗师　嗯，我是这么认为的。

西蒙　这是不是就是说，至少，从关系到其他患者这一点上看，这是促使其他人积极行动的一个好的策略？不论她想这样还是不想这样？

女治疗师　无论她想这样还是不想这样，对！

评论　不把意图归到患者身上去，看起来这对女治疗师来说很重要。

西蒙　嗯，我现在不想硬是说，她想这样。这必须还要再看一看。不过这无论如何都是一个好的办法，催促别人并且说："现在来关心我吧！"

女治疗师　有可能有这种作用，是的！根据我现在的想象，如果她在听我们的谈话，那她最想做的就是跳起来跑出去，就像她在一开始的时候曾经做过的那样。嗯，这是我的想象。

福克斯　（微笑）

女治疗师　她会想："他们在这里谈论我的那些东西，都是无稽之谈！我几乎要受不了了！"我觉得，坐在这里，这对她来说是很困难的，她最希望能够跑出去，然后把门关上。

西蒙　她更愿意她不在场的时候我们谈论她吗？根据那句老话："我不想听你们谈论我"？

女治疗师　（怀疑地把头斜来斜去）嗯，嗯……

西蒙　当我小的时候，我时常躲在沙发后面，想听一听人们是怎么谈论我的。要是他们知道我也在场，那我会感到非常尴尬。但是另一方面，听听其他人都说了些什么，这对我来说也非常刺激。如果不去听一听别人是怎么讲他的，那他怎么能知道自己是谁呢？你觉得，福克斯女士是更愿意知道别人是如何说她的，还是更不愿意呢……？

194 女治疗师　我觉得，这种情况确实很类似，她有些愿意，也有些不愿意。

西蒙　这就是说，她现在在某种程度上就是坐在沙发后面，只是我们这里没有沙发。对于精神科医生来说，没有沙发不太寻常……在你那儿（对女治疗师），这引发了类似的事情吗：你感觉到，你必须行动起来，你必须做很多事情？

女治疗师　对，正是！

西蒙　这就是说，在你们两人的交往中分工明确：一个人做所有的事情，另一个人就等着。她让你干活。

女治疗师　在第一个月的时候是这样的，她什么都不说。不过现在……

西蒙　对！不过你也因此得到了报酬。这挺好的……

女治疗师　是挺好的，这是我的工作。我就是什么都不说，他们也得付给我报酬！我也可以沉默不语。我还是能够拿到我的钱，是的！不过在最近的几次个别会谈中，我已经感受到，情况变得好些了，她能更快地开始交流，我们也能一起对话，她也有了主动性。

西蒙　嗯，嗯。

女治疗师　我有这样的感觉，她在你这里的这个新的场合中重新又退回到了开始的阶段。

西蒙　此外我当然也是个相当令人望而生畏的人，我承认这一点……

女治疗师　也许这是因为，你是个男人！

西蒙　（对福克斯女士）我们现在在谈论您，她的看法对吗？您是最想跑出去然后"砰"地把门关上吗？您感到不舒服吗？对还是不对？

福克斯　对！

西蒙　您感到不舒服。嗯，我能理解，这是个令人不舒服的场合。一般情况下，如果大家谈论某个人，那他是不在场的。

福克斯	（摇头）对。
西蒙	不是这样的？是这样的？
福克斯	（在长时间的沉默之后振作起来）我有很大的困难。我在左右摇摆。
西蒙	有困难，这没关系。我们能在解决困难方面给您一些帮助吗？还是您更愿意，我们就这样谈论您，而您专心听？对我来说这也没问题。您可以自由选择。您完全可以按照您的意愿做。
福克斯	不，我想跟着一起谈。

195

评论	至此，患者重新加入到了谈话当中。她也回答了在开始的时候提出的那个问题，即从哪里可以看出来，此次谈话是成功的。从这个问题又转到了关于原生家庭的话题，她的原生家庭"完美，但是不好"。此外还谈到了她与酗酒的父亲的关系，以及她与非常讲究整洁的母亲的关系。最后话题落在了她的至少双重人格上面，即"孩子"和"成人"，它们互无关联地同时存在着，并且轮流登场。不过这是另外的一个故事了……

*　　　*　　　*

据女治疗师在日后的一次谈话中讲述，患者的"状况"在进一步的住院治疗中不再发挥着核心的作用。与此相应，治疗工作的重点也转到了患者与她先生的关系上，最终她的先生也被纳入到了治疗中来。

11. 夫妻治疗/症状行为对
二人关系的影响

（舍恩贝格先生和舍恩贝格太太，第一部分）

　　舍恩贝格先生和舍恩贝格太太是由一位开诊所的女心理医生转介过来的。他们找到她是因为先生的"赌博成瘾"，从而向她求助。在第一次夫妻谈话之后，女医生就表示，她管不了这件事，并把他们两个送过来做夫妻治疗。

　　舍恩贝格先生35岁，职业是代理人；舍恩贝格太太，28岁，职业是会计。两个人没有孩子。

　　在初始会谈中，先生立即就非常心甘情愿地把所有问题的过错都揽在自己身上。这些问题都是由他的"赌博狂热"所引起的。转介的女医生认为夫妻二人间的"理解困难"是背后的原因。不过，她说的是什么意思，他们两人不太清楚。通过详细询问"赌博狂热"的具体含义，进而发现，舍恩贝格先生每年把大约30000马克扔到赌博机里去……

　　下面的谈话片断是从舍恩贝格太太对这个问题的回答开始的：她的先生如何来解释自己的赌博。

＊　　＊　　＊

舍太太　　嗯，我觉得，他是这么看的，他只是在某个时候就开始了——更多的是出于打发时间之类的——他现在虽然愿意停止，但是已经做不到了。

西蒙	他是怎么认为"他做不到"的？我的意思是，又没有人拽着他的胳膊，是不是？
舍太太	嗯，这是成瘾了，真正的成瘾。他摆脱不了它。
西蒙	他这么认为吗？
舍太太	对，他认为……
西蒙	这个赌瘾，对抗它……它难道比他还要强大吗？
舍太太	是的，我认为，我先生是个意志非常不坚定的人。他缺少能够与之抗衡的内在自我。
西蒙	啊！那他在某种程度上是被暴力逼迫的？
舍太太	（笑）嗯……
西蒙	您是怎么看的？
舍太太	嗯，我也认为，这件事情的起因是这样的，星期六的晚上，当我坐在我的书堆后面的时候，他感到很无聊。他也曾经说过，他感到不舒服之类的，嗯，就是在那段时间里发生的，他开始赌博了……
西蒙	一开始的时候是因为无聊？
舍太太	对！
西蒙	那现在呢？现在是因为什么？您也认为，这已经成瘾了吗？
舍太太	呃！（思考）嗯，我也是同样的看法，这已经成瘾了，是的！
西蒙	这就是说，您认为，他根本就无法停止，尽管他想？
舍太太	不，他能，只要他能够把他的性格、他内在的自我变得强大！
西蒙	您是怎么认为的？就像他现在的这个样子，他是能停止还是不能停止？
舍太太	嗯，就像他现在的这个样子，他不能停止。
评论	成瘾问题与其他所有的疾病问题有一个共同点：个体行为的责任被归到了一个虚拟的主体，一个具有神秘行为

197

的、名字被贴上了诊断标签的东西身上。是某个"它"，在控制着个体的行为。是赌瘾在某种程度上把手拽向了赌博机；同样，是酒瘾把酗酒者的杯子举到了他的嘴巴前。他本人不再能够控制自己的行动——就是这么个想法；所以其他人就会感到自己被召唤着，去为他把这个控制的功能给承担起来。于是，自我控制——在我们西方的文化圈里这是对成年人的期待——就被他人控制所替代。在和"病人"（就是遭受着痛苦的某种"疾病"的"受害者"）打交道的过程中，如果遭受的痛苦是"成瘾"，那么就会发展出一种与患"躁狂抑郁症"时非常相似的交际模式。这种模式的灾难性在于，对于一个有责任意识的人来说，他很难从这种模式中跳出来：他总不能对一个"病人"置之不理。如果他接受了承担责任的邀请，那么他就进入到了游戏之中，他因而就会试图去控制别人。不过，由于每个人的行为都是由内在控制的，所以这种方式的控制企图就会遭到失败。一般来说，这么做的结果是一场没有结尾的游戏，也就是说，交际模式把症状慢性化了。从系统式治疗的角度看，关键是要质疑那个有关成瘾的想法，并赋予症状行为——即赌博——一个新的含义，这个含义能够让所有的参与者都表现出不一样的行为。

西蒙　　啊。您认为这是为什么呢？

舍太太　　嗯，我们把所有的可能性都试过了。在和那位女治疗师谈过之后，我们还试着去适应一下新的情况——包括我们的关系，但是这却没带来任何结果。什么都没发生。他就是摆脱不了。

西蒙　　（对舍恩贝格先生）您自己怎么看？

舍先生　　也是这样，就像我太太说的。

西蒙　　你们两个是一致的。您根本就不是那个……

舍先生	比如说,银行里有固定的透支额度。如果我达到了透支额度,那我就知道,不能再这样下去了。我就会说:现在我再也不往里扔钱了。然后就会有一段平静的时间,四五个星期,然后就又会重新开始。我也不知道,就是这样!
评论	在这里,舍恩贝格先生把银行及其透支额度的限制作为限制他的赌博狂热的手段来使用。很明显,他能够做到不去赌博。不过,这个情况可以有不同的解释:要么他在信用卡透支额度被消耗殆尽的时候拥有了自控力,要么就是银行拥有控制他的力量。在第一种情况下,他可以进行自我控制,只要他决定这么做。关键的是要搞清楚:在什么样的条件下他会,并且如何做出这个决定。在第二种情况下,他是由外界来控制的,关键的问题是:谁被招募成为控制者。从系统式治疗的角度看,毫无疑问当然是第一种解释更有益处。
西蒙	嗯,您看,您不是也做得到吗? 如果有一个明确的界限摆在那里,那您也还是能停止的?
舍先生	是的。
评论	从中引出的问题是:谁负责把明确的界限摆在那里?
西蒙	嗯。通过现在的这次谈话应该有什么收获呢?
舍先生	它能够帮助我……不管用什么方式……您也可以支持我,或者我……因为这本来就是我的错……我会拥有意志力,我再也不往那个狗屁赌博机里扔钱了。
西蒙	我应该给您注射一支意志力肌肉针,或者类似的东西?
舍先生	(笑)我不知道,都有什么办法……
西蒙	好,让我们换个方式问一下:您从哪里可以发现,这个会谈是成功的?
舍先生	如果我随便坐在哪个小酒馆里,那里有十个赌博机,从我的角度看一个也够了,我能和其他人非常正常地聊

199

天,而不觉得有诱惑要把钱扔到赌博机里去。

西蒙　　　不觉得有诱惑！嗯,如果您不把钱扔进去,这难道不够吗?比如说,如果您坐在那儿,您感觉到了诱惑,但是您说:"虽然它在引诱我,但我尽管如此什么都不往里扔!"这难道不是成功吗?

舍先生　　是的,这就够了。如果诱惑仍在,而我尽管如此什么都不往里扔。这对我来说尽管如此已经是个成功了……

西蒙　　　嗯,说到结果,您是说"诱惑应该消失!",还是说"我能感受到诱惑,但是尽管如此我还是什么都不做!",这是有区别的。这是两个完全不一样的目标。一种情况是,您想在某种程度上被麻痹掉,说:"我想什么都感觉不到!"另一种情况是,您说:"我想尽情享受抵挡诱惑的过程!"

舍先生　　嗯,本来是这样的:每个赌博机上面都写着,扔进去的钱中只有 60% 被吐出来。这本来就是在告诉我,我根本就什么都赢不到。可是尽管如此我还是往里扔钱！这就是诱惑,让人觉得尽管如此还是存在着赢钱的可能性。

西蒙　　　这一点我们应该搞搞清楚。也许这也是在诱惑人输钱。

舍先生　　事后我非常生自己的气,我居然又把钱给扔进去了。

200　西蒙　　　好吧,我们一会儿再回到这个话题上来。(对舍恩贝格太太)您觉得,通过这次谈话会有什么收获吗?

舍太太　　嗯,我想说,不把钱扔进去,这是不够的,因为让他走回头路的引诱还是很大。他必须要有自己的信念,赌钱的意愿根本就不允许存在。

西蒙　　　应该把引诱给消除吗?

舍太太　　(点头)是的。

西蒙　　　您从哪里可以发现,这……

舍太太　　嗯,如果让我说,我现在给我先生 2000 马克,那么这笔钱在四个星期之后还在他的口袋里。

西蒙　　　他必须把钱留在口袋里吗?

舍太太	嗯，我认为，只有这样我才能够判断：他现在能放弃赌博吗？还是不能？
西蒙	这可是一个严厉的测试，您的这个……
舍太太	啊，我觉得，一方面这根本就不管用，如果我就走过来对他说："喂，把所有的钱都摆到一边儿去。你现在再也不可能在口袋里装一分钱！"我必须让他……他必须要重新学会如何与钱打交道！我觉得。
西蒙	嗯，不过我的问题是：您从哪里可以发现，他已经学会与钱打交道了呢？是这样的，比如说，如果诱惑还在，而他不受其引诱，那么他是学会了打交道呢，还是没学会？
舍太太	如果诱惑还在，我认为，他不可能长时间忍得住。只要他的状况不太好，那他就会重新开始赌博，如果诱惑还在的话！
评论	消除"赌博的诱惑"，这是一个很有意思的治疗目标。哪怕是一个头脑简单的局外观察者也应该能够想象，只要舍恩贝格先生不再把钱往赌博机里扔，这就够了。但是，舍恩贝格太太却有一套特定的模式来解释她先生的行为。她建构了一个他的精神生活的模式，认为他赌博的原因是他的"意志薄弱"（或者类似的）；只有当她确信，他内心里的机制得到了改变，那么她才会认为治疗的目标达到了。不过，因为她先生的内在生活无法被直接观察到，所以治疗目标的实现也就不能得到检验。这不仅是影响治疗关系的一个不确定的因素，而且也是夫妻关系中发展信任的一个逻辑上的难题。
西蒙	您是怎么知道的？或者您怎么会觉得您知道呢？
舍太太	呃……嗯……这是……那……只要是遇到问题了，他就坐到小酒馆里去，然后开始赌博。
西蒙	嗯，到目前为止是这样的，但是您怎么知道，会一直都这样呢？或者您怎么会认为您知道呢？

201

舍太太　　嗯,因为我原本就认为,他性格摇摆不定,不一定能成为自己的主人,所以我才会认为,他……

西蒙　　　我们假设一下,今天夜里一位好心的仙女翩然而至,给他施加了一个坚定的性格,也就是摇摆不定的性格的反面。那么明天早上,您从哪里可以发现仙女来过了呢?

舍太太　　噢,明天早上肯定会不一样(笑)。大概时间会证明吧。

评论　　　在这里,那个原则性的问题又出现了,伴随着这一类的治疗目标,这个问题的产生是不可避免的。如果一个心理健康的成年人做了些不符合人们通常的期待的举动(把钱扔到赌博机里去),而"摇摆不定的性格"是罪魁祸首,那么,从哪里才能够清楚地确认,摇摆不定的性格被坚定的性格所取代了呢? 不再把钱往赌博机里扔的事实,作为差异的特征是不够的,因为没有人能够一天24小时都往赌博机里扔钱,这总是暂时性的。在这种情况下,由于缺少能够从正面检验得到的治疗目标实现了的特征,所以就(只?)剩下了一种可能性,即引入一个症状消除的时间段,以此作为治疗成功的标志。不过,对于酗酒者来说,至少是那些匿名的酗酒者①,这个时间是无限制的,这就意味着,谁如果一旦得到了诊断,那么他就得一辈子都保留它:一朝"成瘾",永远"成瘾"。这是否是个有意义的定义,或者这是否是唯一有意义的定义,可以暂不讨论,应该从注重实效的视角来对它进行评判。

西蒙　　　从什么时候开始您会知道呢? 要过多长时间?

---

①　此处指"匿名戒酒协会"的成员。匿名戒酒协会是一个国际性互助戒酒组织,1935 年 6 月 10 日由美国人比尔·威尔逊和医生鲍勃·史密斯在美国俄亥俄州阿克伦成立,现会员超过 200 万人。其活动宗旨是酗酒者互相帮助戒酒,重新过正常的生活。在活动中,酗酒者互相分享各自的经历、力量和希望,以达到戒酒的目的,保证自己不再嗜酒,同时也帮助其他人戒酒。此外,所有成员对外亦均保持个人的匿名。——译注

舍太太	嗯,到目前为止是这样的,他总是差不多能忍着一个季度不去赌博,然后它就又来了。
评论	"它"就又来了……赌博作为一个互动的伙伴,是关系中 202 的"第三者"。
西蒙	他必须得忍着多长时间不赌博?
舍太太	那至少得半年,或三个季度。那我才会重新对他有一些信任。
西蒙	我们假设一下,他失去了赌博的兴趣。好吗? 一夜之间! 从明天开始他真的没有任何兴趣了,他对自己说:"总是把我的钱扔进去,这真愚蠢! 我根本就不想了! 我根本就不喜欢了。这很没意思!"那么你们的关系会有什么改变?
舍太太	呃,无论如何都会重新有一些信任的基础。
西蒙	你们两个会做哪些不一样的事情?如果你们两个之间重新有了信任的基础,那么您先生会做哪些不一样的事情?
舍太太	呃,嗯,我先生会做哪些不一样的事情? 嗯,无论如何他都不会再赌博了。那我就会重新开始信任他…… (……)

*　　*　　*

后面的谈话内容表明:舍恩贝格太太认为,只有当她知道并确信,他再也不赌博了,她才能重新信任他。不过,这个预想存在着一定的逻辑问题,会给他们两个人的相互协调带来进一步的后果。所谓信任,是指当人们得不到全面的信息的时候,对情况的复杂性进行简化的一种方式。谁如果信任别人,那么他就已经对别人的行为有了某种假设,也就是说,他用一种令自己有行动力的方式来填补自己在信息和知识上的不足。在缺少信息的时候，信任永远都被证明是一种有效的、经济的方法。如果知道了，那就不需要信任了。如果舍恩贝格太太只有在知道先生再也不赌博（因为比如说对他的"诱惑"不存在了）的情况下才会信任他，那么她其实根本就不需要信任他。因为她永远都无法知道——涉及她先生今后的行为——他会做什么（因为从原则上讲没有人能知道），所以她才需要信任他。在这里，那只著名的猫就咬到了自己那条同样也很著名的尾巴，这是一个奇特的结，一个恶性循环：为了能够信任自己的先生，舍恩贝格太太就试图去控制他。因为她无法控制他，所以她就不能信任他，诸如此类。

只有存在着信任（这就是说，人们"给舍恩贝格先生做了个假想的血液测试，测试结果表明，舍恩贝格先生把所有的受诱惑和所有的往赌博机里投钱的能力都给丢掉了"），他们两个才会给彼此留有比现在更多的自由空间。他们才会较少地待在一起消磨时间，更多地分开单独积极活动，保持与不同的朋友和熟人的联系。

夫妻二人来自非常不同的原生家庭。舍恩贝格太太来自一个在情感上联系非常紧密、彼此非常关心的家庭，是家里的独生女，受到了很好的照顾。她的父母原本就对她的先生有所顾虑，因为他不仅比她大很多而且还离过婚。现在他们都住在同一个村子里，离得很近。如果她的父母得知了他赌博的事，那么他们一定会断绝与他的来往，并且催逼自己的女儿和他分道扬镳。

舍恩贝格先生与自己父母的关系就要疏远得多，事实上这种关系还是通过舍恩贝格太太才重新建立起来的。舍恩贝格先生是家里最小的孩子，成长过程中备受宠爱，但是他后来却没有实现父母对他的期待和希望。他的第一次婚姻，导致了与父母关系的破裂。他的父母拒绝接受他当时的太太，并且竭尽全力来阻止这段婚姻。还是在他离婚并且再婚之后，他与父母的关系才通过新的儿媳妇重新打开了局面。舍恩贝格先生的母亲知道自己儿子赌博的事，而且有时候还偷偷塞给他一些钱。

如果关系中出了问题，舍恩贝格先生对此的反应是决绝地、毫不妥协地让关系破裂,这种反应方式也用于他的第一段婚姻。当他碰巧当场撞上他的太太和另一个男人在一起时,他就收拾了自己的行李并且消失了。他让他太太所有的和解努力都变成徒劳,后来就连离婚谈判他都没有亲自到场。他看起来是个前后非常一致的人,从来不做半吊子的事情,按照"要么一切、要么一无所有"的原则来生活。

他的职业生涯充满着矛盾。他中断了最初的警察培训,为了接下来能够在餐饮业里工作。这看起来好像是,他先后尝试了两个不同的、彼此冲突的角色,这两个角色也许分别符合他胸膛里的两个互相对抗的灵魂。作为警察,他是社会秩序和控制力的代表;后来作为酒馆的老板,他的生活是没有节制、随心所欲的。他把黑夜当成白天,拥有很多不固定的女朋友,过着一种极其放荡的生活。

如果想让一家休闲酒馆在经济上能够成功地运行,那么作为酒馆老板的那个人就必须得发挥一定的规范的作用。正因为如此,舍恩贝格先生越来越陷于经济上的困难之中。在这段时间里,舍恩贝格先生和舍恩贝格太太相识并相爱了。

通常情况下,我们可以提出这样的论点:把一对情侣吸引到一起的那些因素,日后也会重新导致他们分道扬镳,因此,治疗师应该稍微详细地去看一看情侣关系开始时的情况。他们二人的情况表明:有关信任的问题或者有关缺乏信任的问题从一开始就被纳入到情侣关系的结构之中了。

＊　　＊　　＊

(……)

舍先生　　我必须要说的是,在我刚开始认识我太太的那段时间里,我还在和别人有染。这也是个错误,这本来就已经破坏了我们彼此信任的基础。

西蒙　　嗯,让我们来谈谈你们的关系。你们是怎么认识的?

舍太太	嗯，在那个时候，当他还有酒馆的时候，我们认识的。
西蒙	请您再多讲一讲，我还是有些不清楚。
舍太太	呃，我们是什么时候认识的？那是在 12 年前。嗯，我想说，那时候他差不多是处于堕落的边缘。
西蒙	您当时是从哪儿发现的？
舍太太	他在经济上有困难……后来的情况发展到了他不再能够拥有那间酒馆的地步。然后他又和酒馆的主人有这样或那样的麻烦。后来他就不再工作了。他也没有像样的住房，和另外两个朋友合租了一套房子。而且房租也付不起。就是，我应该怎么说呢，就是差不多到了尽头。然后我就给自己布置了个任务，要帮助他摆脱困境。

205 评论　把他们两个人吸引到一起的，一方面是他经济上的困难，而另一方面是她帮助他的意愿。如果我们用一种挖苦的方式来表述的话，那么他对她的吸引力就在于他的无节制的生活方式，而她对他的吸引力则在于她承担规范的责任的能力。

西蒙	您是拯救天使！
舍太太	（搓鼻子）嗯，我可不这么看，不过……
西蒙	您先生喜欢您什么呢？在那个时候，就是你们认识的时候？
舍太太	（对她先生）呃，你喜欢我什么呢？（笑）
西蒙	这是您应该回答我的问题！如果我想知道他的想法的话，那我会自己问他的。

评论　他究竟喜欢她什么，这个问题的真实答案并没有什么特殊的意义，更重要的是，她对这个问题是怎么想的。因为两个人在选择自己行为方式的时候，并不是以对方的喜欢为准绳，而是以他们所认为的对方的喜欢为准绳。至于说这究竟是什么，要想获得相关的信息，必须首先就外部的视角进行询问。

舍太太　　呃，我觉得，大概是做事的风格。

西蒙　　　什么样的风格？

舍太太　　什么样的风格？

西蒙　　　嗯，您的风格。

舍太太　　嗯，如果我说了什么话，那这就是我所想的。我也会恪守诺言……我也不知道。这种事情从来都不会是自己说的。（笑）

评论　　　这就是说，她认为，是她的可靠及可预见性让他从前——及现在感到很喜欢。

西蒙　　　嗯，人们对此还是能够有一些想象的，然后把讨人喜欢的东西扩大，把不讨人喜欢的东西丢开。所以我才会问。

舍太太　　嗯……

西蒙　　　您给自己布置了个拯救他的任务，他喜欢吗？

舍太太　　我不能这么说，我给自己布置了这个任务。我只是认识他了，想试着帮助他摆脱困境。但是现在不能把这当作是某种权力之类的，让他在事后必须要感谢我一百次。这只不过就是，我当时很喜欢他，想帮助他摆脱困境。

西蒙　　　如果当时没有您的话，他会变成什么样子？您怎么看？

舍太太　　我不知道，也许他会认识另外一个女人，她会给他……

西蒙　　　我们假设一下，在这个世界上再也没有助人为乐的女人了，那么他会变成什么样子？

舍太太　　（唉声叹气，看着她的先生）嗯，我觉得，那时候你已经很困难了，是不是？想要重新变得安稳……？

西蒙　　　嗯，还有呢？在最糟糕的情况下，他会变成什么样子？

舍太太　　嗯，他那时确实是在堕落的边缘了：没有收入，有一段时间没有住房，因为付不起房租……

西蒙　　　他会差不多变成个流浪汉吗？

舍太太　　对，就是！

西蒙　　　（对舍恩贝格先生）您也这么看吗？

舍先生	我考虑到了这种可能性。
西蒙	那么,如果没有照管您的女人……?
舍先生	我必须得说:那个时候是我的一段愚蠢期。在那段时间里,当时……我该怎么说呢……是,我那时过的生活,是在瞎混。房租付不出来,和酒馆的出租者的租赁合同也解除了。我当时欠的债也够多了……
西蒙	嗯,你们一起把这些问题都给解决了?
舍先生	对,嗯,如果我当时不是离开了其他人、和她一起找到了个基础的话,那确实就会发展到那个地步了……
西蒙	您太太当时喜欢您什么呢?
舍先生	很有可能是我当时向外界表现出来的令人信服的风格。
西蒙	您所说的"令人信服的风格"指的是什么?
舍先生	嗯,那时候人们都可以和我很聊得来。我很开明。她有时候和她的父母有些问题,和我的关系也是原因之一。后来我们就谈起了这些。对外我表现得很强大,尽管我的内心根本就不满意。
西蒙	嗯,这就是您的令人信服的风格!自信心。
舍先生	对,是我对外界装出来的自信心!
西蒙	这持续了多长时间,直到您太太识破发现,您有经济上的困难,而且与您的自信的本性联系在一起的是您必须得有人照管?
舍先生	嗯,自信的本性……不,那时候原本不是这样的,而且那时候因为我还有其他的相好,所以她不信任我……她是什么时候识破的?这我现在也不是知道得很清楚了。是不是我自己对你说的,还是我给你看了文件,还是另外的一种情形……我也不知道了。
舍太太	不,是我在偶然之中发现了你的警告单和处罚书……
西蒙	这是在你们认识之后多久的事?
舍太太	我觉得:是半年。

207

西蒙	你们那时住在一起吗？
舍太太	没有。
西蒙	您认识他的时候，他当时还有其他的女朋友是吗？
舍太太	是的。
西蒙	您知道这件事？
舍太太	不，一开始的时候不知道。
西蒙	这件事没有把您给吓退吗？
舍太太	噗，不，后来的某个时间确实……我们也曾经分开过一回。是……那时候我们已经住在一起了。嗯，开始的时候是这样的，我还相当年轻，晚上必须九点半就回家，而这对于我先生来说却正好是夜生活开始的时候。后来我从我的熟人那里得知，还有其他的人。然后他就不断地向我保证，他其实有多忠诚，所有的都是别人在说谎，诸如此类的。一开始的时候我倒也相信他了。不过后来我不得不发现，确实是这样的。然后我们就分手了。他当时对我说，他有另外一个女朋友，请我搬走。我也就这么做了。嗯……我们分开了不过八天，他就又来找我了。
西蒙	您对他重新来找您有什么解释吗？
舍太太	呃！我不知道，这大概是出于他的本性。他一旦拥有了某样东西、占有了某样东西，他就不再对它感兴趣了。那个时候他失去我，这就是重新把我给接回来的一个原因。
西蒙	（对舍恩贝格先生）您怎么认为的，为什么您太太重新又搬回来了？
舍先生	她？
西蒙	对，为什么在您对她说"搬出去！"之后她又重新回来了？
舍先生	嗯，我觉得，是……我知道，她非常喜欢我，非常爱我。错误本来都在我身上。我是那个……
西蒙	对，对，就算是错误在您身上，但是这也不是重新回来的理由。为什么她不说："我要给自己找一个没犯错误

208

的!"?

(二人笑)

舍先生	导致事情发展到这一步的,不仅仅是这些问题。我觉得,真正的原因是,我承诺,那些鸡零狗碎的事情——就是我曾经做过的那些事情——我今后再也不做了。她就说,她再和我试一次!
西蒙	怎么会呢?
舍先生	嗯,因为她与我的关系本来就很紧密!
西蒙	哦!
舍先生	我这方面也一样。我必须得说,我记得,是在她搬走之后的两三天,我们就又重新开始打电话了。
西蒙	怎么决定结婚的? 这是谁的主意?
舍太太	呃,谁的主意?
舍先生	嗯,我记得,这主意是我出的。
舍太太	有可能。
西蒙	你们互相认识已经相当长的时间了。为什么还要结婚呢?
舍太太	呃,为什么还要结婚呢?
西蒙	你们也住在一起……
舍太太	呃,那到底为什么还要结婚呢?
西蒙	嗯,这是个重要的问题。(对舍恩贝格太太)他指望婚姻带来什么?
209　舍太太	他指望婚姻带来什么?
西蒙	对,如果这是他的主意。
舍太太	我不知道……大概是可以用某种方式不必说出这个事实:"我离婚了,在和我的女朋友同居。"而是说:"我结婚了。"这样就没有人去问:"怎么会呢? 为什么呢?"
西蒙	嗯,你们是为了别人结婚的?
舍太太	不,我不这么认为,不过我觉得(看了看他)这也是其中的一个原因,是不是?

舍先生　　从我的角度不是这样的。

舍太太　　那是我搞错了。

西蒙　　　为什么您太太会嫁给您？

舍先生　　因为她爱我！因为她喜欢我。

西蒙　　　但是不结婚她也可以这样。

（舍恩贝格太太笑）

西蒙　　　我认为，爱情和喜欢大多是在没有结婚的情况下开始的。

舍先生　　嗯，我觉得，我想把这份感情牢牢地把握住。这大概就是
　　　　　我这方面的原因。

西蒙　　　您害怕是吧？否则她就会从您身边走开？

舍先生　　啊……有可能，因为，呃……此外还有那些事情，就是我
　　　　　直到结婚前不久还在做的事情，就是，我还在欺骗我太
　　　　　太。然后我说："现在再也不了！"一个婚姻……

西蒙　　　（对舍恩贝格太太）听起来几乎是这样的：他好像是为了
　　　　　不可以再欺骗您，才产生了结婚的愿望？

舍太太　　（笑）对，听起来是这样的！

西蒙　　　可以这么说吗？

舍太太　　是的。

舍先生　　可以这么说。

西蒙　　　按照这个说法：到那时为止我都可以。到那时为止是正
　　　　　式允许的。从那时开始我禁止自己这么做。

舍太太　　对，看起来是这样的。

西蒙　　　他为了能够不再持续地欺骗您，所以他才娶了您！一直
　　　　　欺骗您,这对他来说太累人了。他终于想要有自己的安
　　　　　宁了！

（大家笑）

西蒙　　　赌博是从什么时候开始的？从时间上看这是什么时候？
　　　　　在结婚之后多长时间您开始定期地与外面的赌博机聚 [210]
　　　　　会？在您决定结婚之后多久？

（舍恩贝格太太笑）

舍先生　　三个季度！

评论　　　此处的假设可想而知：赌博作为一个虚拟的第三者出现在
了不固定的女朋友们的位置上。在这个三角关系的内部，
亲疏关系得到了调节。它可以被看作是一个有创造性的
解决办法，赌博让舍恩贝格先生能够在"分道扬镳"与"全
心全意地在一起"之间走第三条道路。这在追求关系中的
安全、保险和可预见性的愿望与追求冒险的刺激、新鲜和
没有情侣关系时的自由的愿望之间形成了一种完美的妥
协。赌博不仅仅只是对舍恩贝格先生有心理上的作用，它
对舍恩贝格太太也有作用（她毕竟不是赢彩票把他赢来
的，而是睁着眼睛挑来的；因为她是个有魅力的人，所以她
大概也能找得到其他人）。很显然，这是他们两个人所采
用的一种合作方式，为了能够共同来平衡从可靠的秩序中
所产生的对失去自由的恐惧与从不受控制中所得到的乐
趣之间的冲突。（只不过为此每年要付出差不多 30000 马
克的高昂代价，而且角色的分配有可能出现不公。）

（……）

西蒙　　　（对舍恩贝格太太）我还有一个问题。我们假设一下，没
有赌博机，而是有另外的一个女人，那么您会做哪些不
一样的事情？

舍太太　　呃，我会做哪些不一样的事情？我虽然会试图挽救我们
的婚姻，会重新恢复关系，但是我觉得……

西蒙　　　您说"我再也不想了！"了的危险要比他往赌博机里扔钱
的时候大了呢？还是小了？

舍太太　　嗯，我觉得，危险要更大！

西蒙　　　更大！这就是说，如果他不想冒险的话，往赌博机里扔钱
要比为自己找个女朋友更好！

舍太太　　（笑）嗯，我觉得，目前我们的状况到了这个地步，我必须

得实话实说，我再也不能这样下去了。

西蒙　　　嗯，我们假设，没有外人能带来对付的办法，那么一年之 211
后会是什么样子的？你们还会在一起吗？还是不会？

舍太太　　嗯，如果继续这样下去……那么很有可能不了。

西蒙　　　您觉得你们还在一起的可能性有多大？

舍太太　　我认为，我肯定会和我先生分开，肯定！

西蒙　　　啊。您是怎么看的？

舍先生　　完全一样！这本来也是正确的。

西蒙　　　即使没有赌博这回事儿，你们当中的某个人也已经想到
要分手了？

舍太太　　不，我不觉得。

（舍恩贝格先生摇头）

西蒙　　　我想做个暂停。你们还有什么要说的吗？一些我还应该
知道的东西？

舍太太　　没有了。

舍先生　　没有了。

评论　　　在访谈期间，采访者可以通过他积极的提问来决定，哪些
话题是要被谈论的。在此之后，即在会谈结束的时候，他
有必要为当事人提供一个机会，让他们能够去谈一谈那
些他们所认为的重要话题，或者那些到那时为止被忽略
了的以及被遗忘了的话题。有时候当事人会利用这个机
会，有时候不会……重要的是，要提供这样的一个机会。

　　　接下来的暂停让治疗师能够对会谈进行反思，并为
干预做好准备。

＊　　　＊　　　＊

很多夫妻治疗的一个自相矛盾之处在于：它们在事实上是妨碍

着改变的。夫妻中的一方（或双方）对家里的状况不满意，他因此发出信号：必须要有所改变，否则他就要分手，因为他已经放弃了所有自行改变的希望，除非有外界的帮忙。两个人最终达成一致，要找一位治疗师。现在，所有的希望都被寄托在治疗上面；更糟糕的情况是，所有的希望都被寄托在治疗师身上。只要治疗仍在进行当中，看起来就存在着拥有好结局的可能性。分手的决定至少是被推迟了。

212 摇铃宣布考虑的时间开始，在这段时间里，做出重大决定的必要性不（再）存在了。舍恩贝格先生和舍恩贝格太太的治疗就有这样的功能。

　　把赌博评价成是某种需要治疗的"成瘾"的表现或者是某种人格缺陷的表现，这也拥有类似的妨碍改变的作用。无论是成瘾还是人格缺陷，舍恩贝格太太都没有把责任归到舍恩贝格先生身上去。其结果就是舍恩贝格太太对她先生抱有一种教育的态度。她把一种孩子状态的本性加给他，并且试图去控制他。对于她迄今为止靠哪种解决方案获得了最大的成功的反思——在这段会谈文字中没有被再现——首先就证实了她的控制的想法。如果给舍恩贝格先生规定了明确的界限，无论是通过银行还是通过他太太，那么舍恩贝格先生就会少赌一些。另一方面，当舍恩贝格太太被问到这个假设的问题时：如果她先生已经有三个季度不往赌博机里投钱了，而且对此根本没兴趣了，那么她要怎么做他才能重新开始赌博呢？她是这样回答的："我必须在早晨吃饭的时候用批评的语调问他：你又去赌了吗?!"

　　在夫妻治疗中，治疗师永远都可以假定：夫妻双方是相互取悦的。因此，同样也是出于中立的原因，支持夫妻二人所提供的观点，即把舍恩贝格先生看作是个"有障碍的孩子"，这是没有什么益处的。与此相反，治疗的策略在于，赋予赌博一个涉及夫妻关系的含义，目的是为了——这也关系到对症状行为所负的责任——能够把夫妻二人置于同一个等级高度。

（结尾干预以及治疗的后续进展参见第16章）

Ⅱ. 暂停

12. 中期评语：干预或交谈？

最近几年以来，在系统式治疗领域内存在着一场理论上的争论：治疗师是否应该、被允许或者能够"干预"到某个当事人系统中去？这场争论与认识论基本观点的变化有着密切的联系，而系统式治疗的思想正是与这种观点息息相关的。认识论的观点导致了客观主义的世界观被避而远之，按照这种世界观，主客观之间可以被分割得泾渭分明，所以在观察者（例如治疗师）和被观察的系统（例如家庭）之间是能够有所区分的。但是随着二阶控制论的发展，即着眼于高一级的、由观察者和被观察的系统共同组成的系统，这种观点就不再能站得住脚了。观察者始终要冒着这样的危险：他自己通过观察的方法把被观察到的现象给制造出来了；换句话说：他找到了由他自己藏起来的复活节彩蛋。

另一个理论模式也影响到了有关治疗师干预的争论，这就是自主系统、自组织系统的理论在社会系统上的应用。这一理论模式导出的结论是：在系统的结构和系统的交际模式之间，就如同是在家庭和它周围的人际环境（例如治疗师）的行为之间，不存在"指令性的互动"；这就是说，在治疗师的所做或所言与家庭的所做或所言之间，不存在直线型的因果关系。

这一类思考带来的结果是，那些"反干预主义者"宣扬一种"交谈"的模式：治疗师与当事人或当事人系统处于一个"互相就谈话内容从多种角度进行权衡"的过程之中，期间所有的参与者都能够进行自我改变。按照这种理解，治疗师不是那个知道应该做什么，并且能够给予相应的引导性"干预"的专家；治疗系统是在朝着一个不可预见的方向"漂流"。

尽管下面的这个反对意见应该得到肯定：心理系统和社会系统必须被看作是独立的、不能受外界的控制，但是在此我们还是应该坚持一个明确的"干预主义"的立场。而且，这里所介绍的干预模式与交谈模式并不矛盾，而是正好相反——交谈的过程可以被理解成是干预的依次排列。换个更明确的、能更好地避免误会的说法：治疗师无法不进行干预。如果这个论点成立，那么治疗师可以进行好的干预，也可以进行不好的干预，其关键在于心理治疗的专业水准。

现在我们重新回到那个基本观点上来，即治疗师和当事人共同处于一个漂流的过程之中。这个比喻不仅很好地抓住了治疗过程的新奇之处，它还勾画出了现今理论发展的状况。

漂流——无论指的是引导船只还是引导治疗访谈——并不意味着无法确定航行的路线。在控制航线和随波逐流之间，并不存在着"要么—要么"的非此即彼。驾驶帆船的人虽然永远都无法完全控制帆船的行走路线，但是一般来说，他对于坏天气和水流带来的麻烦也并非就束手无策、任其摆布。他可以查看航海地图，确定自己的方位，测量风速，鼓起风帆，调控，压载，开动备用马达，等等。他是否能够到达目的地，取决于他所做出的决定以及他的"干预"。这些决定和干预——从乘客的利益出发也希望是如此——不是随心所欲的结果，而是根据帆船术的规则来选择的。

即使从不是这么带有比喻色彩的角度来看，干预的观点看起来也具有极其重要的意义。如果我们把家庭看作是交际系统，其交际模式的作用是发展并维持家庭这个与外界分隔的、自成一体的单位，那么由治疗师所带来的、针对这种交际模式的外界视角就可以被家庭所接受。在与治疗师的会谈中，家庭自身所拥有的这种交际模式可以用不同的方式表现出来：家庭成员彼此之间进行交际，他们邀请治疗师一起参与某个典型的游戏，他们对有目的的提问进行相应的回答。无论是在哪一种情况下，都可以从中进行区分：这是一次性的、仅出现在与治疗师的会谈中的现象，还是经常性地出现在家里的现象。所以，就家庭的游戏规则和交际模式提出假设，这看起来是合情合理的。不过,假设的"客观化"并不是通过事实的证明来实现的,而是通过不同的观察者所达成的主观上的一致来实现的。如果我们有足够的理由推断出,在这种交际模式和症状的产生及保持之间存在着某种关联,那么建议治疗师进行有目的的干预。

在这种情况下,即在与家庭或单个的患者进行如此这般的交际的过程中,干预意味着——这既符合临床的经验又符合学术上的研究结果——把症状消除的可能性给提高了。

从基本上看,存在着两种不同的干预类型。如果某个症状或某个问题产生或保持的原因,在于那些独具特色的交际模式定期地反复出现(这就是说,做了一些最好应该放弃的事情),那么干预的目的就是要消除那些含有问题的交际模式("扰动")。如果某个症状或某个问题的产生或保持的原因,在于那些能够促进问题解除的交际模式尚不存在(这就是说,最好应该做的那些事情被放弃了),那么干预的目的就是要促进能够引起问题解除的交际模式的形成("激发"它)。

如果我们把治疗干预理解为此种意义上的"扰动"或"激发"("摄动"),那么每一个被提出来或者未被提出来的问题都是一种干预。治疗师虽然无法控制整个过程,但是他能够通过干预对其施加影响和指引。他也应该这么做。归根结底,在治疗师和他的当事人之间存在着的不是一种私人关系,就如同他在一场冒险旅途中和其他人一起在木筏上漂流时那样,治疗师是要完成一项有明确目的的任务。如果不是因为他所具有的由社会来定义的专家角色,那么这种交往就根本不会发生。所以,治疗师承担着对整个过程(有目的的漂流)的责任。

为了尽可能有效率地实施这种调控的功能,把治疗会谈分为两部分——换个更好的说法,是分成三部分——这被证明是非常有益的:

(1)第一部分,也是最耗时的一部分,由访谈阶段组成。在前面的几个章节中,相关的例子已经详细介绍过了。在这个阶段中,治疗师很积极,他通过自己的提问来聚焦注意力。在他和家庭成员(或者其他参加会谈的人)之间产生了一个主要呈放射状的交际形式。参与者之间的自发的二人对话是不被鼓励的。有时候这种对话甚至被直接打断,比如说,如果它威胁到了要取消治疗师所承担的聚焦注意力的责任,或者出现了从治疗的角度看不利于实现治疗目标的互动（出现了对称的事态升级）。

（2）第二个阶段由暂停组成(约 10 分钟)。暂停提供给治疗师一个机会,他可以借此与他的当事人的满怀期待的目光保持距离,或者摆脱他们满怀期待的目光,从而去反思一下,刚刚都说了些什么。在一般情况下,治疗师往往在回家的路上才想出了很多关于他的当事人的好主意。只有当治疗师摆脱了行动和交际的压力束缚的时候,他才有可能从外部的视角去看一看所发生的一切,去看一看自己的活动以及会谈中的交际模式。通过暂停,这个视角就被打开了。治疗师因此获得了时间,他可以思考一下,在会谈结束的时候要对家庭或患者说些什么。如果是治疗团队在工作,那么大家也可以一起思考一下,下一步该如何进展。

在暂停中首先应该考虑的是,治疗师针对所有的参与者以及针对所有带有争执冲突的话题是否保持了中立。如果没有保持中立,那么在暂停过后就可以进行反向调节,可以软化自己的立场、请求对方的容忍并且许诺做出改善。在大多数情况下,对失去的中立进行逆转或者至少避免其对后续的进展产生影响,这也就够了。

其次应该考虑的是,可以或者应该在哪个方向上进行干预,打算传递哪些想法,打算"破坏"谁的计划。这就是说,想要扰动哪种模式并促进哪种模式。

选择不是随心所欲的,因为当事人基本上都是非常专注地在聆听治疗师所说的话。归根结底,他们已经提前向治疗师预支了信任,否则他们也不可能来参加会谈。与治疗师不进行暂停就直接发表结尾评论相比,当事人在暂停之后会听得更加聚精会神。治疗师拿出一部分时间来对会谈进行思考,通过这样的方式他传递出一个信号:

他并不是轻易地就做出了评价。

(3)会谈的第三部分由结尾评论组成。在这一阶段,治疗师(或治疗团队)表达自己的观点、给出不同的解释和评价、布置家庭作业,等等。

在这个阶段中,治疗师变得很积极,他是作为一位专家在发表意见,回答困扰当事人的问题(他们正是为此而来)。通过这种方式,治疗师终于能够胜任社会赋予他的角色期望。当事人找到某位"专家",他们有很多问题要问他。在访谈阶段,当事人自己是那个必须要回答问题的人,是关于家庭内部日常运转的专家。在暂停过后,这种关系来了个逆转:治疗师成了那个必须要回答问题的人,他是根据当事人的愿望来发表看法的专家,这也正好符合人们对他的角色期待。治疗师在实施机构所定义给他的权威的时候,经常会使用一些令人吃惊的、对于当事人来说具有"革命性"的内容。

将会谈一分为三的最后一个原因在于,要满足某种特定的、带有戏剧性的要求。在访谈阶段,产生了某种程度的紧张状况;在暂停的时候,这种紧张状况——在理想的状态下——被保持在一种较高的水平;然后,结尾评论带来了——同样是在理想的状态下——令人吃惊的转变,它为会谈之后的时间开启了新的视角。无论如何,结尾评论都为会谈画上了句号并且为会谈的结束加盖了印章。

Ⅲ. 结尾干预

13. 改释/针对问题模式的治疗处方

（格拉赫一家，第二部分）

如果我们把建构主义的观点作为基础来看的话,那些长期一起经历了共同发展的人(一个家庭里的成员就正是如此)会互相证实他们的世界观。这就是那个著名的"没有什么—新的—综合征":某个家庭成员要做的那些事情应该意味着什么,这总是非常清楚的(新生儿大概就是另外一回事了,尽管人们对此也抱有怀疑的态度,因为新生儿的行为同样可以根据预先确定的解读模式来解释:"他笑起来像极了数学很棒的埃尔温叔叔。")。

每一个家庭成员都仅仅感知到来自其他人的某些行为方式,他有自己固定的评价标准,并据此进行判断,使用久经考验了的解释模式。因此,每个人都是以一种固定的方式去感受着其他人,因此就形成了一个互相加固并且自我应验的预言体系。如果没有什么东西被看作是新的,那么就"没有什么新的"能够存在于天地之间。这就是为什么从内部对家庭的交际模式进行改变是如此困难的原因。

鉴于这样的一个证实逻辑,症状的形成(无论是以哪种方式)就可以赢得一种具有革新性的内涵。一方面,症状很有可能被感受成是某种新的东西;另一方面,症状可以引入局外人(例如治疗师),他们会带来新的观点,并将某个家庭成员对其他家庭成员的偏见被不断证实的循环圈给打破。如果实现了这一点,那么含有问题的交际模式就会被解除,同时/或者形成一种促进解除和发展的新的交际模式。

所以,改释是(几乎)所有的干预技术中的一个不可或缺的组成部分,其含义是,对所讲述的事件或直接观察到的事件给予不同的阐释。

下面的评论和治疗处方就是很好的例子,它们分别是在经过了与格拉赫一家的初始会谈和第二次会谈之后给出的。第 5 章中介绍的片段出自第二次会谈。

*　　*　　*

220 初始会谈概述

在四周前的初始会谈中,女儿的症状(她不停地淋浴以及与此相连的高额水费)以及由此产生的父母和女儿之间的争论和争吵是谈话的中心内容。这里的评论就是两位治疗师在此之后给出的。

首先他们表示,他们确信,目前存在的问题必须要与莫妮卡的自然发展阶段联系在一起来看待。她正在寻找她的自我身份——这完全符合她这个年龄。因为她——正如同在会谈中详细谈到的那样——在孩童时期与父母保持着非常紧密的关系,所以与她的同龄人相比,她大概要更加难以区分,什么对她自己是好的,什么对她父母是好的。在初始会谈中所谈到的那些她与父母之间的争吵,对她来说其实是个非常好的方法,借此她就能够确定,她所做的那些事情与父母的意愿是相违背的。不过对于父母来说,现在要想做出正确的举动,是非常困难的。父母能够帮助她与他们划分界限并且长大成人的最好方法,就是给她制造麻烦。

为此,治疗师给他们布置了一项家庭作业:直到一个月后的下一次会谈之前,当女儿想做或者做了他们不喜欢的事情的时候,父母二人就应该试着去阻止她,阻止的方式是向她指出他们身体上的随便哪种症状("心慌"等等),而且每周至少一次。在这个过程中,他们应该尽量试着让她感到于心不安。

如果父母不能坚持不懈地这么做,那么他们的女儿很有可能——考虑到紧密的家庭关系——到了 40 岁了还坐在家里。女儿也得到了一项作业:她要找出来,什么时候是父母在装病,什么时候父母确实有身体上的不适。

评论　　此处所介绍的治疗处方由两个不同的部分组成：(1)父母和女儿之间的争吵被解释为"正常的"和"与年龄相符的"，其背后的意图是要去掉女儿行为的病理因素。因此，症状(淋浴＝浪费水)也被改释为是正常的划分界限以及寻找自我身份的努力。

　　治疗师在此提供给家庭的，不仅仅是对女儿行为和争吵的新的解释，此外还有对症状的积极评价。另外，在"争吵"和"40岁了还待在家里"之间进行选择的问题也被摆到了家庭面前。

　　(2)干预的另一个组成部分是"假装"处方。父母被分配到的任务是，要假装身体上有症状，而恰恰是在他们原本感觉不到身体有问题的时候。这个任务可以从互动的角度来理解：应该给女儿——这与此前所给出的改释的意义完全相符——提供一个划分界限的练习场。因为这个任务是在女儿在场的情况下提出来的，所以它的效果之一就是将父母所展现出来的身体不适的含义进行扩展。从中传递出的想法是，对于女儿来说，存在着两种解释的可能性：如果父亲心慌，那么这有可能意味着他心脏有问题，也有可能意味着他正在完成家庭作业，试图阻止女儿去做她原本想做的事情。通过这种方式，交际中就被引入了不确定性。那个被治疗师看作是有问题的、自动运转的、没有得到反思的互动模式(症状激发了其他人的于心不安，并由此变成了一种对其他人施展权力的可能性)被扰动了——这也是治疗的意图和愿望。不过，是否能够达到这样的效果，事前无法有把握地预见，但是，从人们交际过程的逻辑来看，存在着不小的可能性。

　　如果这种模式被扰动了，那么在家庭里会发生什么呢？这同样无法预见。在这种情况下，此类干预的意义所在或者荒唐之处，总是在后来——至少是要等到下一次会谈的时候——也就是当当事人讲述在此期间家里究竟发生了什么的时候,才能得到判断。

✳   ✳   ✳

第二次会谈

父母二人在第二次会谈的一开始就讲,在此期间父母和女儿之间的争吵减少了。女儿非常多地离开家,开始上跳舞课,更多地脱离了家庭。提到家庭作业的时候,父母解释说,他们在这段时间里没有身体上的不适,他们也没有假装自己有病,因为他们不想动摇自己的可信度。

222　　　在接下来的访谈里,几乎完全不再涉及父母和女儿之间的冲突;而是把注意力转移到了父母之间的致命冲突上。孩子们在很大程度上被排除在外。

接下来的谈话是如何进行的,在第 5 章里可以几乎完整地看到。提醒一下:当谈到事关母亲参加协会的冲突时,出现了一个非常富有戏剧性的、蕴涵着激烈情绪的尖锐化气氛。结束的时候格拉赫先生表示,他有可能会"放弃",就算是他太太现在突然之间不再去协会了,那也已经太晚了……

✳   ✳   ✳

第二次会谈中暂停阶段的思考

评论　　　在暂停期间的讨论中,治疗师们对他们第一个治疗处方的效果感到相当满意。他们原本就没指望,那个"假装"的任务真的能够被父母完成。能够把这个想法——即父母清楚明了地表现出来的身体症状可以阻止女儿去划分界限——传递出来,这对治疗师来说就已经够了。

在初始会谈之后，莫妮卡增加了她在家庭之外的活动。莫妮卡在寻找与同龄人的交往（跳舞课），这一点特别值得积极评价。两位治疗师商定，他们要继续支持女儿划分界限的努力。在此，一个"悖论"做法（用带有问题的模式来开处方）①显得最为巧妙，其中的原因看起来相当简单：对于莫妮卡来说，目前非常重要的是要证明自己的独立。如果治疗师建议她继续与父母明确地划分界限，那么她会重新陷入困境，因为她会把划分界限的努力理解成是对治疗师依赖的一种标志。如果治疗师反过来对她说，她应该限制一下对自主的追求，那么这样一来，她就有可能自己做出相反的决定。

除此之外，治疗师们还考虑要给出一个改释，以便让夫妻二人处于同样的等级高度，因为让父亲陷于"病人的角色"，正像他在会谈中所表现出来的那样，这是没什么好处的。

治疗师们商定，史第尔林作为年长的、因而位于更高级别的治疗师，由他开始评论。至于说评论的角色分配以及评论的遣词造句，这些都没有被逐一商定。具体的表述内容以及评论人的共同作用也没有被确定。这也是没必要的，因为他们依次进行评论就够了。

＊　　＊　　＊

第二次会谈的结尾评论（在暂停之后）

史第尔林　我们所关心的，是要更好地理解你们。通过我们给你们

---

① 此处的干预方法为悖论干预或反常干预，源自米尔顿·埃里克森（Milton Erickson），临床上用的"症状处方"、"反常处方"均属于此类。——中译注

布置的作业，我们也可以更好地理解你们。我们觉得，根据我们现在所听到的这些内容，有些事情我们理解得更好了。我们所理解的事情，就是（对着父母，用指点的手势来示意）在你们两人之间存在着非常紧密的、不同寻常的亲近的关系。

评论　　在会谈出现明显的冲突之后，用这样的方式来定义父母之间的关系，这第一眼看上去显得非常令人吃惊，并且显得极其牵强附会。但是这却得到了父母的点头证实，他们看上去根本就不那么吃惊，孩子们却被惊得目瞪口呆。

西蒙　　这就是问题所在。

史第尔林　……这就是问题所在。从双方的角度来看，这种关系是同样的亲近。你们两个进行了非常好的分工，并用这种方式划分了各自的立场……你们之间的关系正是以此为特征的。

西蒙　　也许我可以插句话解释一下。情感上非常亲近的关系，正如同在我们看来你们两个所拥有的关系那样，它的问题在于，如果有人觉得自己是被如此联结着的，那么他就会变得非常不踏实："我难道还是个个体吗？我难道还有自我吗？我是不是只能作为二人一体中的一部分而存在？"所有的这类紧密关系中所存在的问题，就是如何处理这种关系。当两个人很亲近的时候，他们虽然会享受这种亲近，但是也会害怕自己根本就不知道："我在哪里开始？另一个人在哪里结束？"这就是感情上的矛盾之处，它总是与亲近的关系相关联。而这是一种如此亲近的关系，以至于他们会变得不踏实："如果我必须要这样的话，我到底还是不是个能够自己生活的生命体？还是完全要依赖别人？"而依赖是件不太好的事情，是件不那么令人感到舒服的事情。谁如果觉得自己要依赖别人，那么他自己的意志自由就会受到限制。这就是亲近关系的不利的一面。这就是这个问题:应该如何处理这种关系? 一方面有亲近的愿望,另一方面又有对于依赖的害怕。根据我们的看法,你们确实找到了非常好的分工,其中的一个人承担了表达亲近愿望的角色,在某种程度上是为两个人表达的……在我们看来,你们在希望亲近和依赖方面就像是镜子里的影像。而另一人,这就是您(对着格拉赫太太),与此相反承担了独立自主的愿望,您表达了一部分这样的愿望。我们认为,你们两个用这样的方式,找到了一个非常好的共同确定正确的距离的方法。这样一来,就没人会有关系过于紧密的感觉,也就不必担心再也找不到自己的界限了。您(朝母亲看)帮助您先生看到了他自己的界限,因为他看到了,他在什么地方是无能为力的,他在什么地方是无法施加影响的。这对他来说,虽然一方面很受伤,但是另一方面却很解脱。因为,他要是拥有所有的权力,那么他就得承担起所有的责任,比如说对您的健康。反过来看,您先生也在帮助您,让您能够到外面去,并且证明自己是独立的。如果他同意您去协会,那么您就无法证明自己是独立的了,就不存在这个标志了。可以这么说,这个标志、证明是他送给您的。你们两个人找到了一种非常完美的安排。

评论　　在这里,治疗师费了很多口舌试着把感受到的冲突改释为合作。夫妻二人其实面对着同一个"亲近—疏远问题"或者"独立—依赖—问题",他们可以说是同谋。他们二人在冲突的两个方面之间矛盾地进行着拉锯战。只不过,他们在日常生活中发现不了这一点,因为他们事实上所找到的那种分工形式,让两个人都只能感受到冲突的某一个方面,这样一来,他们就能毫不纠结地采取行动。通过这样一种形式的改意,治疗师就为夫妻二人的交际模式提供了一个不一样的解释，就把夫妻二人放到了同一个等级高度上，并对所发生的一切进行积极的评价。通过这样的方式，治疗师们也可以从两个角度赢得或保持他们的中立：一方面是针对夫妻二人的，另一方面是针对这个问题的：是改变更好，还是保持原样更好？

225 史第尔林　问题只是，你们必须要为此、为这样的安排付出代价。这就又出现了两难的选择，因为我们觉得，这会让你们两个持续地感到身体不适。

西蒙　我们认为您（朝格拉赫太太看）在身体健康方面和您（朝格拉赫先生看）遭受着同样的危险。也就是说，如果您（重新转向格拉赫太太）比如说一夜之间突然停止去协会了，我们同样可以想象，您也会同样心灰意冷地让肝脏出点事儿。

评论　在这里——涉及身体健康上的危险的时候——治疗师又一次试着把夫妻二人置于同一个等级高度。除此之外，治疗师还把注意力放到了与目前这种交际模式相关联的或者有可能相关联的代价上面（例如肝脏问题）。

史第尔林　如果我们使用"失败"这个比喻，那么我们觉得，看看谁更有可能失败，眼下这对我们来说确实就是掷色子这么回事儿。不过，我们根据自己的经验知道，在这样的一种安排里面，身体健康上的危险程度还是相当大的。

西蒙　也不一定必须得这样，嗯，因为很多夫妻找到了第三条道路，这样就没有人必须得失败了。比如说，我们看到，莫妮卡呈现出了问题，她给你们提供了第三条道路，这就是父母双方在她的……这就是她帮助你们两个的地方。在这种情况下，你们两个的父母角色就都被召唤着，你们两个都说："现在我们把自己的依赖愿望或者独立愿望往后放一放。我们把它延一延，因为其他的事情更重要。"

史第尔林　……在我们看来,这就是现在让事情变得如此成问题的
　　　　　东西。我们观察到,与上一次会谈相比,莫妮卡很显然
　　　　　下了决心要走她自己的路,我们很明显地感觉到了这一
　　　　　点。这是一位年轻的女士,她非常清晰地要展现自己,
　　　　　她去上跳舞课,她很显然已经决定了:"我要像一位年轻
　　　　　的女士那样发展我自己,要与我这个年龄相符。"就是在
　　　　　这一点上,我们现在看到了很大的问题。我们认为,这
　　　　　加剧了你们(转向父母)这种状况的负面压力,因为莫妮
　　　　　卡到目前为止确实起到了一个平衡的作用。莫妮卡感
　　　　　到自己与父亲和与母亲的联系是同样的紧密,她感到自
　　　　　己要与你们两个人保持同样的协调一致。我们考虑了
　　　　　很长的时间,应该给你们什么样的建议。西蒙先生说到
　　　　　了第三条道路。我们从自己的经验中得知,如果愿意的
　　　　　话,确实存在着第三条道路,还有第四条道路。

西蒙　　　这个第三条道路只有在这样的情况下才是可行的,就是
　　　　　你们要在某种程度上发现,你们两个不仅有亲近的愿
　　　　　望,而且还有疏远的愿望;不能是一个人只发现了一个
　　　　　方面,而另一个人只发现了另一个方面。所以我们要劝
　　　　　阻你们,不要现在就改变什么。只有当你们两个人都感
　　　　　觉到不再依赖对方了,那么你们才能改变什么。

评论　　　通过不断地重复——其目的是为了提高被感知的可能
　　　　　性——治疗师指出了第三条道路。这本身就已经能够促
　　　　　使当事人的世界观得到形式上的拓展,因为到目前为止,
　　　　　他们看问题的方式一直都陷在"我要么赢要么输"的二元
　　　　　选择里。治疗师警告他们不要"现在就"进行改变,是因
　　　　　为格拉赫先生此前曾说过,他太太现在才改变自己的行
　　　　　为,这太晚了。通过这句话他预先就表示,他将会赋予她
　　　　　太太的改变了的行为那个老的含义,因为他不相信她内
　　　　　心的态度会改变(没有什么—新的—综合征)。为了能够

226

让有可能出现的改变对他来说具有不一样的意义，治疗师对时间上的顺序进行了重新的定义：先是内部的改变，然后再是外部的改变。每一个新的行为——无论是谁的——都可以私底下被改释为某个客观转变带来的特征。警告当事人不要"现在就"改变什么，这也是在表明，今后再改变大概就不会有什么危险了。

史第尔林　嗯，那么，我们现在要建议你们的，这个建议，它是针对你的，莫妮卡。

西蒙　针对您的，莫妮卡！

史第尔林　对，我们现在故意说"您"，莫妮卡，您要把自己的发展给停住！

西蒙　那样的话我们就应该重新称呼"你"！

史第尔林　（笑）嗯，也许……那么我们就应该重新称呼"你"。这进展得太快了。嗯，如果我们看一看父母，那我们就会说：要慢一些，要推迟一下，意思是，要表现出一些问题来，要表现出自己不那么独立！也许海因茨弟弟能帮上忙，他可以减轻一下姐姐的压力，他可以把自己作为一个问题孩子抛出来。嗯，这就是我们绞尽脑汁进行的思考。

评论　这里展现的，是系统式治疗师所采取的怪异的治疗处方之一。他们向女儿建议，将划分界限的努力放慢一些，目的是为了给父母减压。这种干预的形式一方面是针对（两个）孩子的，为了能够稍微鼓励一下他们的对抗，另一方面是针对父母的，他们——基本上可以认定——不是故意要把孩子们拴在家里或者将自己的症状用于自私的目的。恰恰是在父母那里，这个建议能够激发他们对自己的行为进行新的评价并做出改变。

西蒙　（转向海因茨，他不是很有兴致地在盯着）嗯，这当然是个问题，我们现在到底能够说到什么程度：请牺牲一下你的个人发展……！不过，我们至少认为这是有可能的，你会这么做的。你会这么想："他们两个人自己应付不了。我不相信他们具有这种能力。总是有个人会输。那我还不如就待在家里，照看一下。"

史第尔林　我们很清楚，你能够让这个成为可能。当我们两个在讨论这件事情的时候，我们就已经很清楚了。

评论　　提出这个要求是出自预防的原因。其目的是防止海因茨一时冲动也滋生出一些问题来，作为症状的转移。如果症状真的被转移了，那么它们就不再能被解释为"突然之间产生的"了，它们就成了"行动"，从中可以看得出明确的意图。

西蒙　　我们现在要再一次简要地说明一下：我们无论如何都要警告你们，不要现在就嗨哟嗨哟急着去改变什么！你们必须看到，你们只有从情感上、同时也是有感而发地对此说"是！"，你们才能改变什么。（对先生）只要您只能感觉到您自己的依赖愿望，只要您太太只能感觉到她自己的独立愿望，只要您不能心安理得地对您太太说："到协会去吧！"，只要您不是这么想的，那她就会发现。如果您太太待在家里，如果她并不想这样，那么您也会发现。只有你们两个都认为："现在，嗯，对，我不想离开了。我想要我们的关系，我也想要自己的空间，我很高兴能够不和她待在一起！"那么才能够有所改变。只有到那时才能改变，而不是在此之前！不是匆匆行事！

评论　　再强调一次：即将出现的改变应该是真实的改变。两个人当中没有人要去假装！至少治疗师警告他们不许这么做。在夫妻关系的改变中有一个普遍性的问题，其特征可以用"自发的悖论"来形容：如果夫妻中的一个人希望另一个人能有所改变（作为爱情的证明），那么他总是希望改变能自觉地发生。如果改变的愿望被表达出来了，而改变随后才发生，那么改变的价值就不复存在了，

它作为爱情证明的意义也就被剥夺了，只因为它没有自
觉地发生。所以，只有当内部的改变发生时，改变才能
发生，强调这一点使自觉的行为重新变为可能。

史第尔林 对，这就是我们要对你们说的话。我们可以给你们预约
一个下次会谈的时间：五周以后。

*　　　*　　　*

第三次会谈

来参加下一次会谈的只有父母，孩子们没来。莫妮卡不想跟着
一起来，因为她第二天有个法语考试。海因茨，他本来一直都对会谈
非常积极，这次宣称，如果莫妮卡有法语考试，那他就有英语考试。

父亲抱怨，他与女儿的关系变得"令人无法忍受"。他根本就不
再能和她谈话，每一件小事都可以引发激烈的争论。在格拉赫太太
与莫妮卡之间也是每天都有争吵，尽管这些争吵不那么火爆。父亲
首先开始考虑，是不是要把女儿送到寄宿学校去。

229　　莫妮卡现在非常注重与外界的交往，她和朋友们在一起的时间
很多。那些导致她前来治疗的症状，已经完全消失了。

在被问到自从上一次会谈以来还有什么其他的改变的时候，格
拉赫太太讲到，她的先生——在没有事前通知的情况下——来参加
一个协会的庆祝活动，这让她非常感动。她高度评价了他的行为。
他顺便还提到，他太太坐到他的桌子边上，她的协会里的女同伴们都
有些诧异地看着他们。两个人都说，目前他们相处得很好。

在结尾评论中，治疗师再一次指出，莫妮卡的行为出自一种脱离
的动力。她之所以必须对父亲表现得如此具有攻击性，就是因为她
与他的联系太紧密了。如果不是因为与父母有如此紧密的情感联
系，那么她也就没必要去贬低父母或者对他们表现出这类负面的感
觉。父母只能坚持到底，这所有的一切都是正常的，而且是与年龄相

符的,以后是会过去的。

　　下一次会谈被安排在三个月以后,不过父母写信来将其取消了。家里的情况在此期间得到了进一步的平息。女儿的症状仍然不足挂齿,和女儿的争论也有显著的缓和。他们对治疗师表示感谢,并且请求,如果家里再出现什么问题的话,能够让他们重新到研究所里来。

14. "关心的围攻"

（卢卡斯一家，第二部分）

父母和孩子有时候会以一种悲剧的方式一起陷入困境。从美好的意愿中产生了灾难，主观所想象的合乎逻辑的教育措施引发了荒唐的结果，为避免所担心的不幸发生而进行的拼死挣扎却直接导致了堕落（或者用不那么富有戏剧性的方式来评价：至少导致了走向死胡同）。

在家庭的发展过程中，其互动规则和交际规则都在进行着变化。随着时间的流逝，对孩子的行为及安康的责任就从父母的手里转移到了孩子自己身上，这与社会赋予他们的不同角色期待是相符的。成长所带来的身份转变，即从需要关心和未成年转变为自己负责和独立自主，与法律的规定或选举权的获得给人带来的心理上的感觉不同，不会一夜之间就实现。那些拥有处于青少年期的孩子的家庭，几乎是被迫经历了一个缓慢的、缺乏明确的游戏规则的阶段。孩子们要求享有自由和成年人的特权，却遭到了父母的反对。父母一方也不确定，他们是否能够把对孩子的责任拱手交出。作为把培养孩子的独立自主视为教育目标的好家长，他们在大多数情况下并不愿意剥夺孩子自己来体验的自由。因此他们总是来回纠结。孩子们同样也很矛盾，因为在通常情况下，他们虽然满心期待着长大成人，但是他们还是很享受"妈妈旅店"里的关心照顾。

在这个"正常的"发展阶段里，父母和孩子之间会产生冲突，而且要持续数年的时间。在这一过程中，父母进行干预的界限不断被更新。利用"蚕食"战术，孩子通过"斗争"最终被认可为"成年人"，同时父母也从监管及照顾的义务中"解放"出来。对于这种状态的改变，两方面都必须付出代价。孩子必须得进一步放弃享受与孩子身份相连的关心照顾,同时要承担起对自己的生活(生存)的责任。父母也必须放弃孩子需要他们的感觉,以及那种自己对于孩子的生活(生存)而言是很重要的感觉。

因为在我们所处的西方文化的圈子里,这个过程延续的时间很长,因此所有的参与者都有机会让自己去适应变化了的关系格局。²³¹渐渐地,父母与孩子之间的关系就由成人与孩子之间的不对称关系转变为成人之间的对称关系。在这一过程的开始和结束阶段,由不同的游戏规则来确定彼此的互动和交际。在这个过渡阶段最终完成之前,一般来说,都会存在着不清不楚和不明不白;人们不知道,什么时候应该使用哪一种游戏规则。

如果精神科医生进入到了游戏中来,并且给出了他的诊断,那么就会存在着这样的风险:那个包含着各种各样的角色不确定性的过渡阶段会被慢性化。

如果,就像卢卡斯一家(参见第 6 章)那样,34 岁的"孩子"在某个时间里曾经被贴上了"精神病"的标签,当他要面对那些一般而言只对成年人提出来的要求的时候,他作为一个"生病的家庭成员",就能够用一种堂而皇之的方式把这些要求给避开。如果他发出信号,说他很痛苦、不能承受压力,而且在考虑去"卧轨",那么父母和兄弟姐妹们就会迅速忘了自己的要求。只要他要求他们的帮助,他们就不会拒绝。如果他们拒绝的话,那他们就会于心不安,就会有负罪感。一个"好的"家庭也正是以此为特征的:家庭成员要能够互相信任。谁"生病"了,谁就能要求别人的关心照顾。所以,诊断(值得强调的是:不是"疾病")的作用就是:父母和健康的兄弟姐妹们与病人之间的关系发展到最后,"病人"就可以长时间地处于青少年期——与他的生理年龄完全不相干。

然而,这种关系与青少年期里典型的父母子女关系却有所不同。在正常的青少年期关系中,孩子要想享受父母的关心照顾,通常来说,他们就必须得付出个人自由被限制的代价。这个代价在大多数

情况下可以帮助他们,或早或晚在矛盾的两个方面之间——即孩子
的依赖愿望和成人的自主愿望之间——做出有利于自己独立的决
定。

　　而诊断的拥有者的情况却与此完全不同:他不需要做出决定,他
可以同时生活在两个方面,既依赖又独立。如果他被人看成是一个
"有帮助需求的孩子",那么他就可以指出他的年龄,并且义正词严地
要求享有成年人的权利。如果对他提出的要求是针对那些被"真正"
当作成年人来对待的、"自己对自己负责"的人的要求,那么他就会指
出他的生病状态。因为大家无法客观地进行判断,什么时候应该如
何"正确地"对待他。所以他就拥有了选择的自由。诊断赋予了他决
定的权力,他可以决定,在家里应该使用什么样的游戏规则。通过这
样的方式,他实际上赢得了凌驾于其他家庭成员之上的权力,而这是
他作为一个"健康人"永远不可能得到的。他以及他的家庭需要为此
付出的代价,往往就是青少年期的慢性化。

　　如果家里的某个人被诊断为患有精神病,那么这个家庭几乎总
是要被迫陷入一个逻辑上的圈套,对它的特点可以作如下的描述:父
母(以及/或者兄弟姐妹们)坚决要求病人,请他(尽快地)"独立"和
"自主"。他"遵循着"这样的指示,不去做那些要求他做的事情,他用
这样的方式来表现他的"自主"。这就是说,他保留着依赖的角色,却
借此来"证明"他的不依赖……

　　这所有的一切揭示了一个奇特的结,一个经典的悖论。治疗的
难处就在于,要把这个悖论给打破,正是这个悖论总是不断地导致家
庭成员以及治疗师好心好意的行动反而具有了慢性化的功能。

　　那些以社会精神病学为导向的治疗师们特别倾向于要"帮助"病
人,帮助病人"离开"父母并且变得独立(参见第 8 章中与弗洛林先生
的访谈)。他们号召父母,要"放开"他们的孩子,就让孩子"变为成年
人"。为了能够加大父母与孩子之间的距离,病人被塞进了看护院,
有时候甚至完全禁止与父母的联系。病人的父母和亲属也准备着要
为病人的独立进行更大的投入。他们经常把空间上的距离与心理上

的界限混为一谈,所以,在某些富裕的家庭里,为病人购买一套单人住宅成了可供选择的治疗手段。

总而言之,此类由"健康的人的理解"所操纵的治疗措施的成功机会是非常有限的。其中的一个原因大概就在于,对于父母来说,在大多数情况下,他们都不可能一下子就按照治疗师所要求的那样来放弃他们的关心照顾与承担责任的角色。当"孩子"的境况足够糟的时候,他们根本就做不到让自己置之度"外"。他们让自己重新承担起责任并继续关心孩子。谁又真想要求他们,眼睁睁地看着自己的孩子变得不幸或者甚至自杀呢?因此,病人最后总是能够重新把控制父母行为的权力掌握在自己手中。

233

以对卢卡斯一家所给出的结尾治疗处方为例(访谈的节选参见第6章),此处勾画出的是扰动这种模式的一种可行的办法,它可以被称为——受亨利希·伯尔①的一本书名的启发(与书的内容无关)——"关心的围攻"②。

这个办法的目的是,让家庭能够从悖论中解脱出来,让家庭能够拥有合乎逻辑的、不自相矛盾的行为,从而能够将一个"正常的"家庭发展过程继续下去。

此处再现的片段直接从暂停之后开始。卢卡斯一家大约散步了一刻钟。提醒一下:到场的有卢卡斯家的父母和三个儿子库尔特(36岁)、被认定的患者施特凡(34岁)、保罗(31岁)以及女儿吉尔薇(27岁)。在访谈中主要涉及的问题是:施特凡,这个拥有十年精神疾病病龄、现在住在一家过渡性宿舍里的儿子,是否应该、能够或者被允许重新回到家里来,即回到父母身边来……

---

① 亨利希·伯尔(1917—1985)德国作家,主要作品有小说《正点到达》、《女士和众生相》、《丧失了名誉的卡塔琳娜》等。1972年被授予诺贝尔文学奖,"为了表扬他的作品,这些作品兼具对时代广阔的透视和塑造人物的细腻技巧,并有助于德国文学的振兴。"——译注

② 伯尔的这部小说的中文译名为《保护网下》,为意译,"关心的围攻"为直译。——译注

＊　＊　＊

西蒙　　你们呼吸了一些新鲜空气，我们也利用这段时间详细讨论了一下，可以做些什么。

首先我想对你们说，看到这样的一个家庭，让我们深受触动，我们很感动。在这个家庭里有那么多的团结一致，家里的每个人都准备着让自己做出大的牺牲，在这个家庭里，大家可以互相信任，大家都很团结。现如今，这种情况不再是理所当然的了。

评论　　如果治疗师对当事人既要说一些正面的话又要说一些负面的话，从正面的话开始总是要更好一些。大多数人会一下子变得很好奇，如果有人对他们说了一些（有时甚至是令人惊奇的）好话。与用一些批评意见立刻把他们吓倒相比，好话会让他们变得更加开放，也更愿意认同别人所表达的观点。如果治疗师用负面的观点来开始他的评论，那么就存在着这样的风险：几秒钟之后他的听众就会把"耳朵给堵上"。即使后来再对他们致以认可和尊重，他们在大多数情况下也不再能听得进去了。

234 西蒙　　这是积极的方面，非常积极的方面。不过，这有时候也会带来问题，比如说，（转向吉尔薇）就像您所描述的那样，当您离开家的时候，您问自己："在何种程度上我能够只考虑我自己？在何种程度上我能够健康地、自私自利地活着？我会让其他人恼怒吗？"

如此紧密地团结在一起，这也会引发冲突，我们必须要看到这一点。这就是它的代价。如果是在一个不团结的家庭里，大家互相都无所谓，要想变得独立就会很简单。直接离开就是了。这也是它的优点。

所以说,我们必须要看到,这件这么好的事情也有它的代价。不过对我来说很重要的是,要告诉你们,我们很受感动。

此外,让我们感到不同寻常的还有,你们非常开诚布公地谈论所有的事情,大家在讨论非常有争议的问题时也能敞开心扉,把自己的立场摆到了桌面上。我们想象,你们也许不会永远都是这样的,这大概是您(转向施特凡)帮的忙……是您提供了冲突,您把自己给贡献出来了。这样一来,大家才更有可能把相左的立场表露出来。否则的话,根据我的经验,在一个和谐的家庭里这是非常困难的。我不知道,你们是不是这样?不过我们的想象是,这会是非常困难的。如果大家永远都在看:"其他人感觉怎样?",那么他们就宁可把话咽下去,让自己缩在一边。所以肯定是您(对施特凡)帮了其他每一个人的忙……

(兄弟姐妹们否定地摇头)

西蒙	……那好吧,我们在这一点上有不同的意见。
评论	此处说明:在结尾评论中,去涉及那些在会谈中根本没有谈到过或者没有讨论过的东西,这是非常危险而且没有什么益处的。治疗师给出了推测,其目的是为了给改释和重新评价提供基础,但是兄弟姐妹们没能接受它。如果治疗师无法一意孤行地抛开家庭的描述而大谈自己的臆想的话,那么他就必须做好准备去质疑自己的想法。从原则上看,根本就不去触及那些没谈过的东西总是会更好一些。
西蒙	无论如何我们都获得了这样的印象:你们所有人都认为,(对施特凡)您能变得独立是非常重要的。(依次对每一个人)您是这么看的……您……您……您……您……不过对于路径你们有不一样的看法。

235

评论	招呼到每一个人，这一方面可以提高协调一致的程度，此外还可以让每个人——出于把所有人都纳入进来的考虑——都感觉到自己被招呼了……
西蒙	只有当一个人感觉到自己独自也能生活的时候，他才能享受与别人的关系。如果一个人感觉到"我现在想……我现在想和你在一起"，那么与他感觉到"我没有你不能活"、感到自己很依赖相比，他就能更多地享受这种关系。 现在，有几条不同的道路可以到达独立、到达长大成人、到达自主。其中的一条道路是，边上没有关心他的人，那他就要被迫变得独立。跳到冷水里，自然就会游泳了。看起来，（对吉尔薇）您走的就是这条路，因为您母亲太忙着操心施特凡了。您自己完成了跳水。 从完全中性的角度看，抛开所有的痛苦不谈……这其实也是在帮助您变得独立。不过，就像已经说过的那样，这是有代价的。
评论	在这个治疗处方中——与其他大多数的治疗处方一样——治疗师反复把注意力聚焦在这个话题上，我们最好把它用个（现在看来确实不具有革命性的）公式改写一下："所有的东西都有它的代价！"没有什么东西是白来的，但是，人们可以在为了达到不同的目标而必须付出的不同的代价之间进行选择。
西蒙	不过也有另外的一条道路，这是一条那些情感联系非常紧密的家庭所能够走的路。独立必须要通过斗争才能获得，独立不是别人赠与的。你们可以去想一想东方阵营里的那些国家，它们的独立都是通过斗争取得的。德国统一社会党①不会自动下台。如果我们看一看青年人

---

① 德国统一社会党，前民主德国的执政党。——译注

的正常发展过程,就会看到,绝大多数的独立都必须是通过斗争才能得来的。

这也很好理解。父母总是关心孩子的,他们在想: 236 我那 16 岁的孩子能照顾自己了吗？还是,照顾他是我们做父母的义务？对这个问题的回答就存在着冲突。16 岁的那个人说:"我已经可以晚上在外面待到 24 点了。"父母说:"胡扯,你必须 22 点就回家!"然后他们会就 23 点达成一致。然后父母就会看到,孩子确实是可以的,没发生什么糟糕的事情……然后他们就会允许孩子在外面待到 23 点半,然后就会出现下一个冲突。这就是说,独立必须通过斗争才能得来。

我们有两条通往独立的道路。第一条路是,把施特凡扔到冷水里。这么做有很好的理由。我们可以理所当然地说:"把他扔到水里!"我们相信他具有这种能力,如果他必须这么做的话,他是能够做到的。他自己也曾经说过:"如果父母都不在了,那我也能行!"

另外一方面:如果有其他的可行办法,是不是必须要把他扔到冷水里？在某些情况下,他别无选择,那么他就必须得把全部的力量都调动起来;根据经验,他也确实会这么做。但是如果存在着好几种可能性(对施特凡),那么大家就不会强迫您! 就算是大家把您扔到了冷水里,您也会重新从冷水里出来,在温暖的家中寻找庇护所。

所以,我个人倾向于"不扔到冷水里"的策略。因为(转向母亲)您会坚持不住的,如果您把他扔到冷水里,说:"自己游吧!"最迟在他第三次说"我要卧轨"的时候,您就会把门打开。在这一点上我非常肯定。我们也不能要求父母去这么做。

评论 这大概就是其中的一个主要原因,为什么绝大多数以在父母和孩子之间清晰划分界限为目的的治疗措施会失败。我们不能简单地要求有爱心的父母，针对他们的孩子做出如此"有距离"的举动。因为系统式干预的基本原则在于，要在现有的条件下做最好的事情，那么就产生了这样的问题：如何能够"矛盾地"利用父母和孩子之间的这种紧密联系，从而使在家庭内部清晰地划分界限的可能性变得更大？

西蒙　另一方面我也在想，您想成为好父母，您想让他变得独立。您如何能做到这一点？我的经验是，有一条路可以走。我想给您讲解一下，但是我不想对您说，您应该这么做。我只是把这个路径告诉您，让您可以思考一下，这条路对您来说是否可行……

　　如果你们回忆一下，去想一想，没有人的独立是别人赠与的，每个人都必须得通过斗争才能得到它，那么，如果你们创造出施特凡必须得为自己的独立而斗争的条件的话，你们大家就都能够帮助他变得独立了。这就是说，你们不要把独立赠送给他！你们要怀疑他！你们不要相信他能够自己居住。你们要把他接回到家里来，并且就像对待一个 15 岁的孩子那样来对待他。这就是我的建议。

　　作为 15 岁的人，他得到别人的关心照顾，内衣有人给洗，你们也可以给他买米老鼠的本子。但是，你们也得限制他，就像限制一个孩子那样。如果他认为，他年龄更大，他可以做更多自己负责的事情，那么他必须得证明给你们看。

　　我的建议是：你们对待他就像是对待一个还没有成熟到可以独自生活的人那样——之所以这样，是因为他曾经于某个时间下了决心中止自己的发展，或者是因为他生了病。是什么样的原因这无所谓。（对母亲）您可以竭尽所能去照顾他,让他享受到所有当小孩子的好处,但是您也要限制他! 所有的东西都有它的代价,不独立也一样。是吧?

评论　　　通过这样的治疗处方,那个"生病或者不生病?"的问题就失去了它的意义。施特凡是否只是"不独立",还是"病了",这没有什么区别。在这两种情况下,他的家属必须用同样的方式来对待他。

西蒙　　　我原本考虑,你们应该像对待一个 3 岁的孩子那样来对待他。我们来看一看,他究竟有多长时间会觉得这个好玩儿。我想,如果他准备好了要独立,他就会反抗你们这个样子来关心照顾他。然后就会产生冲突,这就是说,不会只存在和谐。我想提醒你们,这意味着,将会有冲突,就像是在青少年和他们的父母之间普遍存在的那样。

评论　　　一般情况下,阻碍父母及家属对孩子"放手"的原因,在于他们害怕没有尽到责任和没有承担关心的义务。在这个改释中,治疗师试着对可以预见的冲突进行积极的评价,并将其重新定义为一个不断增加的独立性的标志,而不是把它理解为症状。

西蒙　　　我得承认,这听起来非常矛盾。如果你们想帮助他变得 238 独立,那你们就得把他看成比他自己以为的那样更不独立一些,并且照这个样子来对待他。那他就必须得通过斗争来摆脱你们,他就得反抗你们。他必须得向你们证明:"我是独立的,我一个人也行。"

评论　　　通过这样的方式,举证责任就被逆转过来了。父母和兄弟姐妹们完全不知所措,总是干心不安,因为他们无论怎样都永远把所有的事情给做"错"。施特凡要么指责他们没有把他当作成年人来对待,要么责备他们没有足够顾及到他的疾病(有时候治疗师也会这样)。现在,这両种截然相反、互不相容的游戏规则被一个单一的、合乎逻辑的、不自相矛盾的规则所取代：要永远把施特凡当成个孩子来对待。如果他不想这样，那他就必须得证明，父母做的是"对的"。

西蒙　如果是我的话，我不会给他买一套或者租一套自己的房子，因为年轻人通常都必须自己来置办房子。为什么要把房子塞给他呢？他必须得证明，他也可以办得到，他自己必须要对此有所作为。至于说你们把门槛铺得有多高，这是另外的一个问题。不过你们要把他看成比他自己以为的那样更不独立一些，并照这个样子来对待他。那么他就必须得向你们证明，他不再是个小孩子了。

你们如何能够负责任地发挥你们作为父母和兄弟姐妹的责任，我觉得，这是一个办法。

作为兄弟姐妹，这么做对你们而言也会更容易一些，我认为。否则的话，如果你们简单地把他给撵出去，那你们就会为他担忧。如果真的发生了什么事情的话，那你们就会夜不能寐，而且一辈子都会责怪自己。现在你们来照顾他，他就必须得向你们证明，这是没必要的。

（母亲在她的座位上变得有些不安，她给出信号，她想说些什么）

您有问题？

母亲　是这样的，这个重要的任务是专门针对我的吗？

西蒙　嗯，我不想对您说，您一定得这么做。虽然我在这件事上有过好的经验，但是这不是唯一的办法。我不是教皇，不能对你们说，这是条唯一的路。

（库尔特给出信号，他想说些什么）

您有问题？

239　库尔特　一个问题：如果母亲和我们现在就试着这么做，施特凡

重新回来了……我这样对待他……限制他,然后施特凡
会对我回应说:"呃,我可是有病……!"

西蒙　　那您就说:"你是 15 岁还是有病,这对我来说是无所谓
的,正因为如此我才把你看成这么小。"在行为的层面上
这是一样的。

评论　　疾病这个强有力的家庭成员不再能够被单方面作为权
力工具来使用了——至少希望是如此。

库尔特　　我必须实话实说,到目前为止,如果他对我说:"你就高
兴吧,因为你自己没病。"那我就不知道接下去该怎么办
了。

西蒙　　嗯,这肯定也没错。所有的事情都有它的好处和坏处。

库尔特　　我总是……我不知道……

西蒙　　您知道,我是精神科医生。我所获得的经验是,某个人
不论是在发展过程中停滞不前,还是他生病了,这在行
为层面上会产生同样的结果,都有施加影响的可能性。

　　如果他自己能通过斗争来获得自由,那么他也会通
过斗争来摆脱疾病。疾病与此息息相关。疾病总是让
人具有依赖性,阻碍他去发挥他所拥有的所有的能力。

　　请你们就把施特凡当作一个 15 岁的孩子来对待!
这对一个病人来说是合适的。病人不允许到外面大吃
大喝!这样一来,你们就会很肯定,你们并没有做很多
错事。

　　我觉得,如果你们给他找一套住房,这不会有什么
用的——以我对你们的了解来看。你们会替他担忧。
当他第三次说"我是病人,我孤孤单单"的时候,你们肯
定就会把这套房子重新出租出去了。

吉尔薇　　那么如果他参与进来呢? 如果他把这个 15 岁的孩子继
续扮演下去呢?

西蒙　　那您就随他去,直到他对这事儿感到腻烦为止。如果这

持续十年的话。我的假设以及我的经验是，几个星期的
时间他会觉得好玩儿，他毕竟 34 岁了。

吉尔薇　他也经常说："我 34 岁了！"

西蒙　您别相信他，他说他 34 岁了！每个人的内在都包含着
一个孩子般的自己。您也有一个三岁的自己。如果您
愿意，您也可以做出三岁孩子的举动。我也可以这样。
您也可以这样。您也已经 26 岁了。您也可以这样。这
意味着，人们总是有几种不同的需求。施特凡的需求是
仍然当个 15 岁的孩子，这个需求占他自身的一半。不
过他也还有其他的……

吉尔薇　事实上我们是在听任他……

西蒙　你们必须得和他斗争。

吉尔薇　我觉得，我们现在就是在听任他。他想回家，我们就说：
"好吧，就应该是这样的。"

评论　这种对听之任之的担忧，可以被理解成是某种暗示：在
日常生活中，与施特凡的争论被他的家属感受成是权力
的斗争。因此，治疗师也应该考虑到家属对"同等武力"
的担忧以及对"失去关爱"的害怕。

库尔特　也许我们把目标定得太高了。

西蒙　对，我也看到了这个方面。你们不需要今天就做出决
定。我不认为，你们应该对他听之任之：他回到家里，所
有的情况都与以前一样。我觉得，在家里也可以走第三
条道路。他回到家里，家里所有的情况都变得与以前不
一样了。在家里，他被坚决地当作一个 15 岁的孩子来
对待。

　　（对施特凡）我对您的感受是，您好像是在来回地纠
结："我现在想不想长大成人？我想不想独立？"如果所
有人都说："现在就做个成年人吧！"那么您就会害怕，
说："我的当个孩子的愿望哪儿去了呢？"如果所有的人

240

都对您说:"当个孩子吧!"那么您就会更多地感受到您不想当孩子的那一面,那么您就必须得和其他人讲个明白。"今天我想去看电影,晚上一个人去,你们不能禁止我!"然后就会出现争论,在你们之间就会产生冲突,您要么去要么不去,根据情况而定。然后您就会重新检查一下:"我想不想长大成人?"您必须要让所有的其他人都相信,您确实是愿意的。

母亲　　能允许我问您一件事吗?他现在应该被当成个孩子来对待,如果他要出去,要喝杯酒……

西蒙　　您会允许一个 15 岁的孩子这么做吗?

母亲　　那我就说:不行,孩子不允许这么做!那我就必须得惩罚他。

西蒙　　那么然后您做什么呢?您难道不再给他买小熊橡皮糖 ²⁴¹ 了吗……?您必须得考虑考虑,您如何来处理这件事。这不容易……这不是一条简单的道路,我可以告诉您,这不是一条简单的道路……你们也不是我这样建议的第一个家庭。

　　　　(对施特凡)我清楚地看到,大家不能强迫您做什么。不过大家可以阻止您做什么。大家不能强迫您变得独立。我看不到任何可能性。

　　　　(对父母)所以我觉得,你们有共同的目标。请你们给他制造些麻烦……请你们给他的长大成人制造些麻烦。这样他最后就会确定,如果他做到了,那么这也是他自己愿意的。

吉尔薇　　我现在搞明白了。

西蒙　　有些人移民到澳大利亚去,因为他们说:"在那里离我的母亲很远,这样我就会感到自己很独立。"但是,他们当然是不独立的。只要是母亲打电话来,他们就会立即登上飞机飞回来。我们不能指责母亲,因为是孩子在逃避冲突。

你们会发生争吵。我认为,你们是会解决这些争吵的。家里会闹成一团,不过这也没什么。

吉尔薇　如果我们说:"不行,你不能开车,你是病人,你在吃药。"

西蒙　那么他就必须得向你们证明,他确实可以开车。

吉尔薇　难道我们也可以利用疾病吗?

西蒙　你们可以和他一模一样地利用疾病。如果他利用了疾病,那你们也可以利用它。重要的是,他必须要为自己的独立而斗争。这样做的代价是,他也可以享受别人的关心照顾。

母亲　(激动地)对,对。

西蒙　您就宠着他,给他所有的东西,直到他对此感到腻烦为止。

母亲　(高兴地)好,好。

西蒙　(对兄弟姐妹们)当然你们有可能会嫉妒。但是你们却拥有自己的独立性。这肯定也是你们通过斗争才得来的。

库尔特　还有一个问题。15 岁的人可以工作了。我们应该怎么办?

西蒙　那我们就让他更年轻一些。你们让他 12 岁。那么工作的问题就不那么紧迫了。请不要送他去工作。如果他想工作的话,你们就要看一看,就像是面对一个 12 岁的孩子时要做的那样:"我们来看看,你是不是已经能够做这件事了。"这就是说,12 岁的孩子还要被照顾得更多一些,也要被限制得更多一些。如果他想工作,那么他就必须得向你们证明,他能够做这件事。他必须得向你们证明。

评论　让施特凡变得更年轻一些的目的在于,要避免开辟第二个冲突的战场:"工作"。从系统式治疗的角度看,在这一类冲突中获胜的总是拥有更多权力的人。而拥有（相对的）权力的人，永远都是那个较少想从其他人那里得到什么的人。如果大家试图推动施特凡去工作，那么就是把权力工具交到他手里，因为在面对未来的雇主的时候，他的那些"有头有脸"的亲属们会比施特凡更感到责任在身……

母亲　　　我非常赞同。我已经开始感到高兴了。

西蒙　　　在这一段时间里您都会感觉很好，您在家里确实又重新有了一个小孩子。

母亲　　　是的，我已经开始感到高兴了。

吉尔薇　　那么你就不需要养条猎獾狗了。

西蒙　　　（对母亲）您不需要养条猎獾狗……

母亲　　　那么我就重新又有了条猎獾狗。

西蒙　　　那您就把他当作猎獾狗。至于说他是否想永远做个猎獾狗，这是个问题……

母亲　　　（拍施特凡的肩膀）我的猎獾狗（笑），15岁的孩子还要跟在妈咪后面。

施特凡　　（摇头，看起来迷惑不解，恐慌，很显然没搞明白，刚才都发生了什么）

母亲　　　（转向施特凡，试着对他解释）听着！我们现在应该像对待一个15岁的男孩那样来对待你。

施特凡　　为什么？

母亲　　　呃，你没好好听。你回家来，我会像对待一个12到15岁的男孩那样来对待你。你必须要让我来告诉你所有的事情，直到你自己觉得这很蠢为止。我们现在就使用这个方法。我们还会再给你解释一下。我们会一直这么做，直到你觉得这很蠢为止。这么做的目的是让你能够变得独立，让你能够向我们证明，你不是15岁，而是34岁了。

西蒙　　　（对施特凡）您听明白了吗？这对您来说是不是有些

费力？

施特凡　这和疾病有关。要是我健康了，那我也能工作。

243 西蒙　请你们考虑一下这个建议，你们再好好讨论一下。这个建议有它的好处和坏处。不仅仅只有一条道路，通向罗马的大道有很多。我想告诉你们，这不是条唯一的路。我也有义务要对你们说清楚，这不是条唯一的路。不过这是一条……

母亲　这是一条路。衷心感谢！非常好，这整个的一个小时，非常、非常好。我们肯定会按照您说的去做。

评论　如果当事人对此类令人吃惊的建议有问题的话，治疗师一定要给予详细的解答。这些问题给治疗师提供了机会，让他能够把特别关键的要点再重复一遍，并且好好解释一下。除此之外，治疗师还能借此搞清楚，家庭成员到底是如何来理解这个任务的？如果有反对意见，治疗师应该接受它，并将其用于证实自己所宣讲的论点。从上面的这个片段的最后一部分就可以看出来——比如说吉尔薇——通过这个"提问—回答"的回合就慢慢地接近了那个最初看上去非常陌生的任务。

＊　　＊　　＊

尽管这个干预措施得到了母亲的很多赞同，不过直到下一次会谈的时候才能判断：它是具有"扰动"、"激发"的作用呢，还是根本就没用。

在下一次会谈时，母亲在迈入治疗室的时候就说："一个奇迹发生了！"这句话当然不是此处所介绍的访谈或者治疗手段所具有的功效的证明，这仅仅只能说明，母亲对奇迹的要求非常低而已。事情的进展是这样的：在会谈之后，家里人决定实施这个"关心的围攻"项目。母亲是火苗,是火焰,她催促施特凡去商定一个从宿舍搬出来的日期。父母,特别是母亲,催促得越多,施特凡就表现得越纠结。

当他与父母或兄弟姐妹们在一起的时候,在所有人眼中,他十年来第一次表现得"正常"了(这就是母亲称之为"奇迹"的东西)。施特凡不再展示他那些被人熟知的症状,不威胁说要自杀,而是和其他人交谈一些实实在在的、对家里人来说很陌生的话题。他不再为了提出要求或者阻挡要求而指出他的"生病"状态。当他和兄弟姐妹们在一起的时候,他表现得和大家都一样。

当他在行为上出现了这样的转变之后,就没有人对他拒绝搬回家受人宠爱(及限制)而感到奇怪了。与此相反,他结交了一个女患者,并且决定,和她一起搬到一套房子里去。

从所追求的治疗目标的角度来看,会谈带来的直接反应可以被看作是"成功的",但是尽管如此,还是得说清楚:这样的一次会谈还构不成成功的治疗。

从系统式治疗的角度看,只有很少的治疗奇迹(如果确实有治疗奇迹的话)会发生。根据经验,此类的富有戏剧性的改变,就像此处所描述的那样,确实通过一个单次的会谈就完全能够引发。但是如果想把改变持久地固定下来,那就需要在治疗上陪伴这个家庭较长的一段时间(根据经验是一年半到两年)。之所以要这样,主要是因为,如果没有外界的支持,原来的那个存在了很多年的互动规则及交际规则就会再度被使用,家里人就会"忘记",他们曾经是此类"奇迹"的见证者,然后就会让自己重新去适应那个传统的生病景象。他们需要一位社会认可的专家的陪伴,这位专家——在一定程度上是个外界的固定点——可以确保家里人会坚持使用不一样的看问题的方式和交往的方式。会谈可以在较长的时间间隔上进行(一个季度到半年)。重要的是,治疗师作为那个执意希望改变的代表可以供他们求助(至少是虚拟的)。对于这样的一个角色,最合适的大概就是那些"真正的"精神科医生,他们对"发疯的人"有足够的经验,不会被他们的医生同行以及由生物精神病学所假定的真理给吓倒。

15. 仪式

（巴斯蒂安一家，第三部分）

话语不是人们互相交际的唯一手段，它甚至都不是最重要的手段。在塑造了我们的个人现实构造及集体现实构造的事件中，仪式是最重要的事件之一。所谓仪式，指的是公式化的行动流程，它在某些固定的时间或者针对某些固定的事件被重复，它的意义超越了个别行动的范畴，而是具有另外的、深层的意义（无论这是什么样的意义）。

在个人的现实构造与他的社会领域的连接中，仪式起到了重要的作用。一个文化圈都在同一时间庆祝复活节和圣诞节，各个国家也都庄严地庆贺自己的国庆日。用这样的方式，仪式就为一年里的时间划定了结构。当人们结婚的时候，人们仪式化地说句"我愿意"，不仅完成了从自由的、单身角色向已婚的、被义务所束缚的婚姻伴侣的转变，而且完成了从一个税收等级向另一个税收等级的过渡。毫无疑问，仪式拥有深远的社会功能。总的看来，几个人被联系在了一起，他们的行动以及他们的现实构造通过一种富有意义的方式得到了协调。

把行为和意义的传递用仪式有计划地联系在一起，这种治疗处方是系统式干预的一个特别具有吸引力的方法。

为巴斯蒂安一家（参见第3章和第4章）布置的家庭作业就是个很好的例子，或者说得更准确一些：这是为那个被认定的患者——恩斯特——在初始访谈结束时所布置的家庭作业。

提醒一下：恩斯特是被他忧心忡忡的姐姐带来进行会谈的，因为他尽管做了肝移植，可还是喝酒，并且因此威胁到要丧失生命。在谈

话中治疗师弄明白了,对于他的酗酒,与他前任女朋友的一段失败的
关系可能起到了重要的作用……

＊　　　＊　　　＊

　　暂停之后的评论首先从称赞家里人的开诚布公和责任心开始。
很显然,家里的每一人都愿意为他人做很多事情,并且愿意为他人承　246
担很多责任。可以清楚地看出来,由于肝移植这件事,一家人处于何
等巨大的精神压力之下。治疗师根本就只能称赞这个家庭,表扬他
们迄今为止是如何来克服这所有的一切的。他们在情感上进行联系
的能力非常强大。
　　下面的内容就从此处开始。

＊　　　＊　　　＊

西蒙　　　和女朋友或者说前任女人的事情也是很关键的。在你们
　　　　　家里存在着这样的一种模式:谁如果和别人发展了一段
　　　　　关系,那么他就准备着付出自己的一切,直到最后一件衬
　　　　　衣! 要么所有的一切,要么一无所有。这当然会很不容
　　　　　易,因为另一个可能就是一无所有。
　　　　　　你们付出的非常、非常多。你们所有的人都愿意付
　　　　　出很多。除此之外,看起来还存在着一个规则,就是在有
　　　　　疑惑的时候,大家宁可不把自己的感觉表露出来,特别是
　　　　　当你们认为这有可能对其他人造成精神负担的时候。
　　　　　嗯,我不知道,当你们还是孩子的时候,在你们家里这是
　　　　　怎么形成的? 不过,我没有得到这样的印象,我不觉得你
　　　　　们曾经好好学习过如何具有攻击性。

施特凡	我们从来就不曾具有攻击性过！
西蒙	啊,正是这样！ 在有疑惑的时候,你们更愿意攻击自己,而不是去攻击别人。如果我真的有攻击的感觉,那么在这个家庭里我更愿意把攻击对着我自己,而不是对着其他人。这样一来,就没有人能够指责我,在此之后也没有人可以说,我做了坏事。我觉得应该解释一下,为什么您……为什么他竟然从来不曾去路过他女朋友的房子？ 去才是"正常的"——带引号的——反应。我知道,我也经历过几次分手,很大的创伤,我被抛弃了,我是个被不断抛弃的男人。这当然很折磨我。我总是要到前女朋友那儿去,恨不得把玻璃给砸了。我当然也不会总是让自己沉迷到这种地步,不过……我觉得,如果我们表现出一些愤怒的话,那就会让我们感觉很好。反正这让我感觉很好。我现在也不是想把这件事泛化,不过我觉得,把愤怒表现出来,这是正常的反应。

这就是我的几个观点,这些观点帮助我搞清楚,究竟是什么让您如此难以应付分手。如果您曾经练习过如何进行攻击,那么您也许就能应付了,然后您的状况就会好得多。不过,我们不能指责任何人,就因为他没有练习过如何进行攻击。这只不过是有些倒霉罢了。

我思考的最多的是,这段关系,即与您女朋友的关系,究竟怎么就变得如此重要了呢,以至于您愿意拿自己的生命当儿戏？ 这个问题我在这次谈话之后也还没能完全搞明白。在暂停的时候,我思考的最多的,是会谈的最后一轮,这涉及预后诊断。您(对儿子)表述得非常乐观,您(对母亲),在您那里,希望多于预后诊断,更多的是对愿望的思考。而您(对姐姐)宁可抱有怀疑的态度,您在这件事情上不愿意自欺欺人,而是要保有清晰的洞察力。至于说这洞察力是否清晰,这是另一个问题,不过您宁可抱有怀疑的态度,尽管您所希望的肯定是另外的样子。
在这个问题上我有些分裂。我的一部分,小的一部分,持
怀疑态度。怀疑意味着 50 比 50。我的那个大的一部分
说:在这个家庭里有那么多的力量;在这个家庭里,大家
甚至去学习应付极其困难的情况,尽管这要持续很久。
有时候这需要很长的时间。不过,涉及未来五年的情况,
我可以做个很好的预后诊断。我必须说,我更愿意保持
乐观的态度。是这样的,根据我从你们这里感受到的,我
在想,如果你们自己决定了去完成某件事情,那你们一定
可以完成它。不过,这件事可不太容易,你们应该很清楚
这一点。

恩斯特　　这我知道。

评论　　将治疗师或者治疗团队进行分裂(Splitting),这是把矛
盾的两方面都作为话题拿来谈论的一个方法,这样就不
会在话语中排除矛盾的某一个方面。治疗师作为处理矛
盾的律师,不会参与到某个否认的模式中去,他保持着清
晰的洞察力,但是,他更愿意传递出乐观的想法。因此他
提到了他的担忧,但是却表现得充满希望,如果……他的
信心然而是有条件的,是与当事人方面的改变相关联的。
这种处理矛盾的形式,也可以被治疗团队所采纳。治疗
团队也必须表现出被分裂的样子,大的阵营是乐观的一
方,小的阵营是怀疑的一方;有经验的治疗师充满信心,
经验不是那么丰富的治疗师持保留意见……

西蒙　　我甚至觉得,你们根本就不需要帮助。如果你们认为,我
对你们能有用,那么我很愿意与你们在比较长的时间间
隔上进行会谈,看一看:什么是有所帮助的,什么是没有
帮助的,你们最好应该继续做些什么,你们最好应该放弃
些什么。

　　你们觉得这是个有意义的模式吗?在两到三个月的

248

时间间隔上来次谈话，这是我的建议。一共不超过十次谈话。这是我们正常的规模。我们提供一到十次谈话，但是每次只确定下一次谈话的日期。这样我们就可以每次都看一看：继续下去是有意义的吗？还是没有意义？不过一般来说，超过十次的谈话也就没什么意义了。当然这是在一个比较长的时间间隔上，两个月、三个月的间隔。

母亲 他（指向儿子）必须自己来决定。

恩斯特 我觉得行。

西蒙 好，这样可以了吗……？

评论 根据经验，结束与这样的一个家庭——家庭成员之间的情感联系极其紧密——的会谈是很困难的。家里人不能或者不愿意不假思索地就与治疗师分开。家庭成员把相当高的治愈希望寄托在治疗师身上，期待着他给出一个拯救的主意，给他们带来希望。如果这个拯救的主意没有给出，或者某些冲突被谈论过了、但是却没能被从道路上铲除，那么一家人就会坐在那里，盯着治疗师看，并且发出信号："还没有都说完呢！"现在就是这样的一种情况。很显然，这个结尾评论并不能让一家人带着一切都将好转的感觉心满意足地回家去。

西蒙 （对姐姐）您睁大了眼睛期待地看着我？

姐姐 （尴尬地笑）不，我是想让这些话对我能起些作用……（叹气）嗯，我抱着怀疑的态度，这么说让我很受震动。我的怀疑态度的前提条件是，什么行动都没有，这样我才会有怀疑。把这些担忧说出来，这在我看来也很重要。嗯，我不想现在就说一些不吉利的话，那样的话我立刻就会心情沉重……

249 评论 家庭交际的游戏规则（即"心身疾病模式"），会引发对冲突进行个人的或集体的抵抗，在这一过程中，被经历、被感知、被评论的,仅仅是矛盾的一个方面。家庭成员彼此之间紧密的联系被表现出来,具有攻击性和分离性的鼓动被否定,并被列为禁忌。乐观主义得到彰显,悲观的情绪最好留给自己。其背后的担心大概是,"迈入"一个令人害怕的事件结局(分离、死亡),因为当真的发生这类事件的时候,就会因此背负罪责。因此,大家宁可避免去谈论关于冲突的另一个方面(不被"积极地"考虑的那个方面)。

在此,治疗师面临着在两个都不那么有效的方法之间进行选择:要么他参与到那个被美化了的模式中去,这样一来,他就会认可家庭的观点以及他们的交际模式。如果这关系到问题或症状的产生或保持——无论以什么样的方式——治疗师就会导致问题或症状的慢性化。要么他把自己的立场摆到冲突的另一个毫无考虑余地的方面,比如说他试图让家庭成员"表现出他们的攻击性",这样一来,他就会触犯到家庭里根深蒂固的价值观,家里人和他的交往就会因此而中断。

于是只剩下了第三条道路:治疗师可以认可来访家庭的价值观,不过同时也要指出来,为此要付出什么样的代价。治疗师通过采取"是的——但是"这样一种态度,就能够发挥处理矛盾的律师的作用。

西蒙　　嗯,我有这样的印象,在你们家里不光不允许说那些具有攻击性的话,而且也不允许表达出悲观的想法或者抱有怀疑的态度!我觉得,去看一看风险在哪里,这是非常有意义的。这您自己(对恩斯特)也是知道的!您就在做一些危险的事情。当您做这些事情的时候,某种怀疑就完全被表达出来了!怀疑……不过这并不意味着,在其中有某些命中注定的东西是必须要降临的。我觉得,这是两回事儿。我觉得,好好地看一下,如何能够让其中的一

	个变得更可能，而让另一个变得更不可能，这是非常重要的。
姐姐	不，我想摆脱这个怀疑的想法，因为这就是让我不安地思来想去的东西。
西蒙	我不想你们大家现在都变得乐观，否则我就要变得怀疑了。
母亲	（笑）
250　西蒙	（对恩斯特）嗯，接下来还有最后一部分。在这一点上我不是很肯定，是否应该对您说这个。我本来是想给您布置一个家庭作业的。
评论	在第一次会谈结束之后就布置家庭作业，这原本是太早了。一般来说，此时的治疗关系还没有足够稳固，以致当事人还不能只凭借这种关系就在行为层面上做出改变。在此也是这种情况，只不过，来访家庭已经把很大的信任预付给了治疗师。除此之外，治疗处方开到目前为止，家庭还没有给出任何的信号，表明他们认为会谈可以结束了。所以，考虑到家庭的巨大期望，在比较早的时刻就进行干预，这也是可行的，即使这个干预有可能被感受为是种苛求，因为它原本是需要一个有承载力的"治疗师—患者"关系来作为前提的。
恩斯特	请布置吧！
西蒙	嗯，布置家庭作业的问题是：我有时候会布置一些比较奇怪的家庭作业，一般情况下，只有当我感到我能承受得起的时候，我才敢于这么做。现在我在您那里不是很确定，如果我给您布置一个这样的作业，我是否能够承受得起……我给您讲一讲吧，这是一个什么样的主意……我很愿意……（犹豫，看起来在来回纠结）嗯，我不知道……也许我最好还是不这么做……因为我有可能会过度利用……我们建立关系的时间还比较短，我有可能会非常过度地利用了这段关

系,然后您就会说:狗屁! 或者类似的什么……呃……

恩斯特　现在请您不要长时间地绕圈子了,请讲吧!

评论　来回的纠结起到了测试关系的作用。患者催促治疗师给出家庭作业,这样他就与治疗师共同承担了布置家庭作业的责任。

母亲　(笑)

西蒙　我不想,您事后指责我! 不,您无论如何都会指责我的……好吧,我现在就说:我很想……我想,您每周一次……不,您现在就做,当您回到家的时候,您从您的相册中找一张您女朋友的照片出来,如果您有一张的话。我确信,您肯定有一张。

恩斯特　是的。

251

西蒙　把照片烧掉,这是非常具有攻击性的行为。一张照片您肯定有……我想,您把它找出来,走到那间摆着您们共同的家具的房间里,好吗?

恩斯特　好。

西蒙　我不知道,您有没有一个可更换照片的相框或类似的东西。如果没有的话,那您就去买一个相框来配这张照片。您把照片给装进去!

恩斯特　然后呢?

西蒙　然后您就做下面的事情:您拿一张桌子或者这间房间里的其他类似的东西,如果那里有的话,好吗?

恩斯特　好的,有的。

西蒙　您把照片放到那上面。这是第一步。然后我想,您每星期在固定的某一天……星期几是最好的日子? 您什么时候有时间去做一些定期要做的事情?

恩斯特　星期四。

西蒙　星期四。什么时候是最好的钟点?

恩斯特　七点。

母亲	19 点,总是晚上。
恩斯特	对,晚上。
西蒙	晚上 19 点。然后我想,您每星期四 19 点的时候都进到那间房间里。那里面有一套音响是吗?
恩斯特	对!
西蒙	您有随便哪张能够让您变得忧伤的唱片吗?
恩斯特	没有!
西蒙	有没有随便哪张,对您来说要比其他的显得更忧伤一些?
恩斯特	我永远只买欢快的音乐,但是不会是"音乐家谷仓"①里面的那种……
西蒙	不过,尽管如此我还是希望,您去给自己买一张忧伤的唱片,好吗?然后把唱片播上。
恩斯特	现在不再有唱片了!
西蒙	CD!您在那里有 CD 播放机吧?
恩斯特	(嘲笑)对,对!
评论	小的开玩笑的口角:恩斯特表现出,他愿意参与到游戏的层面中去。
252 西蒙	有一些曲子,我知道,就是在葬礼时演奏的那些东西。就是这一类的东西。您把它播上,然后在照片的左右两侧各点燃一根蜡烛,好吗?
恩斯特	好,好,我明白。
西蒙	把蜡烛点上,把房门锁上,这样就没有人能够打扰您。最好您把窗户外面的卷帘也放下来,这样就暗了。否则蜡烛就没什么用了。然后您坐在照片前十分钟,说:因为与你的关系我愿意拿我的生命去冒险!十分钟这么长!您不需要不停地说。但是在这十分钟里您至少得说三遍,

---

① "音乐家谷仓"是德国公共电视台的娱乐类音乐节目,1981 年 3 月 5 日首播。其节目以德国通俗音乐、吹奏乐、古典流行乐、德语流行歌曲和国际上流行的轻音乐为主,节目辐射范围为德国、奥地利和瑞士。——译注

	在这个家庭祭坛前面待上整整十分钟。然后您可以重新将蜡烛熄灭,把灯打开。然后您就又有了一个星期的安静时间,之后您就再做一次! 这就是我想给您布置的家庭作业。现在我把它说出来了,现在您可以去做了!
母亲	我理解对了吗? 因为这份爱情我愿意拿我的生命去冒险? 我猜想,您的目的可以说是让他现在准备埋葬这份爱情。
评论	这里表达的是母亲的想法,很显然,这个想法符合"健康的人的理解"规则:如果恩斯特没有力量从那份过去的爱情中解脱出来、并将其忘记的话,那么她必须要帮助他,把她自己的力气往解脱和忘记的方向上使。很显然,母亲对这个家庭作业感到很吃惊,因为这与她的解决主意的逻辑背道而驰。在她看来,保持绝对的沉默是所选择的方法,而现在治疗师偏偏建议当事人去回忆。不过,有意识地把与从前女友的联系以仪式化的方式带入到记忆中,从而促使摆脱这种联系变为可能,从系统式治疗的角度看,这会更有用处一些。在此,不仅是把绝口不提的女朋友引入了意识,而且还引入了一个改释,并将其用仪式化的方式确定下来:酗酒与还没有被了结的与前女友的关系有关,它是忠诚的表达,是一段比生命还重要的关系的表达……把生命当儿戏,除了为了爱情以外,还有什么更值得为之这么做的吗?
西蒙	很显然,他为了这段关系而拿自己的生命在冒险。我很清楚这一点。我认为,关键是要把这个真实地再说一遍! 他没对她亲口这么说过,但是他现在可以对她象征性地这么说。(对儿子)您会这么做吗?
恩斯特	会的。
母亲	他难道不能同样好好说:"为了你我不拿自己的生命去冒险!"吗?

253

西蒙　　　我根本就不想规定您怎样怎样……您也可以想出其他的
　　　　　类似的流程,作为一种解毒药,可以这么说,对吧? 我觉
　　　　　得这是最有意义的方法。不过这并不排除,他也可以做
　　　　　其他的事情,是吧?
恩斯特　　是的。
西蒙　　　那么我们现在就约定一个新的会谈日期,好吗?
恩斯特　　好!

*　　　　*　　　　*

　　在接下来的七个月里,一共又进行过两次后续的谈话。在第二
次谈话的时候,恩斯特的身体状况看起来就好多了。在初始会谈的
时候,他的眼白很明显可以看出来是发黄的,而现在是白色的了。在
第一次谈话后的这七个月里,他再也没喝过酒。他的生活也出现了
进一步的变化:他通过了他的考试,重新恢复了与老朋友们的交往。
他不再仅仅坐在家里,而是表现出对做事情的兴趣。家里人甚至产
生了这样的幻想,他可以交个女朋友,至少对他来说,重新承担坠入
爱河的风险是可以想象的了。
　　正像原来说好的那样,恩斯特执行了那个仪式——不过只做了
唯一的一次。

16. "我的酸奶，你的酸奶"

（舍恩贝格先生和舍恩贝格太太，第二部分）

舍恩贝格先生，这个每年把 30000 马克扔到赌博机里去的丈夫，舍恩贝格太太，这个很有经济意识的会计，他们共同创造了一种角色分配的形式：先生的任务是要让不可预见性和冒险能够进入到婚姻关系中来，而太太则要为了可预见性和安全而斗争。从外界的角度来看，这两个人找到了一种分工方式，通过这种分工，他们各自的互相背道而驰的想法——即一方面有追求可靠和刺激的愿望，而另一方面又担心无聊和危险——可以在一起得到平衡。

这种合作的方式，在他们一开始互相认识的时候，曾经让他们在对方眼里显得很有魅力，然而现在却威胁着他们要面临分手。再重新强调一下：把一对情侣吸引在一起的东西，往往也会重新导致他们分道扬镳。其中的道理非常简单：每一个伴侣都会强化——无论是有意识还是无意识——自己在对方眼里看来非常有魅力的行为模式。如果两个人都这么做，那么便会令事态扩大，每个人都会"培养"自己的长处，而最后就会因此出现一个矛盾的结果。行为的量变会导致行为的质变，一开始被感受成是充满魅力的东西，现在就变得令人无法忍受。

在我们的这个案例中就是这样。原来的那个生活得乱七八糟、不负责任、终日无所事事的新郎变成了"赌徒"，原来的那个生活得井井有条、很负责任地规划未来的新娘变成了"监督员"。他们之所以会这样，是因为两个人都是按照自己所认为的逻辑在行事。

如果我们遵循这一假设，那么就会从中找到干预的方向。在理想的状况下，干预可以促使两个人从他们互补的角色分配中解放出来。如果舍恩贝格太太能够表现得不那么具有可预见性——这就是治疗师的考虑——那么她的先生就需要转向可预见性的一面,如果他想在冲突的两个方面之间保持平衡的话。

＊　　＊　　＊

　　出于这种考虑,在初始会谈结束的时候,治疗师给两个人提出了下面这个建议:在四周后的下一次会谈到来之前,舍恩贝格太太应该每周至少一次做一些她先生无论如何也想不到的事情。舍恩贝格先生应该仔细观察他的太太,并且要找出来,她到底什么时候确实做了一些令人吃惊的事情。

　　尽管治疗师对这个建议进行了或多或少令人信服的解释说明,但是四个星期之后,当两个人出现在下一次会谈的时候,他们却并没有完成这个家庭作业。之所以会失败,是因为舍恩贝格太太什么令人吃惊的事情都想不出来。她的先生很想帮助她,并给了她一些建议:"如果你做这个……或者那个……那将会让我特别地吃惊!"这些帮忙让这个作业显得特别的荒谬,至少帮忙令舍恩贝格太太彻底再也想不出任何事情来了。

　　舍恩贝格先生和之前的那几个月一样,赌掉同样多的钱。

评论　　因为在第一次谈话中已经足够多地讨论过夫妻关系中的交际模式了,所以在第二次会谈中,在对完成家庭作业的情况——或者说得更准确一些:对未完成家庭作业的情况——进行了反思之后,就没有将这一话题继续进行扩展,而是布置了一个新的作业:

　　在每个月的月初,当舍恩贝格先生发工资的时候,两个人应该到银行去,把舍恩贝格先生通常赌掉的钱给提取出来。这笔钱,也就是他的全部净收入,他们应该把它分成两份。一份由他保留着,另一份由她保留着。在每个月月底的时候进行结算。那些他没有赌掉的

钱，他可以从他太太那里拿回来。这些钱是指他还剩下的钱，这些钱
也是指他为家庭支付的、能够用发票来证明的所有的开支。除此之
外，舍恩贝格太太在这一过程中也保有一笔和他赌掉的数额一样多
的钱。这笔钱她必须在下个星期之内用在自己身上，用于完全私人
的东西，比如说香水、鞋子、内衣、衣服等等。她不仅要通过展示和表
现她的购物行为来证明她这么做了，而且她还要通过出示发票来向
她先生证明这一点。这个项目需要实施三个月。两个人都宣称他们
愿意这么做。

评论　　　这个相当复杂的建议的目的在于，把两个伴侣置于同样
　　　　　的等级高度之上（是指每个人分别花掉的钱）。另一个　256
　　　　　目的是，把舍恩贝格先生赌博所引发的针对他太太的具
　　　　　有攻击性的特征给去除掉。他赌掉的钱越多，她就可以
　　　　　而且必须为自己买越多的东西。舍恩贝格太太“被迫”
　　　　　把“赢来的”钱立刻、不顾将来地给“浪费”掉，通过这么
　　　　　做，她应该——与第一个治疗处方的目的相同——具备
　　　　　了她先生的某种特征。其背后的希望是，他们之间如此
　　　　　严格的角色分配能够得到一些缓和。

　　三个月后，舍恩贝格先生——违背了约定——一个人前来会谈，
没有带上他太太。他请求她待在家里，这样他就能单独和治疗师谈
一谈。谈话表明，舍恩贝格先生在与他太太的关系中感到很不自由，
感到被控制。她非常留意他是怎么行事的，而且试图去教育他。不
过他自己也不知道，他或她除此之外还能怎么办。

　　至于说家庭作业，他们做了。他把他那一部分钱给赌输掉，他太
太保留了她自己的那一部分钱，并且依照治疗师的吩咐把它给花掉
了。因为他不同意这样的结果——最终钱总是没有了——所以他觉
得应该由他太太来承担全部的监管责任（独自全权支配账户）。

　　这个建议没有被治疗师所接受，与此相反，治疗师试着对赌博行
为进行积极的改释：如果舍恩贝格先生不去赌博的话，那么他很有可

能与他太太分手,因为他需要冒险带来的刺激。在一定程度上他是在和赌博搞外遇,但是却不会遭到随外遇而来的分手的危险……

出于同等对待的考虑,舍恩贝格太太在一个星期之后也被邀请来做一次同样的单独会谈。

谈话清楚地表明,舍恩贝格太太之所以仍然留在婚姻里,只是因为她对治疗抱有希望。如果治疗不成功,那么她肯定会与她先生分道扬镳,尽管她爱他。她必须和他分手,因为她要保护自己和自己的未来。因为他把他的钱都赌输掉了,所以他们两个人是在靠她的钱生活。从某种程度上看,她的“血快要流光了”,她根本就无法去保障未来。她只能在一个有限的时间里忍受这种状况。她现在可以把一部分钱用在自己身上,但这并没能改变什么,因为钱总是被花掉了,账户不可能再得到平衡了。

经过纠缠不休的追问,治疗师发现:舍恩贝格太太并不想分手,因为她不认为,她嫁错了男人,她也不认为他们的关系——抛开赌博不谈——出了问题。但是,她看不出有其他的办法,能够保护自己不“在经济上流光血”。所以治疗师建议她采取一个行动,这个行动既可以保护她,又可以不让婚姻关系结束:

她应该和她先生在钱上面彻底而坚决地分开,就好像他们真的分手了、分居了。所有家庭里的支出都应该计算到毫厘。如果他们一起吃一盒酸奶,她应该要求他付一半的钱,诸如此类。通过这样的方式,她就可以保留她自己赚来的钱,而她先生可以愿意赌多少就赌多少,她不会再流光血了。治疗师又通过具体的例子,对这个把钱一清二楚分开来用的建议进行了说明。

这个建议出自系统论的思考,治疗师对舍恩贝格太太解释了一下——当然是用其他的表达方式——其中的原因:

评论　　从系统式治疗的角度看,所有的人都是独立的,这就是说,是不受外界操纵和监控的。这同样也适用于舍恩贝格先生。尽管舍恩贝格太太非常努力,但是她永远都不可能控制他。要想控制,她只有把他关押起来或者一天

24 小时陪着他。就算是这样，他也很可能会再找出一个办法来逃脱控制。

只要舍恩贝格太太把她经济上的安全与舍恩贝格先生不再赌博捆绑在一起，她就是在把自己引渡给他。长期来看，这是她无法忍受得了的。所以她就试图——出于保护自己的考虑——去控制他。因为这是不可能的，所以她永远都不会有安全感。

另一个选择是，她去控制她所能控制的：即她自己。她必须要为自己和自己的未来承担起责任。如果她和他的共同生活就好像是她一个人在生活——是指经济上的独立——那么她就能够保护自己在经济上不会流光血，她就会有安全感，同时不去打扰她的先生。

如果她接受了这个建议，她就要每周给治疗师写一封信，来汇报她的经历。

评论　书信的联系可以把治疗师保留在婚姻的舞台上，作为一个协同表演的演员，其目的是让舍恩贝格太太能够更好地把这个对她来说绝不可能的任务坚持下去。

258

第一封信一周之后就来了，后续的信件有一些较大的时间间隔。

* * *

6 月 24 日的来信

非常尊敬的西蒙医生：

按照我们在上一次谈话中约好的那样，我想简短地向您汇报一下过去的这一个星期里发生的事情。

在这周开始的时候，我就试着把我们共同生活所产生的所有费用都分开计算，这样在每一次购物之后，我先生就都可以把他的那一部分补给我。当我们一起外出的时候，也是每个人只付自己的部分。

同样,我们每个人都只处理自己收到的邮件。

这所有的一切在这周里都进展得很好,我对此感到很高兴,感觉很轻松。我想说,我对此没有感到有什么不舒服的地方。

我先生对这种把所有的费用进行严格划分的做法报之一笑,他认为,我们不需要如此认真。不过我确信,随着时间的推移他会对此习惯的。

重要的是,我不再试着去对一切都表示理解了(就像个护士),而是也开始强有力地去实施我自己的意愿。

希望所有的措施都取得成功。

致以最好的问候!

永远忠实于您的:贝阿特·舍恩贝格

＊　　　＊　　　＊

7月2日的来信

非常尊敬的西蒙医生:

今天我想再简短地告诉您一下在上个星期里发生的事情。

自6月25日起我们在奥地利度假。在旅行之前我们就已经确定,每个人都自己来支付各自的度假费用,我们在经济上必须严格地彼此分开生活。我先生遵守了这个规定,并且他自己也开始注意着,我们要遵守它。我曾经为我先生承担了一部分责任,现在他因此被迫去自己支配他的钱,我觉得这是个很大的好处。我意志坚决,无论如何也不会站到他身边去帮助他。在这一周里,我非常多地关注于我自己的生活,我也单独做了些我觉得好玩的事情。下周汇报时再聊。

致以最好的问候!

永远忠实于您的:贝阿特·舍恩贝格

7 月 14 日的来信

非常尊敬的西蒙医生：

上周末我们旅游回来了，本周一开始我们两个又重新开始上班。

度假期间我们积攒了些信件，其中有两个账单的警告，这两个账单是我先生没有支付的。就在不久之前，我还会飞快地就把两笔钱都给转账过去，为了避免发生最糟糕的事情。但是现在，我什么都没做。

通过这种方式我呈现给我先生的，是一种全新的、陌生的状况。他现在被迫自己去做一些事情，他确实也这么做了。

我仍然只是致力于我自己的事情，并且坚决拒绝所有与我先生有关的事情。

他现在开始试着去应付这种局面，这对他来说有时候并不那么容易。

下周我打算试着继续与他保持距离。

致以友好的问候！

永远忠实于您的：贝阿特·舍恩贝格

*　　*　　*

7 月 23 日的来信

非常尊敬的西蒙医生：

关于上周发生的事情，我也没有什么负面的东西可以汇报。我们仍然还在划分每一笔开销，哪怕是很小的开销。不过我现在有这样一个印象,我先生把这件事情看作是"被人规定的祸害",他觉得,我的行为与我内在的对事情的态度是不一致的。在钱的事情上,我的行为十多年以来都完全是另外的样子。在这十多年里,我先生在每一个方面都对我发展了一种非常强烈的信任关系。我现在的任务是,把这种信任重新给降低。

260

每星期我都会与朋友们会一次面,和他们共同做一些事情。在过去的两个星期里,我已经这么做了。我先生一个人在家里度过整个晚上,这让我非常吃惊。我以前一个人外出,当我回到家里的时候,我先生从来都不在家。

尽管现在有一些情况已经好转,不过我觉得,这个"完好的世界"只是我先生对我假装出来的。现在我对他的经济状况不了解了,这倒也非常简单了。我现在想变得强大,我要毫不动摇地追求我的目标。

致以最好的问候!

永远忠实于您的:贝阿特·舍恩贝格

*　　　*　　　*

8 月 3 日的来信

非常尊敬的西蒙医生:

正如同我在上周已经猜到的那样,我先生又在赌博了。在大约 14 天前,我在打扫房间的时候,偶然发现了 2000 马克,这是他藏在书架里的。我让这笔钱继续放在那里。

上周二我先生对我宣称,他从周三开始因为工作上的事要出门几天,周五才能回来。当我周三回到家的时候,那笔钱已经不在了。

我们的汽车证也不在了,它现在肯定是作为新的一笔贷款的抵押放在某家银行里。

经历过这所有的失望之后,我不想在这个晚上像往常一样忠诚

而听话地等着我先生的电话。我拿上我的泳装去游泳了，差不多 23
点回到家。一直到大约 1 点钟，电话铃几乎是不断地响着。我不想
接电话，不想听人对我说什么谎话。就连第二天的电话我也没接。
当我先生终于联系到我的时候，他暴跳如雷，因为他认为，我整夜都
没回家。我随他去想，尽力迅速结束了通话。

周五我先生回来了。当时他一定要知道，我周三到周四的夜里
是在什么地方。我只是告诉他，如果他不准备改变的话，那他将来就
必须要习惯于我不在家。大约 19 点我离开家，因为我和一个女朋友
已经约好了。我先生也出去了，他到很晚才醉醺醺地回来。我不想
让自己为此而激动，而是已经计划好，在本周里继续单独去做很多事
情。就在周一(8 月 1 日)我还 19 点就离开家，大约 23 点回来。

这个晚上我先生不知道，我和谁出去了，或者我去哪里了。因为
我现在根本不愿意回答他的问题，所以后来就发生了争吵。他的想
法，即我在上周三到上周四的夜里不在家，通过争吵变得更加根深蒂
固了。从两天前开始，我先生不再和我说话了，大概是为了能知道我
当时在哪里。不过现在我将继续坚决地追求我的目标。

致以最好的问候！

永远忠实于您的：贝阿特·舍恩贝格

*　　*　　*

8 月 24 日的来信

非常尊敬的西蒙医生：

首先我想请您原谅，您已经三个星期没有收到我的消息了。

就在最近这段时间里，我经常必须要工作更长的时间，此外我也
不再无所事事地坐在家里了。我去游泳、骑车，和朋友们一起吃饭、
看电影，我每周差不多要出去两到三次。经济上的严格划分我们一
直都在遵守。我为自己买很贵的裙子，特别是我不再追在我先生后

面了，而是试着与他交换角色，在这一点上我已经取得了小成绩。他不断地发现，我不再像从前那样强烈地关心他了。他也已经开始抱怨，说我不断地往外跑。对我先生来说大概最糟糕的，是他不知道，我在哪里，和谁在一起。所有的这些问题都没有得到回答，这有时候会让他冥思苦想好几天。

遗憾的是，我现在无法判断，我先生是否通过我的行为的改变能够少赌一些钱，因为我对他的经济状况完全一无所知。

当我出去的时候，他也不是一直都在家里待着，而是经常坐在某个小酒馆里，很晚了才醉醺醺地回来。有时候他从小酒馆里打电话来检查一下，我什么时候回的家。

希望我是在走正确的路。

致以最好的问候！

永远忠实于您的：贝阿特·舍恩贝格

＊　　　＊　　　＊

9 月 10 日的来信

非常尊敬的西蒙医生：

在过去的这三周里面，又有一些事情要汇报。正如您已经知道的那样，我现在每周差不多单独出去两个晚上。除此之外我还和我先生约好，我们当中没有人必须要向对方汇报，他/她到哪里去了。而这恰恰是我外出的时候他最想知道的事情。这种不确定性有时会让他冥思苦想好几天，还经常会让他吃醋。如果我周四不在家，那么我先生就周五出去，作为对我的一种惩罚。当然我试着不去觉得这是个惩罚，对此漠不关心地我行我素。总的看来，我们的关系变好了。我先生经常会用小礼物来让我惊喜，他现在试着自己来管理他所有的事情。他对很多事情表示了更多的理解，只有在我想单独出去的时候，才会发生争吵。

现在我明白了,只有用这种方法我才能把我先生从赌博机旁带走。

按照约定,我在接下来的几天里将给您打电话。

致以最好的问候!

永远忠实于您的:贝阿特·舍恩贝格

＊　　＊　　＊

电话里约好了四周之后进行夫妻会谈。在这次谈话中,两个人都表示,与十年来相比,他们现在互相理解得更好了。他虽然为他太太的行为感到相当不安,但是他总还是可以忍受。她一直都不知道,他是不是还在赌博,她也没有试着去找出答案。

两个人一致承认,他们的性关系要比以前好。总的来说,他们给自己的婚姻打了高分。

由于对共同的未来从总体上说有了乐观的估计,两个人在最近的四个星期里经常讨论是否要孩子的问题。舍恩贝格先生看起来尤其对此感兴趣。舍恩贝格太太的人生规划里也是有孩子的,但是她却表现得很怀疑,因为她(还)没能足够地信任他。

治疗师被明确地问到了他对此事的看法,他建议舍恩贝格太太:只有当她确实准备好了,在危急困难的情况下作为单亲妈妈一个人将孩子拉扯长大成人,她才能决定要孩子。

在这次谈话之后,没有再约定新的会谈日期。不过治疗师提出来,他们两个如果觉得有意义或者有用处的话,可以随时与治疗师联系。

联系发生在八年以后。舍恩贝格太太打电话来说,她先生又重新开始赌博了。在八年的这段时间里,两个人的情况发生了很大的变化。他们一直还生活在一起,不过期间有了两个孩子。自从孩子问世以来,舍恩贝格太太不可能把她的划分金钱的策略贯彻下去了。

她不再能够去上班,她先生成为唯一赚钱的人。不过到目前为止他们的经济状况都很不错,因为她先生很显然不去赌博了。由于孩子的健康出了问题,两个人在过去的这段时间里有很多共同的担忧和不安。她先生表现出一个有责任意识的父亲的样子。他在当地也受到了人们的尊敬,在几个协会之类的机构里被选举担任名誉职位。

在电话里治疗师进一步询问到,她原来的策略——即过自己的生活——现在怎么样了? 对于这个问题,舍恩贝格太太相当沉默,她那么多地操心着她的家庭,以至于她既没有空间也没有时间想到她自己。电话里约定了四周之后的一个会谈日期。

前来会谈的只有舍恩贝格太太一个人,衣着非常精干而且有魅力。她表现得很轻松,她说,这次谈话其实已经根本没必要了,因为她在打过电话之后就在她的日常生活中已经改变了许多,她重新更多地意识到了她自己。她先生在这段时间里也不再去赌博了。

＊　　　＊　　　＊

264　　这个案例说明的是:信任对保持二人关系的质量不是永远都有用的。不可预见性和刺激可以发挥性激素的作用,可以提高情侣对对方的吸引力,可以避免无聊。有时候某个症状会把不可预见性带入到关系中来,有时候两个伴侣也可以不需要这位不可预见的“第三者”,他们也可以在对方眼里保持充满魅力的、令人吃惊的谜一般的形象。信任肯定是婚姻的一个重要的、美好的组成部分。它减少了世界的复杂性。但是,如果它将世界的复杂性减少到了一定的程度,以至于每个人都感觉有义务表现出可被预见,那么它也就剥夺了发展的自由和可能性——这不仅是指个人的发展,也是指关系的发展。

如果像在这个案例中那样,即两个人都克制自己——这就是说,每个人都克制自己,为了能够不让对方失望或者吃惊——那么从系统式治疗的角度来看,把不可预见性和刺激重新带入到关系之中,这种干预是很有帮助的。此处描述的所有的干预措施都是为着这个目标。尽管它们没能直接导致行为的改变，但是我们还是可以估计出一个长期的功效。如果读一读舍恩贝格太太的来信，就会看到，她接受了在之前的会谈中所传递出来的一些想法，并且在日后将它们付诸实施。她为她自己做了很多事情，给自己买了很贵的裙子，等等。案例中吸引人的地方在于，纯粹的经济上的划分是如何扩展到了个人空间的划分，扩展到了一个在行动层面上清清楚楚的"自我—客体—界限划分"。金钱和记账原本就是个强有力的比喻，比喻在经济上不依赖别人——大概不仅仅只是对会计和赌徒而言。

Ⅳ. 指导帮助——工具

17. 治疗会谈的理想流程

　　治疗会谈是由治疗师、来访家庭或单个的当事人共同来实施的。因此,治疗师控制治疗会谈的权力是有限的。他必须要和他的谈话对象就谈论的内容取得一致。这个过程从总体上看并不困难,因为当事人也愿意,治疗师作为专家能够得到他为工作所需要的一切信息。所以,当治疗师准备采取指导性措施(并不是所有的心理治疗方案都是如此)的时候,他就拥有了引导会谈的可能性。

　　为了能够发挥本书所提倡的积极作用,治疗师必须不仅要清楚,他想知道些什么,而且也要清楚,他可以传递哪些想法或者他最好不要传递哪些想法。只有这样,他才能够聚焦他的注意力,并和他的当事人一起进入到一场以目标为导向的交谈中去。治疗师仅仅知道,从家庭动力和系统动力的角度看,哪些话题是重要的,或者有可能是重要的,这并不够;而对于一个会谈过程来说,起决定作用的还有时间上的流程,即某些问题被谈及的顺序。在会谈结束时才去过问一下治疗的目标,这是没什么意义的。谁如果没有澄清转介的背景,那么他——如果他够倒霉——就会在后来的某个时间恍然大悟:他不知不觉地接受了一个来自第三方的任务,而这个任务——如果他睁着眼睛仔细看一看的话——是绝对不会接受的。

　　下面的指导意见为理想的会谈划定了结构。需要补充说明的是,事实上的会谈很少能够按照理想的模式来进展。但是,只要治疗师没有失去方向,也就是说,只要治疗师没忘记自己的任务,那么就不会怎么糟糕。归根结底,每位治疗师都要由自己随时随刻来决定:他在会谈中把话题的重点放在哪里? 他如何在不同的、错综复杂的问题中进行选择和权衡?

266

会谈流程表（建议遵守一下
时间的顺序）

1. 澄清转介背景

1.1. 什么时候产生了进行一个/这个治疗的想法？当时患者/家庭的生活状况如何？从时间上看，家庭内部或外部的哪些变化有可能与治疗的想法有关联？

1.2. 这是谁的主意？是如何决定进行治疗的？参与者对治疗都有哪些指望？

1.3. 治疗师是如何被挑选出来的？为什么正好就是这家医院/这位治疗师？参与者都得到了哪些有关治疗师/他所在的机构的前期信息？从谁那里得到的？

1.4. 过去/现在有人对治疗抱怀疑态度吗？他们对治疗的异议/想法/担心是什么？

1.5. 以前有过治疗的经验吗？如果有，现在和那时的情况有哪些类似的地方？无论如何治疗师都应该与当时的那位治疗师在哪些地方做得一模一样/完全不同？

2. 将目标的定义具体化

2.1. 如果治疗的目标实现了，谁会发现呢？是要去做一些迄今为止从来没有做过的事情呢，还是要放弃那些迄今为止已经在做的事情？

2.2. 这个改变会积极地或消极地影响到哪些人？

2.3. 他们的哪些行为方式改变了？

2.4. 对谁来说这个改变是积极的？对谁来说是消极的？

2.5. 改变对谁的积极价值或消极价值体现在哪里？对参与者来说，不同的"付出—收益—账单"是怎么样的？

3. 为了能够实现目标，参与者迄今为止都做了哪些尝试？

3.1. 哪些东西被证明是最有效的？哪些东西被证明是最无效的？

3.2.　　这个目标或者类似的状况以前曾经实现过吗？

3.2.1.　　如果实现过了，当时的条件是什么？——特别是：参与者都
　　　　　做了哪些具体的事情？其他人都做了些什么？

3.2.2.　　如果没实现，从哪里参与者能够知道，这个目标就是切合实
　　　　　际的呢？

4. 目标迄今为止没能由当事人自己来实现，参与者对这一点是如何
　　解释的呢？

4.1.　　其中所隐含着的关于世界运转的预想是什么？特别是关于
　　　　　人际间的互动和交往的运转？

4.2.　　参与者遵循的基本价值观是什么？

5. 参与者有哪些施加影响的可能性？

5.1.　　为了阻止改变朝着希望的方向进行，谁能够做些什么？或
　　　　　者说得更尖锐一些：如果目标实现了，谁能够令其倒退？

5.2.　　谁如何能够让问题/情况恶化，如果他必须这么做的话？

5.3.　　哪些措施在过去被证明是有效的（涉及它的积极作用和消
　　　　　极作用）？

6. 对治疗师有哪些公开的或隐秘的期待、希望和担忧？

6.1.　　为了尽可能地实现目标，治疗师能够做些什么？

6.2.　　为了尽可能地不去实现目标，治疗师能够做些什么？

6.3.　　在这些愿望中所隐含着的治疗关系是什么样的？

6.4.　　赋予治疗师的功能被转给其他人了（家庭成员、邻居等等）
　　　　　吗？或者被转给转介者了（例如颁布治疗命令的法院）吗？

7. 假设性的未来问题

7.1.　　如果没有治疗师的话，那么下一步情况会如何发展？家庭
　　　　　里的哪个人最有可能能够或者将会把赋予治疗师的功能
　　　　　给承担起来？

7.2.　　如果治疗的目标没有实现，那么下一步情况会如何发展？

8. 时间的角度

8.1.　　按照参与者/转介者的观点，预计要持续多长时间，直到目

标能够实现？

8.2.　　在有治疗师和没有治疗师的情况下，目标的实现或争取实现在时间上有什么差别？

9. 中立的问题

9.1.　　不同的参加会谈的人都能从治疗师那里感受到中立吗？

9.2.　　如果治疗师被感受到没有保持中立，那么他在哪个方面失去了他的中立呢？ 是与人有关？ 是与改变有关？ 还是与某个现实构造有关？

10. 结尾评论的准备

10.1.　　有没有到目前为止还没有被谈论到的重要话题？

10.2.　　如果在会谈期间，治疗师为家庭作业或类似的东西想出了干预的主意，谁会如何对这样的建议做出反应？

后续谈话的流程原则上与此类似。转介的背景不再需要澄清了，但是直到第十次会谈，治疗师都应该认识到：每个家庭成员参加会谈的兴趣都是不同的。会谈的目标也有可能随着每一次会谈都有所改变。在后续的谈话中，永远应该反复地对治疗的用处进行总结，这是非常重要的。这就是说，要和当事人一起反思：目标有多近了，或者还有多远；什么是有用的，什么是没用的；治疗师到目前为止发挥了什么样的作用，什么样的作用是他应该发挥的……通过这样的方式，治疗的责任就被分给了当事人一部分——考虑到治疗是由所有的参与者共同实施的这一事实，无论是在理论上还是在实践中，责任划分都是非常恰当的做法。对于那些具体的——也就是在当事人的日常生活中实际发生的——改变的责任，则永远都落在当事人的肩上。

18. 提问原则和提问类型

如果我们要对可能出现的问题进行类型学的归纳,那么看起来最有效的方法就是:给出普遍适用的原则,然后治疗师就可以分别往里填充具体的内容。这种做法之所以要好于给出具体的问题和表述,是因为,每一个问题都必须要适合并且适应当下的会话语境。它必须与之相配,而标准化的提问总是做不到这一点。借助于下面的列表中所列举出来的提问类型,采访者可以针对几乎所有可以想得到的话题来自行设计他的问题。

普遍适用的原则

A) 就差异进行询问

没有差异就没有信息。如果当事人在描述某种情况或某种状况时(比如说一个问题)使用了某个概念,那么,澄清这个概念的含义的最好做法,就是对差异所带来的能够被观察得到的特征进行询问。人们从哪里能够把所说的那种状况给认出来?从哪些特征上面?另外的一个做法是,也可以从否定的角度——即对差异的另一面——进行询问。哪些特征是缺少的?人们从哪里能够把缺少了所说的特定特征的某种状况给认出来?差异的特征是什么?

B) 区分描述、解释和评价

在治疗师的提问中,把尽可能不带有说明和价值取向的对现象的描述与对它的解释和评价区分开来,这在实践中被证明是最有意义的。一般来说,现象可以通过不同的方式得到解释。对现象的解释,会改变对现象的评价;对现象的评价,也会改变对现象的解释。某种现象是否真的被感知了,这是由解释和评价共同来决定的。

如果涉及的是行动的结果,那么解释和评价就发挥了核心的作用。一旦解释和评价改变了,互动的和交际的模式也会跟着改变。

271　C) 把性格"化解"

第一步:转化为行为

个人的、静态的"性格"是从个人的、不断重复的行为模式中得出来的,是对这种行为模式进行归因并事物化的结果。通过提问的方式,可以将这些性格重新转化为行为的范畴。

例如,父亲必须表现出什么样的行为方式,才能被自己/别人看成"女人做派"? 如果所有的人都把母亲描述成是"抑郁",那么她会有什么样的行为?

第二步:互动及时间的重新情境化

行为方式与情境息息相关,不同的情境赋予行为方式不同的含义。通过把人们所认定的性格——以及"表现"性格的行为——置于互动的情境之下,就可以质疑性格的绝对性。询问行为所带来的作用影响就属于这一类的问题。

如果某个(比如说被看作是有问题的)行为被表现出来了,那么会发生什么? 在哪种情况下这种行为有多强烈地被表现出来? 谁在场? 谁对此如何反应? 之前发生了什么? 互动的时间顺序是怎么样的? 互动的小事件是如何构成的?

D) 受害者与行为者:明确相互的制约

通过特定的提问形式,可以对行为所带有的循环的、相互的制约性进行假设并具体询问。每一个互动的参与者都被假定为行动者,于是,行为者和受害者的角色连同它们直线型的因果前提都遭到了质疑。每个人对所有其他人的行为都承担着责任。

问题:如果您想让您母亲恰好去做那些您现在所抱怨的事情,您如何能够办得到呢? 回答:我必须做某事。对母亲的问题:如果您想让您的儿子做某事,您如何能够办得到呢? 诸如此类。

E）引入时间的维度

通过引入时间的视角，可以使静态和事物化具有相对性。治疗师可以就过去的改变以及将来有可能出现的改变进行询问。此类问题的含义是：改变是有可能的，而且是非常有可能的。

情况 Y 是什么时候开始的？它还会持续多久？

F）澄清个人的及家庭的价值观

272

从家庭的基本价值观以及社会文化的价值观出发，就一致性和差异性进行询问。

对谁来说个人的独立自主/他人的安康是最重要的？如果在这些价值观之间有冲突，那么会由谁来决定遵循哪一种价值观？是什么最能够让家庭 Z 从其他家庭中突出出来？

G）传说、故事和理论

因为人们会在故事当中思考，所以通过那些构成了共同的家庭解释架构的故事，人们就可以更好地去理解，所有的参与者的行为都被赋予了什么样的含义。

在家庭里都讲了哪些传说和故事？关于过去、现在、未来？在故事中，哪些是暗含着的对于能够被观察得到的现象的解释？对于所发生事件的解释，存在着被认可的/有争议的/与之对抗的理论吗？人们是否相信所追求的目标能够用最好的方式得以实现？

特殊的提问类型

A）子系统及同盟

目前有哪些同盟和联盟？谁和谁一起在什么时候做什么？在不同的关系中存在着哪些不同的游戏规则？哪些人有一致的/相反的目标、看法等等？两代人之间的界限有多么畅通或者有多么封闭？同盟和联盟是可靠的及可预见的，还是变化无常的？有可辨认的转换规则吗？

B) 三合一——引入外部视角

向一个人询问其他两人之间的或者多人之间的关系。从丙的角度看,甲和乙之间的互动和交际是怎么样的? 谁什么时候做什么? 诸如此类。

C) 级别顺序

将参与者分成等级,即制定一个类似排行榜之类的东西。谁是第一个……谁是最后一个……? 如果我们针对……制定一个级别顺序,那么谁位于第一位、第二位……最后一位?

273

D) 质与量的区分

在质和量的方面就差异进行询问。宁可这样还是宁可那样? 更多还是更少? 更频繁/更稀疏? 更好/更坏?

制定数量级也属于这一类的提问类型。如果您要对目前的状况按照从 0 到 10 的分数进行评价,0 代表最好,10 代表所能想到的最差状况,那么您会给出哪个分数? 如果您为……按照学校的分数从 5 分到 1 分进行打分,在治疗开始的时候您会打几分? 您现在打几分? 将来应该达到几分?

E) 同意与反对

谁与谁以及与谁的观点保持一致? 谁恰恰有反对意见? 谁在不同的立场之间悬而未决?

F) 改变

从时间上看,家庭外部的哪些变化(工作、学校、熟人)与家庭内部的改变有关联? 某个家庭成员的哪些生理上的变化(青春期、生病、事故、衰老等等)与家庭交际的改变有关联?

G) 现状的适应功能

尽管来访家庭对治疗师提出了改变的愿望和任务,但是搞清楚现状所发挥的功能,这是非常重要的。目前存在的这种情况有什么好的地方? 无论如何都不应该改变的是什么?

H) 假设性问题

思维试验是个非常好的过程,在这一过程中,可以想象不同的可能性、不同的选择，也可以试想一下某个改变所带来的作用影响。通过假设性的问题，采访者可以把采访对象带入到有可能的、不一样的世界中去，可以是在过去，也可以是在未来。

治疗师可以对这个列表中的提问类型进行个性化的裁剪，然后共同拼接成最合适的问题。这些问题不仅符合采访者搜集信息的要求，而且让他能够把自己的想法传递给他的谈话对象。不过，永远都不应该忘记的是，每一个问题——哪怕是那个看起来最善意友好的问题——都带有对心灵造成强烈影响的内涵，都会传递出特定的预想。提问的干预内涵正在于此。

19. 干预的原则和形式

　　干预可以有两个不同的目标:要么它促使到目前为止已经做过的事情被放弃,要么它的目标是做那些到目前为止被放弃了的事情。那些与问题或症状的产生和保持有关联的互动和交际模式应该被扰动;那些与问题解除的产生和保持有关联的互动和交际模式应该被激发。所谓的"有关联",指的是假设性的关联,必须要在实践中才能证明它在治疗上的用处。治疗及其干预的过程,具有学习过程的特征。这种学习,是按照"尝试—犯错法",或者换个更好的说法,是按照"寻找—发现(明)法"来进行的。

　　此处所介绍的干预原则,出自系统论的思考。按照这种理论思考,那些被观察者看作是静止的、没有变化的生物、心理及社会结构,永远都是动态过程的结果。这些系统能够自我组织,它们保持自身的界限和形式的唯一方法,就是由环状的反馈环路来组织其内部的过程。它们是通过自身的活动来获得自身的内涵的。这同样适用于症状或问题以及它们的解除。在诊断的层面上,需要把握这个循环过程(正是出于这个原因才进行"循环"提问);在治疗的层面上,必须要打破那个在生活中长期带有问题的反馈环路,并且/或者建立一个能够将问题的解除长久固定下来的新的反馈环路。

干预类型——理论观点

　　结尾评论所指向的目标,原则上可以分为三个领域。这三个领域在此被人为地彼此分开,但是在实践中则必须要互相结合在一起。

A) 个人及集体的现实构造层面

在这一层面上,关于那个促使个人的世界观固定下来的环状过程,可以进行如下的描述:观察者对现象进行区分,并给予现象一个名字。如果观察者对现象很熟悉了,那么他就会对现象有所期待,并从他的观察中得出一个惯常的结论(这个结论是通过逻辑论证的,或者是出自个人的情感)。于是,期待就导致了结论,而结论又证实了期待。这个环形是封闭的,对世界的认识是牢固的,也就是说是没有矛盾的、令人信服的。

只有当人们观察到令人吃惊的现象时,改变才有可能发生。那个迄今为止还没有进入关注的焦点的现象(其原因要么是没有人去注意过,要么是它第一次出现),于是就进入到了关注的焦点。那些迄今为止可支配的、用来解释观察到的现象的一系列假设,不再够用了,必须要找到或者发明出新的解释。那个迄今为止用归纳法或演绎法得出结论的过程,不再能够提供令人信服的结果。逻辑推理的能力不需要了,创造力取而代之成了必需。所以要建构新的假设,其目的是把令人吃惊的观察变为可期待的观察(外展)。通过这样的方式,世界的可预见性才会重新建立起来。

系统式干预(从循环提问到布置家庭作业)的基础也是由这个同样的改变原则构成的。第一种方法是,把可期待的观察变为令人吃惊的观察。从中必须要得出不一样的结论,从而可以打破("扰动")那个对期待进行自我确认的循环。另外一种方法是,给出一个令人吃惊的结论(改释),从而引发令人吃惊的观察。在这种情况下,现实构造的牢固性也被打破了,矛盾产生了,它们只有通过重构才能得到消除。

以改变主观的世界观为目的的干预,在理想的状态下,其作用是:要么从惯常的期待和预想中得出不一样的、新的结论,要么将不一样的、新的结论置于与惯常的预想和期待的矛盾之中(见图6)。

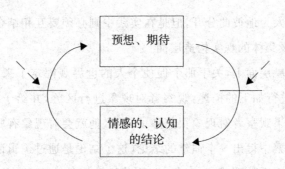

图 6　心理动力的封闭及其扰动（摄动）

277 B) 行为层面和互动层面

　　在这一层面上,个人和集体的行为模式可以被描述为一个类似的环状结构。不同的行为方式被有规律地排列起来:B 跟着 A,C 跟着 B,D 跟着 C,一句话引出了另外一句,如果母亲的行为方式是这一种,那父亲的行为方式就是那一种……只要……就……在人们的共同生活中,稳定性和可预见性就是通过这样的方式来得到保证的:人们总是重新从头开始,然后共同复制同一个互动模式及交际模式,这看起来就像是存在着一个集体的"强迫重复"(见图 7)。

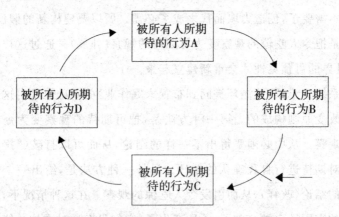

图 7　社会动力的封闭及其扰动（摄动）

　　对这类僵化的重复模式直接施加影响,这就是干预的目标。具体的方法是,将行为方式的顺序改变,跟着 A 的不再是 B 了,而有可能是 C;跟着那句熟悉的话的,不再是意料中的另一句话,而是令人吃惊的另一句话,诸如此类。在互动的层面上,干预也可以发挥作用,即对环形进行扰动,这就是说,要打破旧的反馈环路,并且/或者建立新的反馈环路。如果干预是卓有成效的,而且是"恰当"的,那么在理想的状态下,旧的、滋生问题或者含有问题的互动就会被放弃,而新的、促进问题解除的互动就会被实施。

C) 行为层面与解释层面的连接

278

如果去看一看那些经历了共同发展的家庭成员或其他团体,就可以发现,那些从外界可以被观察得到的互动模式是这样产生的:几个观察者彼此之间互相进行观察,并从中得出有关他们行为的结论。在共同发展的过程中,他们彼此之间互相"扰动"("摄动"),这就激发了他们个体的结构转变。如果他们认识的时间足够长、彼此了解得足够好,那么他们彼此之间就不再会令对方产生值得一提的激动和兴奋,而是每个人都只能去证实别人的世界观,即别人的偏见。于是,互动模式就变得僵化,参与者的现实构造也是如此。

通过干预,可以打开通向第三个层面的通道,而干预正是在这个层面上起作用的。这就是把心理系统和互动系统连接在一起。如果能够成功打破每个人都只去证实来自其他所有人的偏见的循环圈,那么就会重新产生彼此之间的好奇,就会有新的体验,于是就会重新实施共同的发展。

从实践的角度看,这意味着,要么赋予参与者的惯常行为以新的含义,要么从惯常的行为含义中导出新的行为结果(见图8)。

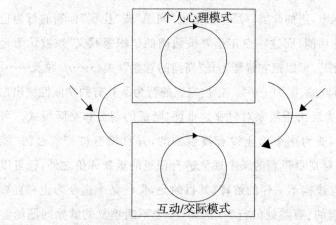

个人心理模式

互动/交际模式

图 8　心理系统与社会系统的结构连接及其扰动(摄动)

279

干预方法

此处编排的方法目录不要求完整,它可以、应该并且将会(希望如此)得到进一步的发展。它是从治疗的日常实践中发展出来的,相当的不系统。但是,根据对不同的系统层面进行的理论上的前期思考,我们认为,这样的一个编排不能过于令人费解。和已经介绍过的提问目录一样,每一个类型的划分都是人为的;在实践中,不同的干预形式可以,而且必须要彼此结合在一起。

A) 以积极的评价来开场

在开始结尾评论的时候,经常是以这样的内容来开场的:对当事人系统给予积极的认可,以及对会谈中的每一个人的行为进行积极的评价(积极投入、情感联系、开诚布公、能力、头脑清楚、对继续发展的兴趣等等)。这样的一种积极评价会提高"同意态度"产生的可能性,这种态度能够促使参与者更容易接受接下来的干预或治疗处方。

280

B) 改释

在改释时,现存的东西仍然保持原来的样子,只是赋予了它一个不一样的含义。那个被看作是"软弱"表现的行为方式,被重新定义为"强大"的标志,诸如此类。那些被贴上"问题"或"症状"标签的行为也有其适应的功能,而这一点正是要被强调的("积极赋义");被认为是"恶毒的企图",可以把它解释为是"高尚的意愿"(关心……、顾及……、对……心有戚戚、保护……)。把被抱怨的行为所具有的功能性突出出来,可以作为反击手段来对付那些批评、贬低的观点和交际模式。可以把"缺陷"变为迄今为止没有被看到的,并且没有被赞赏过的"能力"。除了对观察得到的某个现象进行积极的重新评价之外,还可以为这个现象建构不一样的解释,其目的是,促使某个迄今为止一直被看作是积极的、有益处的行为(例如,一个不断重复的解除问题的尝试,自己本身变成了问题)从现在开始得到负面的评价。

C) 观察的作业

观察为每一个社会互动和交际都划定了结构。如果人们改变了观察的方向,那也就是改变了社会的游戏规则。这个作业可以在治疗过程的一开始就布置下去,即使治疗师和当事人之间的关系还没有被认为具有极大的承载力。观察的作业引发了一个假象:好像没有什么改变是与此相连的。谁如果只是进行观察,那么看起来就什么都不会改变。不过,谁如果用不同的方式来观察的话,那么他就会改变他的世界观,接下来还有可能改变他的行为、互动模式、世界⋯⋯

例如:"直到下一次会谈之前,请你们彼此独立地观察一下,在家里谁更愿意以问题的解除为导向来提出论证?谁更愿意以缺陷为导向来提出论证?有关观察的事情你们互相之间什么都不要交流。我们会在下一次会谈中来谈一谈。"或者:"我们想给您布置一个作业,在中间这段时间里,您要特别注意一下那些无论如何您都想在您的伴侣关系中得到的东西。"

D) 行为的作业

如果我们注意到,所有的社会结构都是通过互相证实的行为模式来维持的,那么布置"不一样的行为方式"这个作业显然是合乎逻辑的。只有当表现出一种新的行为方式的时候——无论是出于什么样的原因——行为模式才被扰动了。

例如:"直到下一次会谈之前,请你们中的每个人都做一次令人吃惊的、不同寻常的举动,如果⋯⋯其他人要找出来,什么时候他/她这么做了!"

E) 针对问题模式的治疗处方

针对问题行为或问题行为模式开出一个治疗处方,这是把行为处方和改释结合在一起的一种方法。如果把那个到目前为止一直是自行产生的模式有意识地给引发出来,那么就会改变它的特点和含义。于是,无法控制的事件("它发生了")就会变成有计划的行动。如果除此之外还将其置于一个另外的情境之中,那么就产生了进一步的可能性来对该模式进行扰动。("当你们下一次争吵的时候——

你们达成一致要进行争吵——那么请你们到浴室去,脱得赤身裸体,然后请继续吵!")这样的情境变换可以与时间有关,可以与空间有关,也可以与强度有关(更多/更少、更频繁/更稀疏),还可以与关系伴侣有关(不是针对甲,而是针对乙)。因为治疗师承担着改变的责任,所以当事人彼此间的指责就变得有些困难了,于是试验就变得容易了。

F) 假装的治疗处方

在某些特定的情况下,当事人要表现出某个特定的行为,而且恰恰是在他根本没有心情这么做的时候。("直到下一次会谈之前,当卡尔感觉自己完全健康的时候,他要至少说一次,他听见冰箱里面有声音。")只有当开出治疗处方的时候其他家庭成员都在场,这样的作业才是有意义的,因为这个作业是要对其他的家庭成员产生影响,而并不一定是针对那个被布置了作业的人。到目前为止,家属们赋予了某种行为("我听见冰箱里有声音")一个特定的、毋庸置疑的含义("卡尔又犯精神病了"),但是现在却产生了怀疑(这就是说,至少存在着两个有可能的含义:"卡尔又犯精神病了"与"卡尔是在做家庭作业,他正感觉到自己特别的健康"),而且大家无法做出判断,到底哪个含义才是真的。因此,假装的作业必须总是与给其他人布置的观察作业结合在一起。

例如:"X 先生,请您在接下来的三个礼拜中,当您完全赞同您太太的观点时,您要表现出很拒绝的样子。X 太太,请您试着找出来,当您先生表现出很拒绝的样子时,什么时候他本来是同意您的,什么时候他是不同意的。"

G) 进入不改变的那一面

特别是当治疗师或治疗师们在谈话中更多地进入到了改变与发展的那一面的时候,在结尾评论时强调不改变的那一面,这是非常有益的,例如,用令人信服的理由对改变提出警告;建议放慢改变的过程;把自己定义为现状的守护者;指定当事人系统中的某个成员,让他注意一下改变不要进展得过快。那个"倒退回旧的模式"的治疗处方,也可以被同样使用。治疗师虽然可以进入不改变的那一面,但是尽管如此,他还是可以通过引入一个时间视角的方式("在接下来的四周里请您先什么都不要改变!")发出信号:改变将会发生。

H) 分裂

特别是当患者系统出现了明显分歧的时候,对于治疗师或治疗师们来说,保持中立的态度就变得很困难了,那么在结尾评论中,治疗师们自己进行分裂,这是非常有益的。这就是说,他们要代表不同的倾向(矛盾的不同方面)("我们一起进行了长时间的讨论,但是最后却没能达成一致,因此我们决定,将我们不同的观点和建议分开来告诉你们。我们拥有一致看法的是就下面这些问题……,不一致看法的是……")。如果治疗师是单独工作,那么他可以给出"出自胸中两个灵魂"的说明(一方面……另一方面)。通过这样的方式,治疗师或治疗团队就可以承担起处理矛盾的律师的角色,保持中立,而且传递出不一样的观点:胸中有两个灵魂的单个治疗师以及分裂的治疗师团队反射出来访家庭或患者的状态,不过,他们并没有遭受到分裂和悬而未决的痛苦。他们能够承受这样的做法,并对冲突的两个方面都给予尊重。

I) 仪式

283

在开出"仪式"这个治疗处方的时候,在大多数情况下,为了能够完成需要多次重复的、极其流于形式的行为作业,要对特定的框架条件做出规定。应该给那个要完成作业的人制定出确切的规章,涉及时间(例如:在单号/双号;每个月……)、空间(例如:在卧室,在厨房……)、参与者(例如:母亲、父亲、埃尔夫丽德阿姨……)。

例如,可以规定:在某个固定的时间见面;每个人都对某个问题发表自己的看法,但是接下来不允许再提及此事;通过仪式化的掷骰子的方式来做出决定(在一个完全可以预见的情况中引入偶然性);某个关系架构在规定的时间里有义务彼此进行交往("请你们每周日上午 11 点把一只钟放到厨房的桌子上,父亲和儿子坐到桌子边上,然后扔硬币来决定谁先开始;赢的人要对另一个人整整讲上十分钟,说说他在前一周里觉得对方有哪些好的地方,对方不允许回答或者评价;然后两人交换,轮到另一个人讲,也要说上十分钟⋯⋯")。也可以在处方中规定一些在我们的社会里很普遍的、具有象征意义的行动,其目的是大力推进相应的过程(例如:哀悼仪式和告别仪式)。

J) 讲故事

故事可以用来描述错综复杂的互动模式和关系模式以及它们的变化,这一方式是无与伦比的。故事的优势在于,它可以指出时间上的维度,并且带有戏剧性。因此,故事提供了描写和改释的模式,并且让人能够与故事中的人物进行各种各样的身份认同。它就像是自我应验的预言,有正面的,也有反面的。如果个人或集体手中的"剧本"带有消极的未来前景,而且决定了家庭的现实构造,那么,比如说,通过讲述一个同样结构的、然而带有大团圆结局的故事,就可以传递出一个不一样的关于未来的想法或者/以及一个解除问题的主意。供使用的故事可以来自人们熟悉的童话、文学作品或好莱坞的电影,也可以是来进行治疗的其他患者家庭里的故事,有时候还可以是自己亲身经历的故事。

K) 引入幽默

没有幽默的治疗是无趣的。从最普遍的意义上看,笑是非常有帮助的,因为它能让人与所笑的内容在情感上保持距离。它促使那些总是陷于困境的观点分崩离析,通过微小的消耗就能将悲剧变为喜剧。谁如果能够嘲笑一下自己和自己的命运,那么他就会少遭受一些痛苦。然而,让这一切都成为可能,却不总是件容易的事情,因为拿患者取笑,这当然不可能是治疗的意义。因此建议治疗师,只有当他确有幽默,并且知道使用它在文体上是非常安全的时候,他才可以在治疗中带着幽默工作。

284 L) 小组反映

所谓小组反映,指的是利用整个观察团队、导入针对治疗系统(包括治疗师在内)的外部视角以及对治疗师与患者之间的关系进行反思的过程。在这一过程中,单向玻璃的透视性在理想的状态下直接就被翻转过来了：家庭和治疗师一起，认真听取一个由位于局外的观察者组成的团队的意见，听听他们是如何对到目前为止的会谈流程、治疗师和患者之间的关系、同时还包括所表述的内容进行反思的。如果没有单项玻璃可供使用，那么这个团队也可以进入到治疗室里。这个反思的过程之所以好，是因为它能够带来各式各样的以及相互矛盾的观点。重要的是，参与反思的人不会以贬低家庭的姿态出现。如果治疗师再也想不出什么来了，那么小组反映就是让治疗师获得新的启发的一个特别好的办法。小组反映要远远比单个的督导方法重要，它是对治疗系统的一个强有力的干预。

M）三分之一定律

　　根据经验，适用于好的演讲的那些因素，同样也适用于好的结尾评论。好的结尾评论提供给患者/家庭一个一分为三的组合：三分之一旧的（这是指谈话对象同意治疗师的想法或者反过来……），三分之一新的（对于当事人来说这是他直接的收获）和三分之一没弄明白的（这是为了能够让治疗师保有自己的权威，当事人可以绞尽脑汁地去想，治疗师讲的到底是什么意思……）。

　　一般来说，最后那个没弄明白的三分之一部分不需要专门去编排，因为即使不为此大费周章，评论的一部分内容也总是会令人搞不明白。由于人们各自拥有不同的现实构造，所以他们根本就只能有条件地彼此理解。

　　如果治疗师或治疗团队无法对有目的的干预做出决定，那么他们在这种有疑惑的情况下最好还是不要发表评论，不要硬是粗制滥造出一个评论，或者牵强附会地发表看法。如果在暂停之后，治疗师回来并且说，在重新对会谈进行了彻底的思考之后，他没有什么可以补充的，因为所有的本质问题都已经谈过了，那么这也可以是一个卓有成效的干预。在这一过程中，谈话中的重要内容重新被强调一遍，同时也令对治疗师独创的奇迹做法怀抱期望的当事人感到失望（有时候这就已经可以促使当事人改变他们对治疗师的期望了）。

　　如果治疗师是以团队来工作的，如果有观察者坐在玻璃的后面，

285

那么那个给出结尾评论的人应该承担对所讲内容的最后责任。如果他自己都不相信评论、建议以及所布置的作业的意义,那么他不可能表现得可靠和令人信服。正因为如此,治疗师不能说谎话。他虽然不需要把他所想的全部都说出来,但是他不应该去说那些他不这么认为的东西。

如果结尾评论引起了会谈参与者的反弹,那么把结尾评论稍微改变一下,这被普遍证明是非常有意义的。在给出结尾评论之后,治疗师最好能够试着根据结尾评论的意思对这类来自当事人系统的评论进行改释。不过,永远都不要发起一场捍卫自己观点的权力斗争。如果在关系的层面上需要解释一些矛盾,这就是说,如果咨询师的权威遭到了质疑,那么保持权威的最好方法,就是不要去质疑当事人的权威,并且承认他的观点有可能就是那个正确的观点。

如果治疗师要通过书面进行干预——比如说以书信的形式——那么他应该想一想文字交流与口头交流之间的区别。一封信在读的时候,其背景条件永远都不可能与写的时候一样。任何一个被听到的内容都会在听者的记忆中发生变化,被听者加工成“恰当的”。听者可以深入分析研究,治疗师“确实”说了些什么,等等。而信件却与此相反,它的半衰期有所不同,它没那么容易变坏,被写出来的话要比时间更持久。文字是记忆的一种形式,它让遗忘变得困难。如果286 治疗师打算利用文字的这种功效,那么书信就是个非常好的干预工具。

但是,这是不是真的那么有用? 治疗师的话是不是真的可以让人无法遗忘? 这还值得怀疑。他的话离开了治疗室的私密空间,也许会被那些根本不是收件人的人读到。写出来的内容永远都是潜在的可以发表的内容。这些内容邀请人们——超越了当下——对其进行阐释和分析,尽管这些话是在当下——即在当前的治疗情况下——写出来的。这会导致那个读者,那个没有参加会谈的、只是把作者写出来的话拿到眼前的人——在没有得到所有的参与者用非语言行为给出的评论的情况下,在没有共同经历此次会谈或多个会谈的进展的情况下——给出所有可能的和不可能的解释。

　　这就是治疗师在进行书面干预时应该意识到的风险。这当然也是这本书的作者们（其实只是两位作者中的一人）所要接受的风险，如果他们把治疗室的大门打开、把提问和干预以文字的形式发表出来的话。

20. 后续说明

（施耐德一家，第二部分/迪茨一家，

第二部分/弗洛林先生，第二部分/

比格女士，第二部分）

　　创作本书的目的，是把系统式治疗的具体实践形象地展现出来。与抽象的理论模式相抗衡的，是具体的方法。对于从系统式的方案中引导出具有实践意义的结果来说，这里所展现的方法肯定不是那个唯一的可能性，而且这些方法肯定有相当大的一部分要受制于治疗师个人的奇思异想和怪癖。但是，很显然，这些方法卓有成效，它们经受了实践的考验。

　　鉴于这个特殊的工具性的目的，本书展现的重点放在了单个会谈上，这就是说，在于确实讲出的句子、遣词造句、表述的精确或者粗糙。其中的评论应该能够让人把治疗师的思考和想法看得一清二楚。这些思考和想法，在每一次会谈中随时随刻都会指导治疗师做出自己的决定（只要他是有意识这么做的）。通过进入到治疗师的内部视角，就可以清楚地看到，这类行为不是偶然的或者随心所欲的，而是由技术上的思考来指导的。希望对于读者来说，这么做——即对治疗师的行为进行评论——在实践上的用处就在于此。

　　不过，这么做当然也有其局限性。单个的会谈毕竟不是治疗。某个干预带来了改变，但是这并不是说，这个改变可以长期地得到积极的评价或者持续下去。那些负责长期进程的因素，在本书里没有触及或者言之甚少。患者及其家庭接下来的命运如何？对此只在个别的情况下进行了说明或流露。根据我们海德堡团队的家庭治疗经验——这些家庭里的某个成员被诊断为患有"精神病"——我们认为，即便是使用了系统式的方法,患者摆脱疾病也需要一段不可缩短的发展时间。虽然一般来说,会谈不会超过十次,但是整个治疗却要持续一年半到两年。因此,我们可以将其称之为"长期的短程治疗"。治疗持续的时间虽然很长,但是为治疗会谈所花费的时间——绝对地看——却非常短。

这种时间上的矛盾性可以这样来解释:从系统式治疗的角度看,变化必须于不同的会谈之间、在家庭里的实际的生活系统内发生,而不是发生在治疗系统内。治疗师"扰动"模式并且"激发"新的模式的形成——至于说家庭以及每个个体如何来对待这些扰动和激发,则要由他们在家里、在他们的日常生活中来决定。

为了能够让新的模式不仅仅只是被试验着,而是要将它长期固定下来,与治疗师——作为外界的固定点——的联系交往至少是很有用处的,也许甚至是很有必要的。

好的结束总是需要完整性的,因此在此还要补充说明一下,那些到目前为止没有在后续会谈和后续进程中提到的患者都怎么样了。

施耐德一家(第 2 章)

按照时间的前后顺序,我们先从施耐德先生和他的太太开始。施耐德先生是工程师,施耐德太太是社会教育工作者,他们二人争吵的内容是,施耐德太太的抑郁状态是"婚姻问题"的征兆呢,还是"躁狂抑郁症"的症状?随着治疗的进展,差不多是在第三次会谈之后,两个人进入了停战的状态,因为他们看到了一个重要的冲突焦点。到那时为止,她拒绝与他发生性关系,是因为他宣称,她"患有心理疾病";他宣称她"患有心理疾病",是因为她拒绝他。他们的"君子协定"建立在一个非常冷静的、按照条约来实施的约定之上:他表示愿意再也不声称她"患有心理疾病"了,而她则表示愿意重新和他睡在一起。

这个协定实施了几个月，在这段时间里，按照两个人各自的表述，他们两个相处得很好。这段美好的时间停止的原因，是施耐德太太父亲的去世导致她又一次变得抑郁，而且住进了医院。在这个阶段，她重新被她先生称为"患有心理疾病"，并且也被他如此对待。她也重新拒绝与他发生性关系。战场变得冷酷无情。

还是在初始访谈的时候，两个人就曾经说过，由于孩子们的原因他们无论如何都想在一起。她忠实于原来的这个决心。她把房子内部按照楼层进行了空间上的分割。一个楼层是她的不可侵犯的领土，另一个楼层则是他的领域。作为父母，他们继续彼此合作；但是作为伴侣，他们却是分开的。对于局外人来说，例如邻居们，他们过着正常的家庭生活。

施耐德先生为自己找了个女朋友，施耐德太太也摆脱了她的生病状态。对她给予帮助的是一位了解她的家庭状况的精神科医生：他坚持认为，她不应该持续地服药，因为他知道，这样用药给丈夫带来的心理上的影响是什么。住院的事情也没再发生过。

迪茨一家（第 7 章）

提醒一下：这个家庭里的主要问题是，母亲阻碍了孩子们的长大成人，她所采取的方式是给他们涂好面包。儿子（因此？）染上了海洛因，女儿因为精神病症状而住了好几次医院。在用文字再现出来的会谈部分的结尾，治疗师给该家庭开出了对女儿进行"关心的围攻"这个治疗处方。于是，四天之后，女儿就离开了父母家，而她在这之前的几个月里一直都是在家"懒懒散散地"躺在床上直到中午。她返回到了她读大学的地方，把中断的学业重新恢复了起来。三个学期之后，她进行了毕业考试。当她爱上了一个年轻男人的时候，她暂时又回到了父母家中。在家里，她与父母之间发生了激烈的、火爆的争吵，以至于父母开始考虑，要重新把她送到精神病院去。

女儿并没有被送进精神病院,而是与父母和男朋友进行了一次家庭会谈。谈话主要涉及的问题是:为什么患者总是不断地跑回家呢,尽管她自己也觉得待在家里的感觉并不好?通过改释,回到父母身边被看作是避免与男朋友交往过密的一个合理的办法,得到了治疗师的积极评价。

在这次会谈之后有何进展,不得而知。

弗洛林先生(第8章)

从十五年前开始,弗洛林先生就已经生活在精神病院里了。和他的谈话没有治疗方面的目标,这是在一个研究项目的框架下进行的,其目的是获得关于慢性化的条件的一些看法。因为没有涉及个别的联系交往,所以没有有关患者对此次访谈的反应的直接信息。从治疗他的医生那里获悉,弗洛林先生在接下来的时间里没有再提到过这次谈话。他与护士们的交往行为也没有什么让人感到不同寻常的地方,既没有积极的,也没有消极的。

比格女士(第9章)

从十年前开始,比格女士就在接受心理治疗,现在她又在寻找一位新的治疗师,因为她一直都还没有找到她的导师。

在会谈的结尾——暂停之后——治疗师首先对患者进行了慷慨的恭维:她本来是应该被看作是同行的,因为归根结底,治疗师在学习治疗时不仅要跟随着导师,而且还要从自己的经验中学习,而她已经花了十年的时间在接受强化培训;如果她能够把自己的经验演变成职业,那就是最好的事情了,不过这是件非常吃力的事情,所以治疗师不能建议她真的走这条路;与此相反,他建议她去找一位新的治疗师——这并不是因为他觉得她需要治疗,而是因为治疗师对她来说是最理想的男人,她可以在她的婚姻中利用治疗师,目的是让她先生变得嫉妒,另一方面她也不需要害怕与治疗师发生性关系,因为治疗师由于自己的职业角色不允许这么做;不过,她当然得去找另一位治疗师,因为弗里茨·西蒙只做短程治疗,因此不能供她使用。

患者快快活活并且欢欣鼓舞地离开了治疗室,两个阴谋家兼知情人——看起来——彼此互相理解得很好。

不过,治疗师在日后观看录像带的时候不免想到,他也许过于果断地采取行动了。归根结底,他毕竟是个提倡夫妻治疗和家庭治疗的治疗师,而他当时根本没有一丝一毫地想到过,他要向比格女士和她的先生提供一次夫妻会谈。他拒绝了患者让他在她的三角关系中发挥作用的"邀请",中断了医患关系,难道他不是犯了一个典型的错误吗?这么做的原因,难道不是更多地出自要保护自己而不是出自治疗的考虑吗?

因为治疗师在评价自己的做法时很不确定,所以他决定进行追问。差不多在初始访谈过去半年之后,他与她进行了一次电话会谈,在电话里患者讲述了她在会谈之后的状况如何。

一开始的时候她很纠结,一半高兴加快活,但是另一半她感到"把自己的短处暴露在光天化日之下"、"很出丑很丢脸"。她没有去为自己找新的治疗师。在那次谈话之后的几个星期里,她的状况变得非常糟糕,她甚至下了决心要和她先生分手。因为她的身体出乎意料地生病了,所以她就先把分手的事情搁在了一旁。她一夜接一夜地做噩梦,在梦中她瘫痪了,坐在轮椅上,被她先生推着。

通过治疗师的提问,他们详细地谈了谈:比格女士怎么就能让自己的身体患上重病或者保持重病,从而不必与她先生分手?是不是也有其他的可能性,既与他在一起,又不必因此而生病?

在进行了一刻钟的电话会谈之后,两个人互相告别,并致以最好的祝愿。

两年之后,研究所的一位同事写信给比格女士,因为他要对所里从前患者的病后病历进行调查，比格女士接受了这位同事的询问，并且借此重新与治疗师取得了联系。

她现在的情况很好，她对他当时的"断然拒绝"表示感谢。这是第一次，有人对她清楚而明确地说"不"。她一直都没有再去找新的治疗师。她仍然与她先生生活在一起。她没有提到健康方面的病痛。她放弃了去寻找新的职业。与此相反，她非常积极地投身到了不计报酬的由教会组织的社会及社区工作中。她重新发现了自己童年的一部分：她的虔诚的宗教信仰和上帝，这是在这段时间里对她帮助最大的东西。

这样的发展应该被评价为是积极的还是消极的？这还有待商榷。这也许与观察者的价值观有关。无论如何上帝都是个心理治疗师兼导师，他不会那么容易就遭到贬低，至少他不会那么容易就陷入到三角关系的困境中去。

译 后 记

在翻译《循环提问——系统式治疗案例教程》这本书的时候，我时常体会到作为读者的欣喜。

这是一本写给专业人士的教科书。作为一名心理咨询师，这本书带给我的收获溢于言表。循环提问是系统式治疗的一项重要技术，适用于家庭治疗和夫妻治疗，也适用于个别治疗。书中的九个具有代表性的精彩纷呈的案例，特别是作者给出的画龙点睛的评论，为每一位专业人士揭开了循环提问的奥妙，让他们能够惊喜地发现：在看似不可思议的言语上的你来我往和治疗处方的背后，都蕴涵着治疗师怎样的"奇思怪想"——实践证明恰恰是非常有效的"奇思怪想"。除了形象生动的案例及其讲解，作者在书中还总结了一整套的操作指南，关于会谈的理想化流程，关于提问的原则和类型，关于干预的原则和形式，这一切，使得这本书看起来更像是本工具书，让所有对系统式治疗感兴趣的治疗师和咨询师，都能够从中找到他们用于实践操作的"工具"，这正像作者所说的："如同其他的手工艺人一样，治疗师必须能够直接、迅速地抓到他眼下所需要的工具。而他所需要的那些工具，每一秒钟都有可能在变化。"

如果读者是个所谓的外行，那么这本书也同样引人入胜。只要看看案例中出现的那些被各种各样问题所困扰的家庭或当事人，就不由得被他们吸引着，去探究在他们身上发生的故事，以及他们那往往出乎预料的故事结局。根据系统式治疗理论，当事人总是被看作是系统中的一分子——包括社会系统、家庭系统、医患系统——因此，他们问题的根源和解决办法，要从系统的互动中去寻找。这个看待问题的视角，对于现代人来说，尤其具有现实意义。与过去相比，虽然我们现在拥有的自我空间更大了，但是我们对关系品质的要求也更高了。事实上，我们中的哪一个人，不是依赖于"系统"而存在呢？我们身处的那些"系统"，对于我们哪一个人来说不是举足轻重的呢？所以，认清自己在系统中所处的位置以及在系统的互动中所扮演的角色，并以此为出发点，呵护系统中的关系并维持系统的顺畅运转，对于提升我们的生活质量来说，确实是个不错的、行之有效的方法。

作为译者，我必须承认：翻译这本书的过程是愉快的。尽管本书的作者之一弗里茨·B.西蒙教授曾经三番五次地对我表示，翻译本书的工作是"艰苦卓绝"的，但是，我也不厌其烦地告诉他——绝不是客气——我在翻译的过程中获得了许多乐趣。并不是每一本学术著作的语言都如同本书一般深入浅出、干净流畅，有时甚至是风趣幽默的。在一年多的时间里，每天与这样的语言打交道，我相信，这种幸运，并不是每个译者都会有。

当然了，承认翻译本书是愉快的过程，这并不意味着，其中就没有挑战。在此，要特别感谢赵旭东教授，他在系统式治疗领域的造诣以及驾驭该领域德语专业术语的本领，将我在翻译本书过程中遇到的专业难题——化解。此外，还要感谢德国汉学家安雅莉（Andrea Schwedler）女士，是她帮助我解决了书中的一些语言理解问题，要知道，案例中那些患者嘟囔出的话语，有时候连在场治疗师都感到费解，对译者来说，就更是如此。

总之，就本书而言，非常值得，无论是翻译还是阅读。

于雪梅

2012 年 2 月，于上海

图书在版编目(CIP)数据

循环提问：系统式治疗案例教程/(德)西蒙,(德)莱西-西
蒙著；于雪梅译. —北京：商务印书馆,2013(2023.12 重印)
（心理治疗译丛）
ISBN 978-7-100-09756-7

Ⅰ.①循… Ⅱ.①西…②莱…③于… Ⅲ.①精神
疗法 Ⅳ.①R749.055

中国版本图书馆 CIP 数据核字(2013)第 006402 号

心 理 治 疗 译 丛
循环提问
——系统式治疗案例教程
〔德〕 弗里茨·B.西蒙
　　　　　　　　　　　　　著
克里斯特尔·莱西-西蒙
于雪梅 译

商 务 印 书 馆 出 版
（北京王府井大街 36 号　邮政编码 100710）
商 务 印 书 馆 发 行
北京艺辉伊航图文有限公司印刷
ISBN　978-7-100-09756-7

2013 年 8 月第 1 版　　　　开本 787×960　1/16
2023 年 12 月北京第 13 次印刷　印张 21½
定价：75.00 元